GANZHEITLICHE INDISCHE HEILMETHODEN

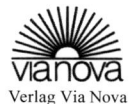

vianova
Verlag Via Nova

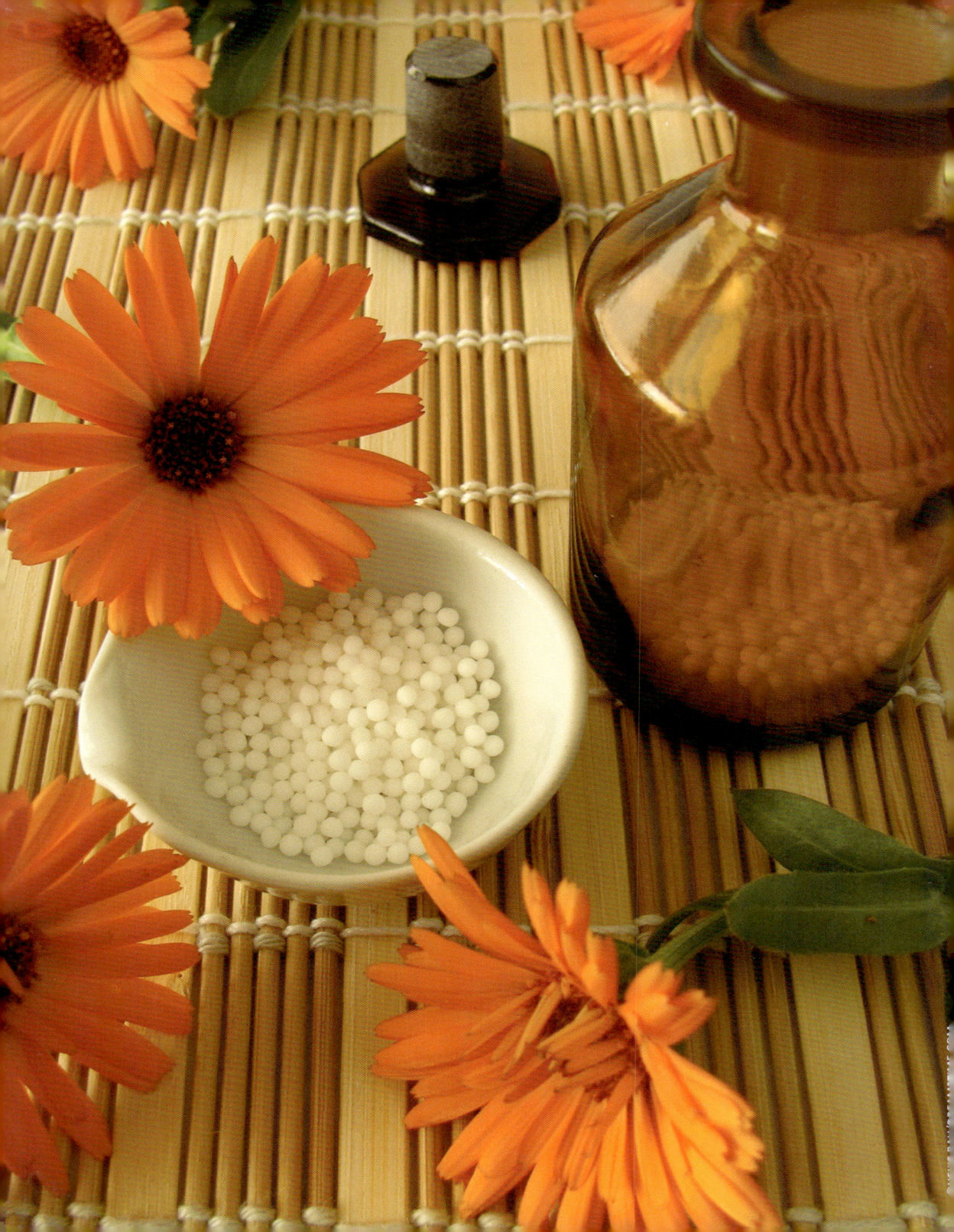

Dr. med. Issac Mathai

Ganzheitliche indische Heilmethoden

Ayurveda • Homöopathie • Hydrotherapie • Yoga

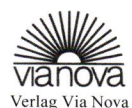

via nova
Verlag Via Nova

Übersetzung aus dem Englischen:
Evelyn Horsch-Ihle

Originaltitel:
Holistic Healing - A doctor's guide to rediscovering health and happiness, naturally
Copyright © 2014 by Dr Issac Mathai

Deutsche Erstveröffentlichung
1. Auflage 2014
Verlag Via Nova, Alte Landstr. 12, 36100 Petersberg
Telefon: (06 61) 6 29 73
Fax: (06 61) 96 79 560
E-Mail: info@verlag-vianova.de
Internet: www.verlag-vianova.de
Umschlaggestaltung: Guter Punkt, München
Satz: Sebastian Carl, 83123 Amerang
Druck und Verarbeitung: Appel und Klinger, 96277 Schneckenlohe

ISBN 978-3-86616-301-0

Ich schulde meinen Eltern für das Leben, das sie mir vorgelebt haben,

ewigen Dank. Meinem dynamischen Vater, Rev. Mathai Nooranal, dafür,

dass er mir demonstrierte, dass „gemeinsam mit Gott nichts unmöglich ist".

Und meiner stets sorgenden und liebevollen Mutter, Dr. Annamma Mathai, dafür,

dass sie mir das Wesen der Heilung vermittelte.

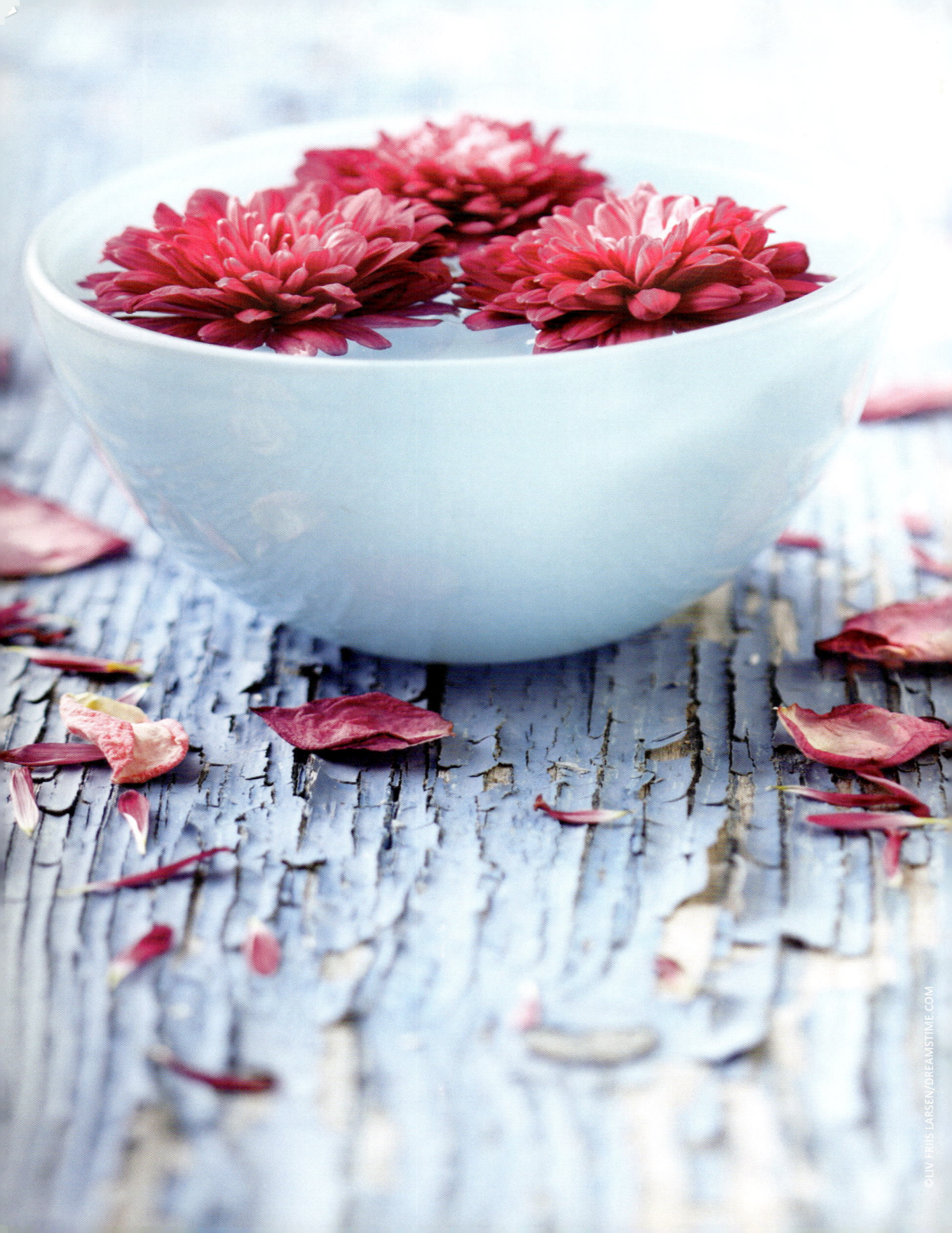

INHALTSVERZEICHNIS

1. DAS LEBEN, MEIN ERSTER LEHRER

Die lebhafteste Erinnerung meiner Kindheit ist ein nicht enden wollender Strom von Menschen – Männern, Frauen und Kindern –, die vom Tagesbeginn an bis spät in die Nacht unser Haus betraten und es später wieder verließen. Manche weinten vor Schmerzen, andere husteten oder zitterten vor Fieber, und noch andere bluteten, weil sie verletzt waren. Wenn sie wieder gingen, waren sie bepackt mit kleinen Päckchen voller Medikamente, die ihnen meine Mutter in ihrer Praxis in unserem Haus mitgegeben hatte. Manche kamen später wieder, und man sah ihnen die Besserung an, andere kehrten zu weiteren Behandlungen zurück.

Ich war ein neugieriges Kind, und so fragte ich meine Mutter eines Tages: „Mama, was machst du da? Warum kommen all diese Menschen hierher?"

Sie antwortete mir mit einfachen Worten: „Ich helfe ihnen dabei, gesund zu werden. Sie kommen, damit ich ihnen Medikamente gebe, denn ich bin Ärztin, weißt du?"

„Aber wie werden sie wieder gesund?"

„Ich gebe ihnen homöopathische Medizin, die dem Körper hilft, sich selbst zu heilen. Ich bin nur das Werkzeug, durch das der Heilungsprozess beginnt," antwortete sie.

Ich glaube nicht, dass ich ihre Worte damals vollständig verstand, aber ich spürte, dass meine Mutter eine große Gabe besaß und dass sie sie einsetzte, um Menschen zu helfen, gesund zu werden. In der Rückschau bin ich sicher, dass es diese einfache und gleichzeitig tiefgründige Antwort war, die mich inspirierte, die meine ganzheitliche Ausrichtung formte, meine Demut als Arzt stärkte und vor allem meinen Respekt vor den unglaublichen, „natürlichen" Selbstheilungskräften des Körpers weckte.

Meine Mutter hatte Homöopathie studiert, bevor sie geheiratet hatte. Als sie dann mit meinem Vater nach Sultan Bathery im Wayanad District zog, sah sie unter den einfachen Menschen ihrer Umgebung viel Leid. Da sie fest glaubte, dass einen der Dienst am Mitmenschen Gott näher bringen würde, entschloss sie sich, etwas für sie zu tun. Sie richtete eine Ein-

> Ich glaube, ich verstand ihre Worte damals nicht ganz, aber ich spürte, dass meine Mutter über eine große Gabe verfügte, und dass sie sie einsetzte, um anderen Menschen zu helfen, gesund zu werden.

Zimmer-Praxis in ihrem Wohnhaus ein und entschloss sich, keine Behandlungskosten zu verlangen, da die meisten ihrer Patienten sehr arm waren. Die Liebe und die Achtung, die sie ihr entgegenbrachten, waren für sie mehr als genug Lohn für ihre Mühe.

An den meisten Tagen kamen meine Geschwister und ich aus der Schule nach Hause und halfen meiner Mutter in ihrer Praxis: Wir packten Medikamente und gaben sie aus, halfen ihr, Wunden zu reinigen und zu verbinden und später sogar Schnitte und Risse zu nähen. Von den sieben Kindern, die sie hatte, verbrachte ich die meiste Zeit in der Praxis meiner Mutter und kümmerte mich um die Patienten, was eine Art natürliches Bedürfnis für mich war. Dieses offenkundige Interesse an Heilung erregte die Aufmerksamkeit meiner Eltern, und sie rieten mir, doch auch Homöopathie zu studieren – zumal ich in einigen Schulfächern ziemliche Probleme hatte, was meine Eltern vielleicht zu der Ansicht brachte, dass Homöopathie einfacher für mich zu lernen wäre.

Das glaubte ich jedoch nie. Ich wusste nur, dass ich Homöopathie studieren wollte, damit ich nach Hause zurückkehren und meiner Mutter in ihrer Praxis helfen und so ihr Vermächtnis weiterführen konnte.

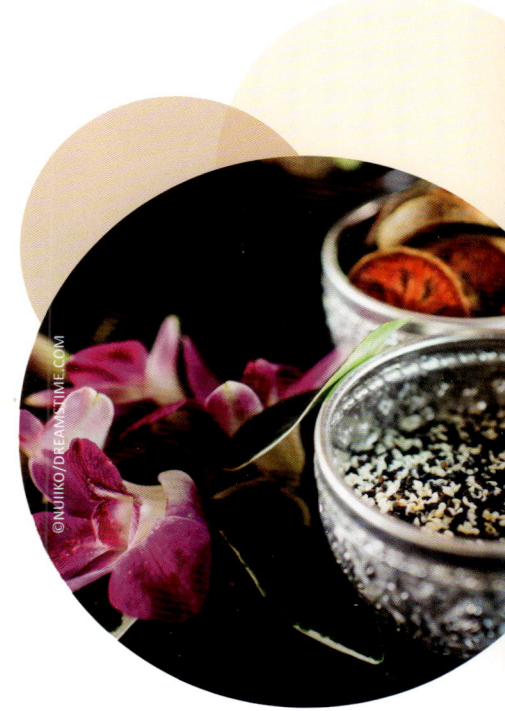

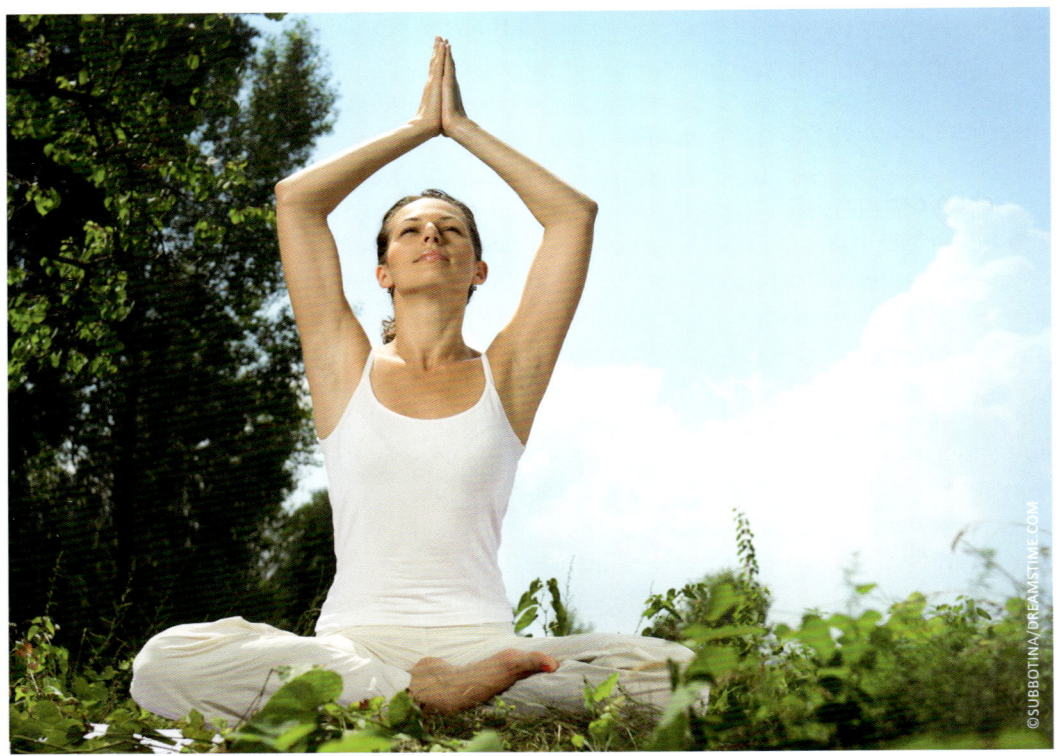

Meine Mutter war Tag und Nacht für ihre Patienten da. Ich kann mich an keine Zeit erinnern, in der sie sich freigenommen hätte, um ins Kino oder zu einem Familienausflug zu gehen. Ihre „Freizeit" verbrachte sie damit, sich um uns sieben Kinder zu kümmern und für unseren Vater zu sorgen. Das war sicher nicht leicht, aber sie schenkte sich und ihre Zeit großzügig und bedingungslos. Sie praktizierte 52 Jahre lang, 365 Tage im Jahr und nahm sich nicht einmal am Karfreitag oder am Sonntag frei, weil Patienten gewöhnlich von weither anreisten. Amma zog schließlich einige Jahre lang nach Bangalore, weil wir darauf bestanden. Sie hatte ihr Leben auf den Prinzipien des Dienens, des Glaubens und des Respekts für den Körper aufgebaut. Als Folge davon ist sie auch jetzt, im Alter von 77 Jahren, noch immer fit und aktiv – nur dass ihr Augenlicht schwächer geworden ist.

Sei hervorragend
in allem, was du tust

Mein verstorbener Vater, Reverend Mathai Nooranal, war ein bekannter Priester der indischen orthodoxen Kirche, die im Jahr 1852 von dem Heiligen Thomas in Kerala eingerichtet worden war. Er kam in den 50er Jahren nach Sultan Bathery, um einen Kollegen zu vertreten, der aus persönlichen Gründen seinen Posten verlassen musste. Er wurde dann gebeten, die Stelle auf Dauer zu übernehmen, da sein Kollege nicht zurückkommen konnte. Wayanad, eine sehr waldreiche Gegend, in der nur wenige Menschen wohnten, die nach dem Zweiten Weltkrieg aus anderen Teilen Keralas dorthin ausgewandert waren, hatte eine nur geringe Infrastruktur und überhaupt keine medizinischen Einrichtungen. Ein einziger praktischer Aushilfsarzt war für all die Menschen verantwortlich, die in einem Radius von 50 Kilometern wohnten. Die Malaria grassierte und die Menschen starben oft, ohne dass sie behandelt werden konnten. Mein Vater war über das, was er sah, äußerst besorgt. Solange er lebte, arbeitete er unermüdlich dafür, die Region weiterzuentwickeln und sie unabhängig zu machen.

Ich wurde als das dritte von sieben Kindern am 17. Mai 1960 geboren. Mein Va-

ter war ein echter Familienvorstand und wir alle sahen zu ihm auf. Er konnte immer allen einen guten Rat geben. Am Esstisch unterwarf er uns seinen Monologen (und ermutigte uns niemals, mit ihm zu diskutieren). „Nutze jede Gelegenheit, die du bekommst, um dich zu verbessern. Nimm jede Arbeit an, die dir angeboten wird, und tu das, was nötig ist, mit vollem Herzen und nach besten Kräften", pflegte er zu sagen. „Sei hervorragend in allem, was du tust", war eine Bemerkung von ihm, die er oft wiederholte.

Ich habe zahllose inspirierende, erfolgreiche und sehr einflussreiche Menschen in meinem Leben getroffen, aber ich bin stolz darauf, sagen zu können, dass mein Vater einer der dynamischsten Menschen war, die ich je kennenlernen durfte. Seine Worte sind mir immer im Gedächtnis geblieben, und sie spiegeln sich auch in meiner Arbeit wider.

Mein Studium beginnt

Im Alter von 15 Jahren war ich sicher, dass ich Homöopathie lernen wollte. Die Faszination, die die Arbeit meiner Mutter auf mich ausübte, hatte über die Jahre nur zugenommen. Allein dadurch, dass ich ihr zusah, ihr zuhörte und sie befragte, hatte ich

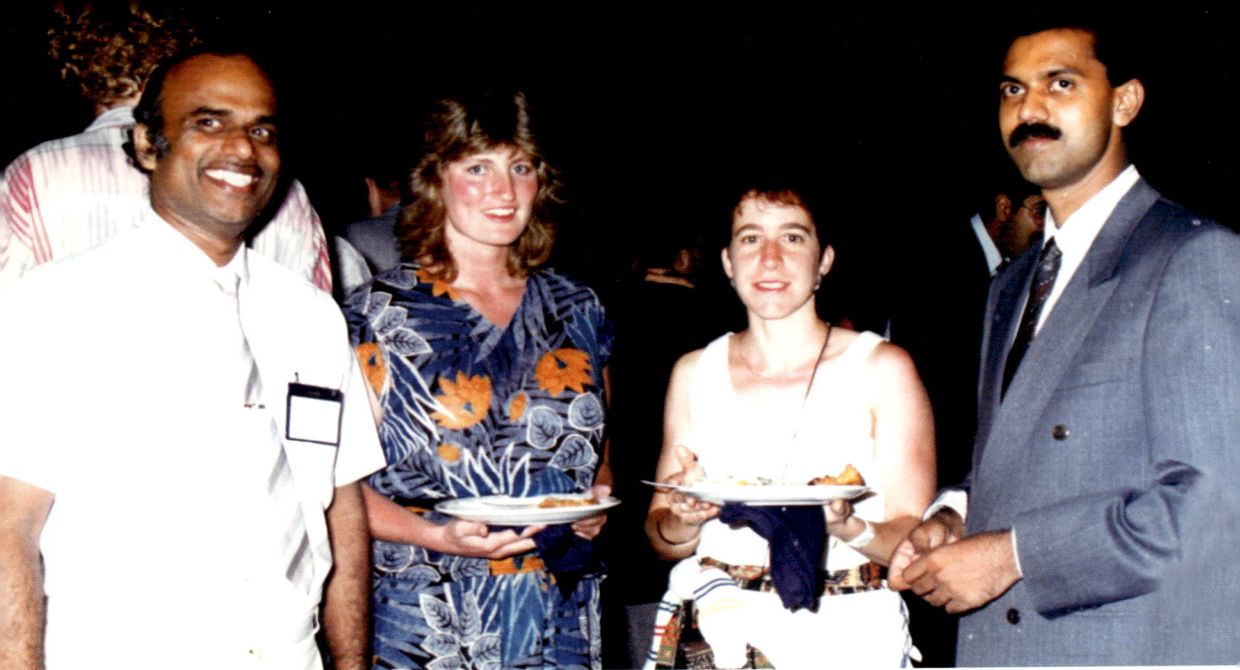

schon eine Menge über Krankheiten und deren Symptome gelernt. Selbst in diesen frühen Jahren fragte ich mich schon, wie viel von der Krankheit eines Patienten wirklich körperliche Ursachen hatte und wie viel von anderen Faktoren bewirkt wurde. Dieses intuitive Herangehen bildete wahrscheinlich den Hintergrund für meinen „Körper-Geist-Seele"-Ansatz mit dem ganzheitlichen Heilungskonzept, das ich in späteren Jahren entwickelte.

Was mich besonders beeindruckte, als ich die Praxis meiner Mutter beobachtete, war das Bedürfnis der Patienten, allein mit dem Arzt zu sein. Ich beschloss also, nach meiner Graduierung als Arzt als allererstes meiner Mutter eine richtige Klinik mit einem privaten Untersuchungszimmer ein-

zurichten. Amma gab ja nicht einfach nur Medikamente aus, sondern beriet auch ihre Patienten in vielerlei Hinsicht.

Deshalb war es nur richtig, dass sie die Privatsphäre der Menschen achten wollte. Die Anfangsjahre in Ammas Praxis waren die beste Vorbereitung oder, wie man heute sagt, das beste Training „on the Job", das ich zur Vorbereitung meiner Karriere als ganzheitlich arbeitender Arzt bekommen konnte.

Im Jahr 1978 schrieb ich mich am ANSS Homoeopathic Medical College in Kottayam ein, einer Institution mit einem sehr guten Ruf, wo ein Studium als Privileg betrachtet wurde. Die meisten Studenten waren Kinder homöopathischer Ärzte, die danach strebten, nach ihrer Graduierung die Praxen ihrer Eltern zu übernehmen.

Die ersten Monate am College waren hart für mich. Manche der Studenten kamen aus abgelegenen Gegenden und wurden von den anderen gehänselt. Glücklicherweise hielt diese Phase nicht lange an.

Zum ersten Mal im Leben echte Freiheit zu verspüren, machte mich unabhängig. Ich lernte, mit meinen begrenzten finanziellen Mitteln verantwortungsvoll umzugehen, und entwickelte eine reifere Einstellung dem Leben gegenüber. Im Malayischen gibt es ein Sprichwort, das lautet: „Wenn du im Feuer geboren bist, wirst du im Sonnenlicht nicht schwach werden". Ich hatte dieses Sprichwort in meiner Jugend sehr oft gehört, aber ich muss zugeben, dass erst meine Erfahrungen im College mich dazu brachten, es in seiner ganzen Tiefe zu verstehen und zu begreifen, wie sehr es der Wahrheit entsprach.

Einführung in die alternative Medizin

Im dritten Jahr des Medizinstudiums sollten wir uns auch mit anderen Themen wie beispielsweise der westlichen Medizin beschäftigen. Dr. P. E. Abraham, ein allopathischer Arzt, gehörte zu dieser Fakultät. In seinen Behandlungen verknüpfte er Homöopathie, Yoga und Akupunktur, besonders bei Krankheiten der Atmungsorgane wie Asthma. Ich war fasziniert, zu sehen, wie ein erfolgreicher klassischer Mediziner, ein Arzt, unterschiedliche medizinische Systeme in seinen Behandlungen miteinander verband. Bei der ersten sich mir bietenden Gelegenheit fragte ich Dr. Abraham nach seinem Behandlungsansatz. Seine Antwort war sehr freimütig. Er hatte herausgefunden, dass diese Behandlungen bei der Heilung mancher chronischer Erkrankungen wirkungsvoller waren als die westliche Schulmedizin allein. Nach vielen Gesprächen, und weil er vielleicht mein Interesse als echt erlebte, schlug er vor, dass ich seine Klinik als studentischer Auszubildender besuchen sollte.

Während der Zeit in Dr. Abrahams Klinik lernte ich die Wirksamkeit von Yoga- und Atemübungen zur Heilung von Atemwegserkrankungen kennen. Das war meine Initiation in die Alternativmedizin. Er führte mich auch in Transzendentale Meditation (TM) ein. Maharishi Mahesh Yogi war zu jener Zeit eine weltbekannte Persönlichkeit geworden und TM war extrem populär.

Dr. Abraham hatte ein amerikanisches Team aus dem Ashram Maharishis eingeladen, um für eine Ärztegruppe einen Dreitageskurs in

Kottayam zu geben. Ich fand diesen Kurs sowohl angenehm als auch nützlich und bat daher das Team, den Workshop auch in meinem College durchzuführen. Sie stimmten zu und 20 Studenten kamen. Sechs Monate später jedoch war ich der einzige, der immer noch meditierte – und dies habe ich bis zum heutigen Tag beibehalten.

In China und in anderen Teilen der Welt wurde über Medikamente und über die Behandlungen gesprochen, die in ihren Ländern eingesetzt wurden. Noch spannender war der Hinweis, dass die Verbindung von verschiedenen Therapien bei der Behandlung von Kranken fantastische Wirkungen erbrachte. Dieses System, verschiedenartige medizinische Ansätze und Techniken einzusetzen, wurde als „Polypathie" bezeichnet.

Ich bemerkte ziemlich schnell, dass die Einbeziehung von Yoga und Akupunktur in andere Therapieformen sich als nützlich erwies, besonders bei Fällen von Asthma, wo westliche Ansätze hilfreich waren, um den Zustand in den Griff zu bekommen, nicht aber, um ihn wirklich zu heilen.

Korrekte Atemtechniken und Homöopathie gemeinsam waren jedoch sehr hilfreich, um das Atemsystem zu stärken und das Problem nach und nach zu überwinden.

Ich hatte noch keine Ahnung, wie sehr mir diese Erkenntnis schon bald helfen würde.

Nach meinem Examen arbeitete ich noch eine Zeitlang mit Dr. Abraham und gewann dabei wertvolle praktische Erfahrungen. Ich verbrachte auch Zeit damit, andere bekannte homöopathische Ärzte in Kerala aufzusuchen und unter ihnen zu arbeiten, um noch mehr Praxis zu bekommen. Einer dieser Ärzte war Dr. R. P. Patel, ein weltbekannter homöopathischer Arzt, bei dem ich als Assistenzarzt zwischen 1984 bis 1985 arbeiten durfte.

Meine Mentoren gaben mir die Gelegenheit, zu lernen, soviel ich konnte, und das Beste, das sie zu geben hatten, aufzunehmen. Im Gegenzug arbeitete ich wirklich hart und versuchte, in allem, was ich tat, mein Bestes zu geben, wobei die Worte meines Vaters mir immer wieder in den Ohren klangen. Schon bald jedoch spürte ich das Bedürfnis, mich noch weiter zu qualifizieren und mehr Ausbildung zu bekommen. Deshalb versuchte ich die internationalen Graduiertenkurse in Homöopathie zu durchforsten, die es zu diesem Zeitpunkt in Indien noch nicht gab. Das Hahnemann Postgraduate Institute of Homoeopathy in London jedoch bot einen solchen Kurs an, doch dort zugelassen zu werden, war nicht leicht.

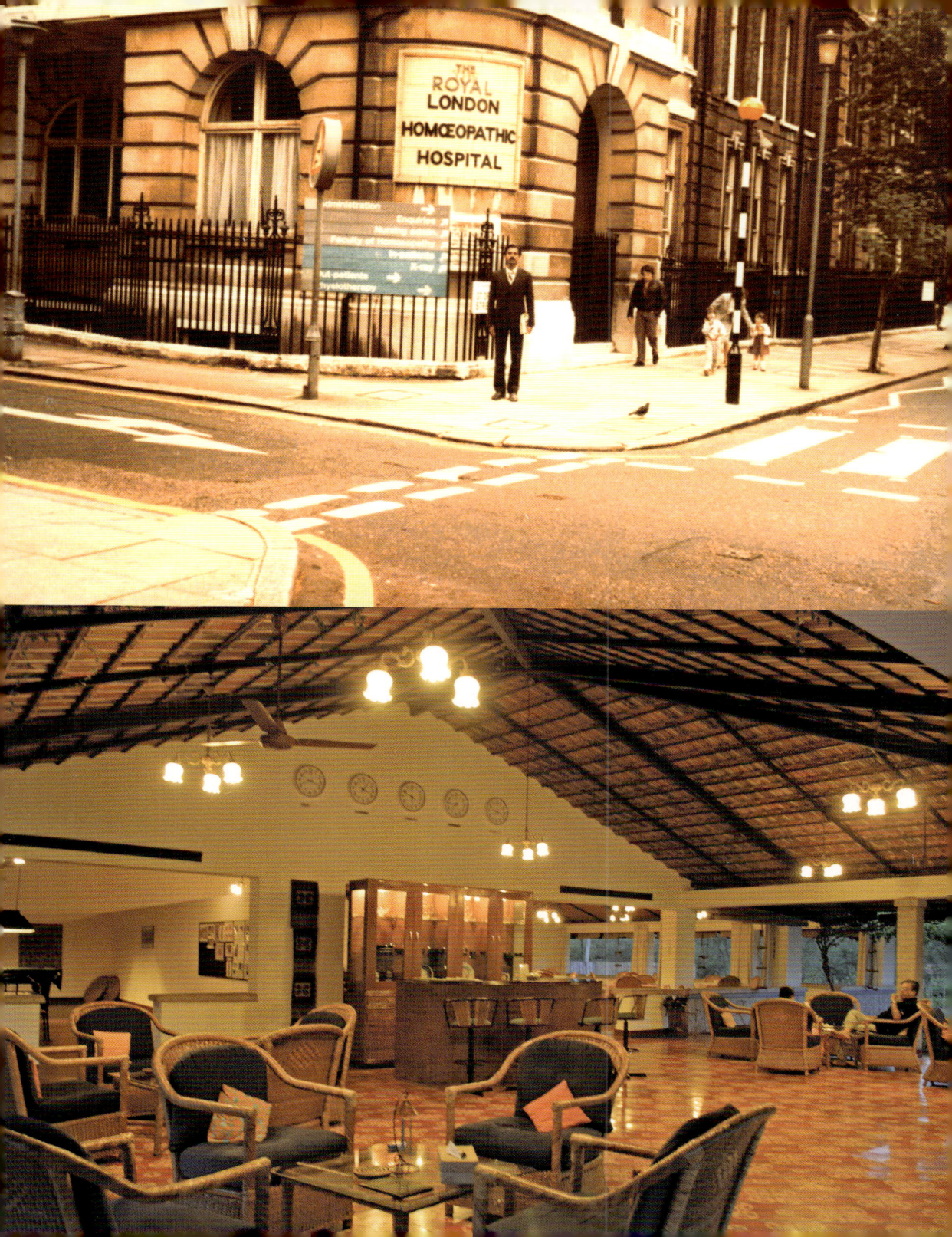

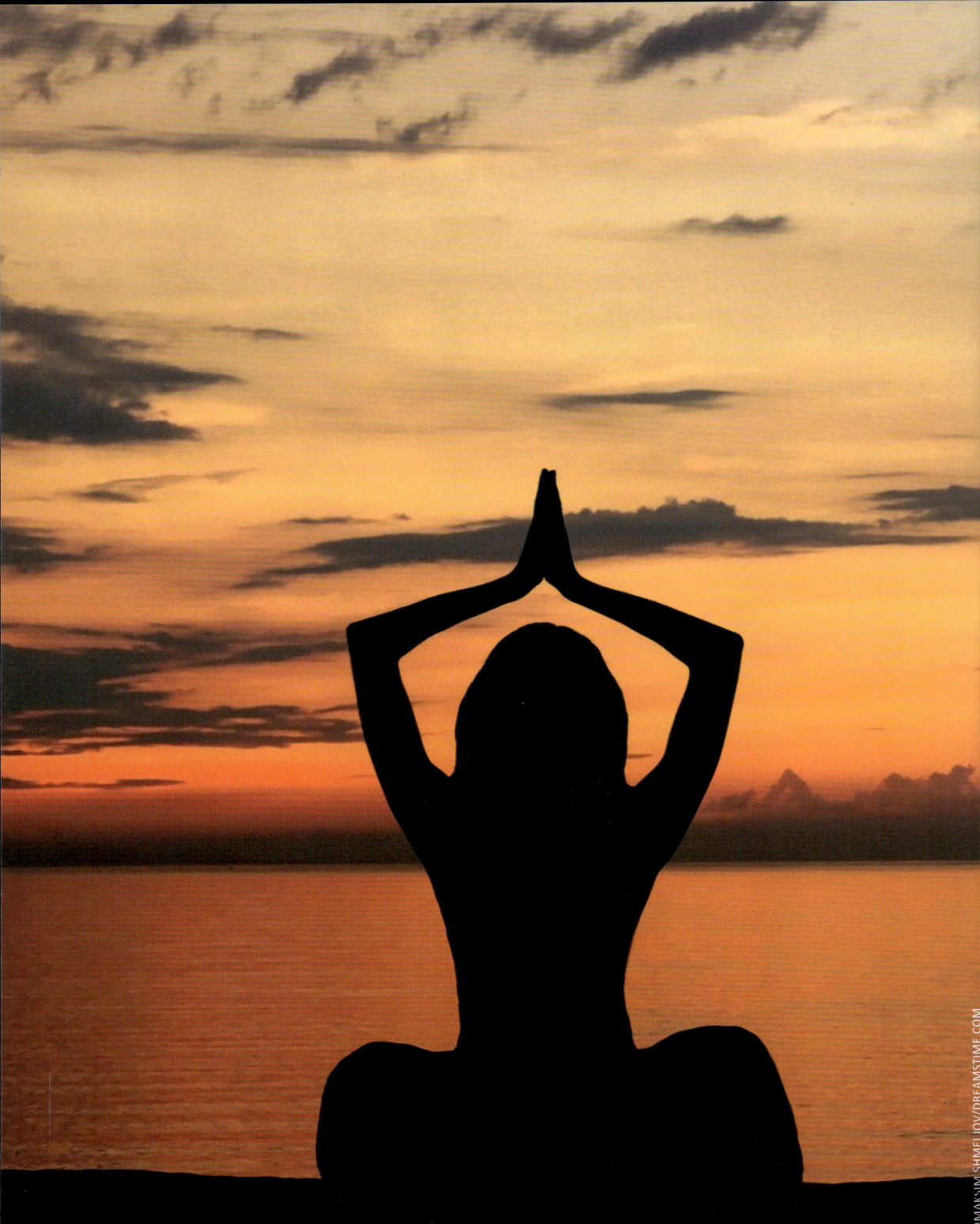

DIE REISE BEGINNT

Es war 1985, und ich war 25 Jahre alt. Während ich noch meine Reise nach London vorbereitete, hörte ich von einem Kongress der Internationalen Homöopathie Liga in Lyon in Frankreich. Ich entschloss mich, ein Paper über die yogischen Aspekte homöopathischer Behandlungen einzureichen, wobei mir klar war, dass solche Konferenzen normalerweise für erfahrene Praktizierende abgehalten wurden und nicht für gerade Graduierte wie mich. Doch Yoga war auf dem Weg, im Westen populär zu werden, und ich verfügte über einige Erfahrung in yogischer Atemübung und -Therapie, sodass ich mich entschloss, die Chance zu nutzen. In meinem Papier erläuterte ich, wie Yoga mit Homöopathie verbunden werden konnte, um Atemwegserkrankungen zu heilen. Pranayama und einige andere spezielle Übungen stärkten den Körper und unterstützten so die Heilung. Ich erwähnte auch, dass ich diese Methode in der Praxis meiner Mutter schon erfolgreich angewandt hatte. Das Papier interessierte die Organisatoren, und ich wurde eingeladen, an dem Kongress teilzunehmen. Auf diese Weise fuhr ich über Frankreich nach London.

Bei der Konferenz wurde mein Vortrag von vielen Ärzten aus unterschiedlichen Ländern Europas mit großem Interesse aufgenommen. Sie luden mich sogar ein, sie zu besuchen und in ihren Ländern Seminare und Workshops abzuhalten. Im Laufe der nächsten drei Monate fuhr ich so nach Amsterdam, Paris, Nizza, Salzburg und München und gab dort Trainingssitzungen. Ich hatte in meinem Gepäck etwa 200 Neti-Kännchen zur Nasenspülung und verkaufte sie alle. Diese Seminare verschafften mir die Gelegenheit, neue Städte zu besuchen, unterschiedliche Kulturen kennenzulernen und wertvolle Kontakte zu schließen. Diese Reise war buchstäblich ein Gottesgeschenk.

Ich hatte mich entschlossen, für immer in Großbritannien zu bleiben, wenn es mir gelingen sollte, nach meiner Doktorarbeit dort einen Job zu finden. Ich plante, an verschiedenen Universitäten Yoga zu unterrichten, aber ich hatte nicht bedacht, dass man Dinge am besten Monate im Voraus plant, damit sie in den hektischen Ablauf einer Großstadt passen. Das war die erste Lektion, die ich darüber lernte, wie die Dinge im Westen laufen.

Fuß fassen in London

Yogaunterricht war also nicht mehr möglich, und ich musste eine andere Möglichkeit finden, meinen Lebensunterhalt zu verdienen. Ich entschloss mich, mein Glück zu versuchen und bei den örtlichen Ärzten anzuklopfen. Ich wollte sie bitten, bei ihnen assistieren zu dürfen. Nach vielen erfolglosen Versuchen fand ich jemanden, der bereit war, mich für ein Wochengehalt von £30 anzustellen. Das war gerade genug, um meine Miete zu decken, aber ich brauchte mehr Geld, um mich zu ernähren, für Fahrtkosten und andere Dinge, um durchzukommen.

Darum machte ich bekannt, dass ich gerne irgendwo arbeiten wolle, und eines Tages erzählte mir ein Kollege von der 101-Privat-

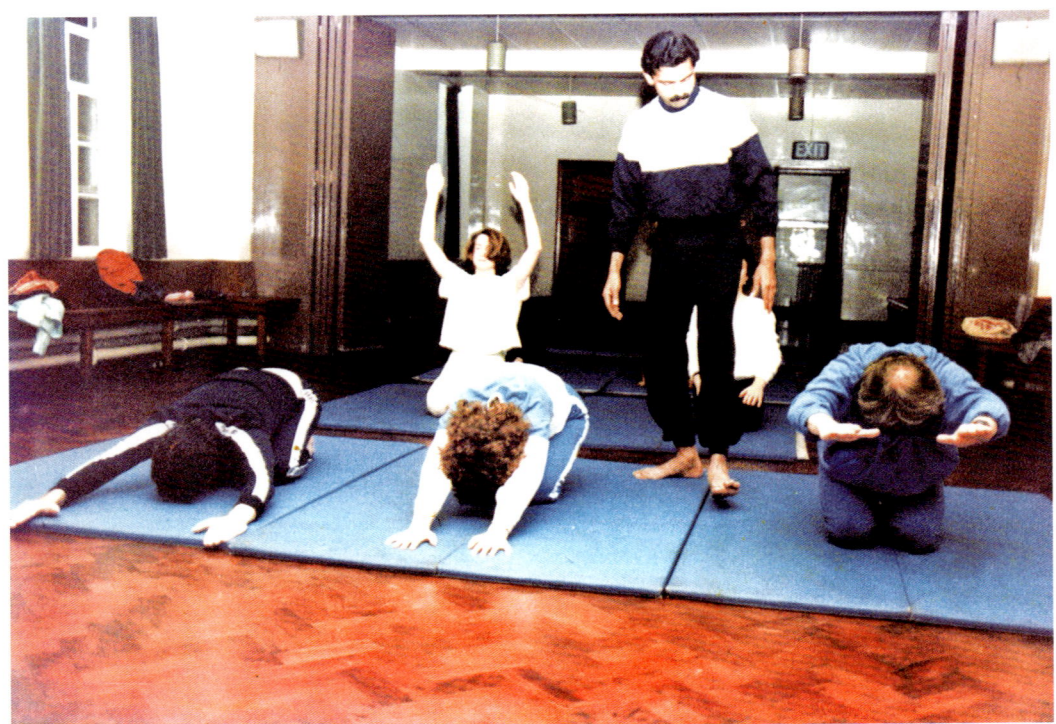

klinik, die das erste und größte ganzheitliche Gesundheitszentrum Europas war. Ich erfuhr, dass Dr. Chandra Sharma, der dort praktizierte, einen Assistenten suchte. Ich rief also die Klinik an, aber die Sekretärin wollte mich nicht verbinden und meinte, der Arzt könne erst drei Monate später meinen Anruf entgegennehmen. Entschlossen, wie ich war, rief ich dennoch jeden Tag wieder an, und eines Tages schließlich nahm Dr. Sharma selbst den Hörer ab. Sobald ich meinen Namen nannte, meinte er: „Ach, der Arzt aus Indien?", und bat mich, noch am selben Nachmittag zu ihm nach Hause zu kommen.

Wir unterhielten uns eine Weile und dann bot er mir eine Stelle an. Er gab mir einen Abendjob nach dem College mit einem Wochengehalt von £25, was selbst zu jener Zeit ein überaus niedriges Gehalt war, aber ich hatte keine Wahl. Ich gab mein Zimmer beim CVJM auf und zog bei Dr. Sharma ein. Auf diese Weise würde ich wenigstens meine Wochenmiete sparen.

Meine Mahlzeiten jedoch musste ich selbst bestreiten. Ich erkannte schnell, dass ein Restaurantbesuch meine magere Börse viel zu sehr belastete, aber ich konnte mir das Essen einpacken lassen und es zu Hause essen. Auf diese Weise konnte ich mich einigermaßen gut ernähren und etwa £10 pro Woche sparen. Das einzige Mal, dass ich mich wirklich arm fühlte, war, als ich so gern ein Masala Dosa essen wollte, das £2.20 kosten sollte! In Indien hätte es höchstens ein paar Rupies gekostet. Natürlich erkannte ich schnell, dass alles relativ war und dass eine direkte Umrechnung von Pfund in Rupien nur meine Magensäure nach oben schießen lassen und ich trotzdem hungrig bleiben würde.

Als ich einmal meinen Rhythmus gefunden hatte, fiel mir auf, dass ich sogar noch Geld übrig hatte. Ich entschloss mich also, am Schwimmunterricht im Seymour Freizeitzentrum in der Nähe meines College teilzunehmen, wo es ein geheiztes Schwimmbad gab.

Vom Yogalehrer zum Homöopathie-Arzt

Eine Unterrichtsstunde sollte dort £2 kosten. Irgendwann erfuhr ich, dass ich in dem Zentrum einen Raum anmieten konnte, um Yoga zu unterrichten. Ich mietete den Raum für £10 pro Stunde an zwei Abenden in der Woche. Wenn ich von jedem Teilnehmer £2 pro Unterrichtseinheit verlangen würde, dann würde mein Einkommen bei zehn Teilnehmern um krasse £10 steigen! Die Mitarbeiter der Klinik halfen mir, ein Poster zu gestalten, mit dem ich den Yogaunterricht ankündigen konnte. Und obwohl ich mit nur acht Teilnehmern anfing, glaubte ich daran, dass die Mundpropaganda schon mehr bringen würde. Yoga war zu der Zeit überaus „in" und in kürzester Zeit hatte ich mehr als 20 Teilnehmer. Der Kurs dauerte etwa drei Monate lang.

> Als die Klinikleitung erfuhr, dass ich Yoga im Freizeitzentrum unterrichtete, machte sie mir den Vorschlag, dies doch lieber in der Klinik zu tun.

Ich stimmte zu, bestand aber darauf, dass ich den Patienten auch Einzelunterricht anbieten konnte. Sie sagten mir, ich könne dafür £20 pro Stunde nehmen, weil die anderen Therapeuten £50 pro Stunde verlangten. Nun konnte ich also mit einem Patienten eine Stunde lang arbeiten und dasselbe Geld verdienen, dass ich sonst für die ganze Arbeit einer Woche erhielt! In kürzester Zeit hatte ich viele Patienten, von denen auch einige zu weiteren Sitzungen zu mir kamen.

Dr. Sharmas 101-Klinik bot Homöopathie, Osteopathie und Akupunktur als Therapien an, und sie hatte eine Anzahl sehr bekannter Patienten. Ich hatte das Privileg, Stars wie George Harrison, Tina Turner oder Sting zu begegnen und sie zu behandeln, und ich verbrachte eine Menge Zeit mit ihnen. Interessanterweise wusste ich nicht, wer sie waren, als ich ihnen zum ersten Mal begegnete. Ich kam ja aus einer Kleinstadt in Kerala und hatte noch nie etwas von englischer Popmusik gehört. Genau das aber gefiel ihnen an mir, denn ich behandelte sie wie normale Patienten und nicht wie Berühmtheiten.

Das war eine gute Lektion für mich. Von nun an sprach ich mit allen Patienten auf dieselbe Weise – ohne zu wissen, wer sie waren und was sie taten. Ich hatte sowieso kein Interesse daran, ob sie nun berühmt waren oder reich. Ich wollte nur mehr Erfahrung bekommen und Wissen über den Prozess der Heilung gewinnen. Ich nahm zwar Einladungen der Patienten zum

Abendessen an, aber nur, weil ich gerne mit ihnen zusammen war, und weil ich darüberhinaus die Gelegenheit bekam, mehr über das Konzept der Homöopathie, des Yoga und das ganz grundlegende Konzept der ganzheitlichen Heilung zu sprechen.

Korrekte Atemtechniken und eine homöopathische Behandlung stärkten nach und nach das Atmungssystem und trugen dazu bei, dass das Problem nach und nach geheilt wurde.

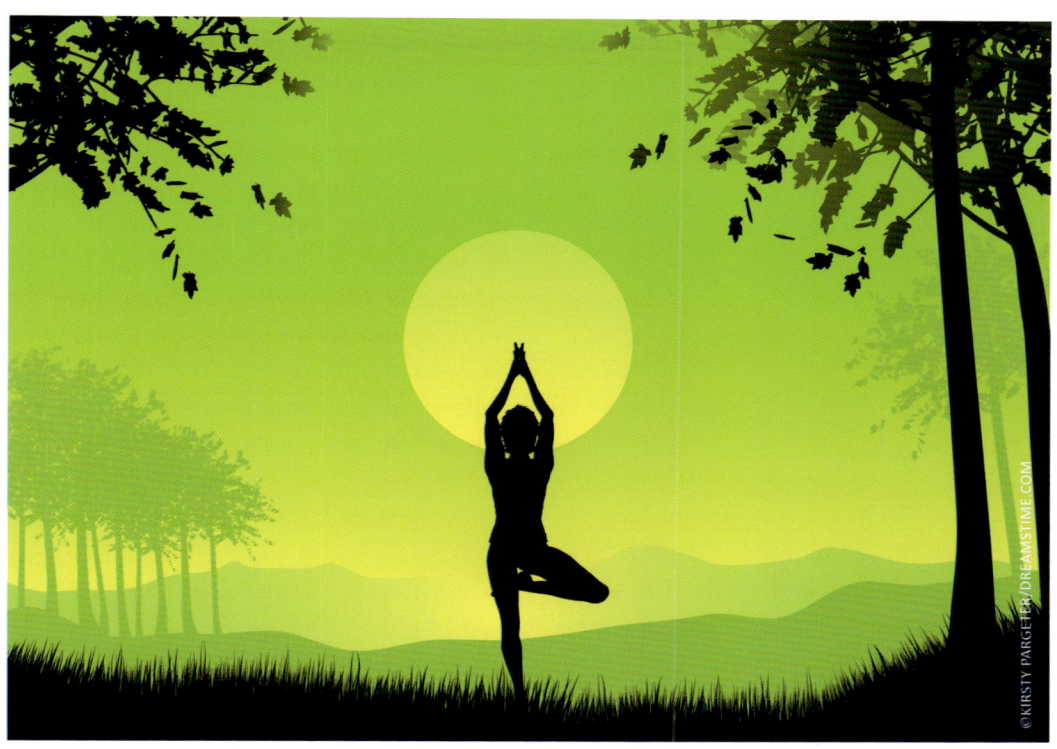

©KIRSTY PARGETER/DREAMSTIME.COM

> Meine Kenntnis darüber, wie man unterschiedliche Behandlungsformen zu einer Einheit zusammenfassen konnte, verstärkte sich durch meinen Kontakt mit anderen Fachkollegen sehr.

Manche Patienten kamen sogar aus den USA zur Behandlung. Viele von ihnen hatten sehr komplizierte Erkrankungen, die mit westlicher Medizin allein nicht geheilt werden konnten, sodass sie Heilung in der 101-Klinik suchten. Deshalb richteten wir eine Zusammenarbeit mit Kliniken in den USA ein, damit unsere Patienten auch nach ihrer Heimkehr dort weiterbehandelt werden konnten. Unsere Ärzte fuhren dazu regelmäßig in diese Krankenhäuser, und auch ich selbst reiste 1986 erstmals nach New York und Washington.

Der nächste Schritt

Bis dahin hatte ich schon viele Patienten erfolgreich behandelt und mir den Ruf erworben, „dieser indische Arzt zu sein, der so gut Yoga macht". Im Jahr 1986 bekam ich einen Posten als Arzt und Yogatherapeut und begann, noch mehr Patienten zu behandeln.

Ich machte auch meine Prüfungen und bewarb mich um meine Lizenz (MRCH).

Der phänomenale Erfolg der Klinik lag darin begründet, dass sie einen integrierten Ansatz ganzheitlicher Heilung verfolgte. Obwohl die verschriebenen Medikamente immer nur homöopathische Zubereitungen oder Pflanzenmedizin waren, wurden viele europäische Therapieformen wie Chelat-Therapie, Naturheilverfahren, Hydrotherapie oder die Alexandertechnik zusammen mit östlichen Behandlungsformen, wie Reflexzonentherapie oder Akupunktur, eingesetzt. Mein Wissen, wie man solche unterschiedlichen Behandlungsansätze zu einem Gesamtkonzept verbinden kann, nahm durch die Zusammenarbeit mit Kollegen verschiedener Disziplinen deutlich zu.

Zu meiner großen Überraschung hatten die meisten homöopathischen Ärzte im Westen die Homöopathie lediglich als Aufbaustudium nach ihrem Studienabschluss gelernt.

Ihren Abschluss hatten sie in konventioneller westlicher Medizin gemacht. In Indien dagegen begannen wir schon im Grundstudium Homöopathie zu studieren und lernten die westliche Medizin erst später kennen. Als Folge davon hatten westliche Ärzte als Erstes häufig den Impuls, westliche Diagnosemethoden einzusetzen, bevor sie entweder konventionelle Notfallbehandlungen oder homöopathische Medikamente und andere Alternativtherapien einsetzten.

Sogar heute noch wundere ich mich darüber, wie mein Leben in bestimmte Bahnen lief. Ich kann ganz ehrlich sagen, dass ich niemals irgendetwas wirklich plante. Mein Lebensziel bestand darin, ein außergewöhnlich guter homöopathischer Arzt zu sein. Und die Erfahrungen, mit denen ich gesegnet wurde, seit ich meinen Fuß in Dr. Abrahams Krankenhaus setzte, über die Konferenz in Frankreich und dann in der Hale Klinik, haben mir das Gefühl gegeben, dass da schon irgendeine göttliche Macht am Werk war.

Ich arbeitete hart, in aller Aufrichtigkeit, und ich bin sehr dankbar dafür, dass ich die Gelegenheit bekam, meinen Glauben zu stärken, dass ich der gute Arzt werden würde, der zu sein ich mir geschworen hatte.

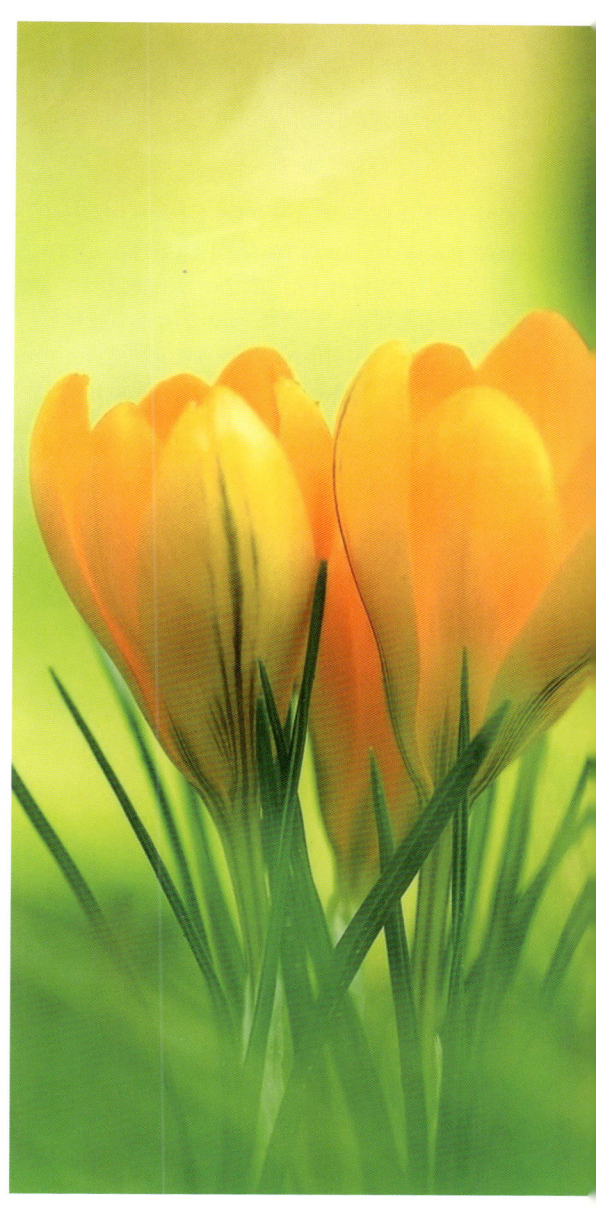

3. RÜCKKEHR NACH INDIEN

Der Zeitabschnitt zwischen 1986 und 1987 war eine der wichtigsten Phasen meines Lebens. Ich war erst 26 Jahre alt und hatte es schon geschafft, mir in der Gemeinschaft der Anhänger ganzheitlicher Heilung einen gewissen Ruf zu verschaffen. Für jemanden, dessen einziges Ziel einmal darin bestanden hatte, in die Praxis seiner Mutter in Sultan Bathery in Kerala zurückzukehren, war die Tatsache, dass ich zum beratenden Arzt in der Hale Klinik in London ernannt worden war, etwas, das ich mir in meinen wildesten Träumen nicht hätte ausmalen können. Einige Ärzte in der Klinik spielten mit dem Gedanken, ein eigenes ganzheitliches Heilzentrum zu eröffnen,

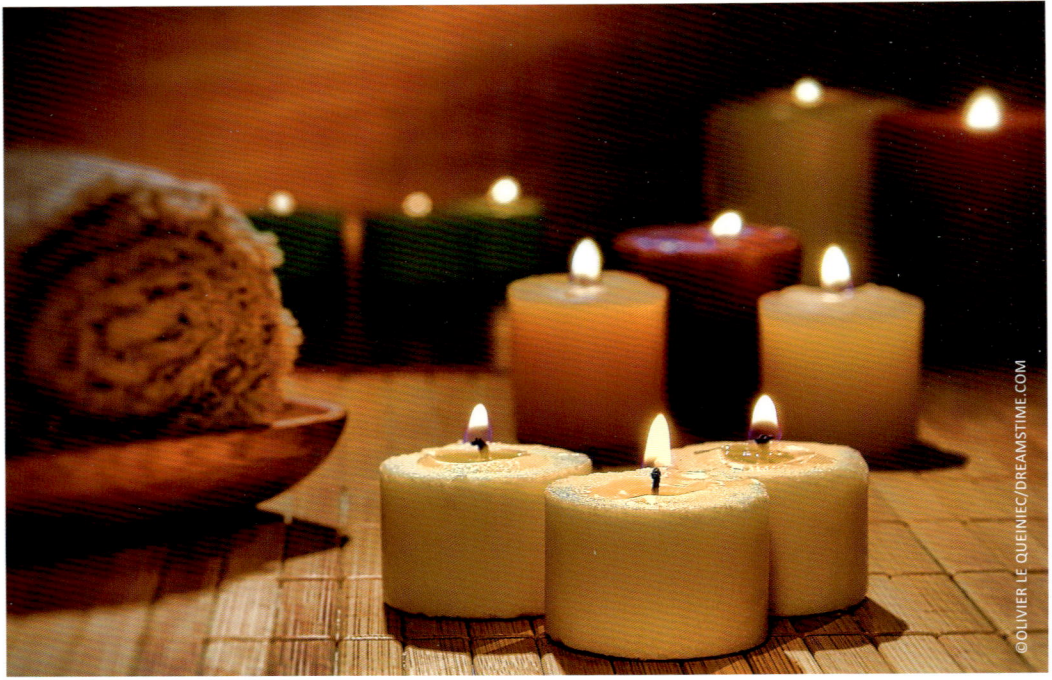

©OLIVIER LE QUEINIEC/DREAMSTIME.COM

aber die Idee schien sich finanziell nicht zu lohnen, und deshalb gaben sie sie auf.

Diese Diskussion aber bewirkte in mir etwas sehr Wichtiges: Mein Traum von einem eigenen Krankenhaus in Indien erhielt neue Nahrung. Ironischerweise waren genau die Gründe, die eine Eröffnung eines Zentrums für ganzheitliche Heilkunde in London unmöglich machten, diejenigen, die später dann das indische Zentrum ermöglichten.

Im Jahr 1988 spürte ich den starken Drang, nach Indien zurückzukehren. Ich hatte vollstes Vertrauen, dass ich Patienten von überall auf der Welt bekommen würde, wenn ich in meine Heimat zurückginge, und dass ich sie mit einer ganzheitlichen Behandlung nach internationalen Standards behandeln konnte. Darüberhinaus würde das mir, einem stolzen Inder, die Gelegenheit geben, Indien dem Rest der Welt vorzustellen.

Ungefähr zur selben Zeit wollten erfahrene allopathische Ärzte, die die Britische Vereinigung für Ganzheitliche Medizin (BHMA) gegründet hatten, eine internationale Konferenz abhalten, um den Einsatz integrierter medizinischer Behandlung stärker bekannt zu machen. Da Indien eine so reiche Geschichte hatte, meinten sie, dass dieses Land ein möglicher Veranstaltungsort sein könnte. Ich war über diesen Vorschlag sehr begeistert und begann schnell mit Recherchen.

Dr. R. M. Varma, ein sehr bekannter Gehirnchirurg, ermutigte mich sehr dabei und erzählte mir, dass es in Indien zahlreiche Ärzte gebe, die an ganzheitliche Behandlungsformen glaubten, besonders in der Gegend um Bangalore herum. Ich konnte die BHMA davon überzeugen, die Konferenz in Indien abzuhalten, und sie entschieden, dies für 1989 zu planen. Ich wurde gefragt, ob ich die Organisation übernehmen wollte, und war mehr als glücklich, dies tun zu können.

Die Vorbereitungen für die Konferenz erforderten viele Reisen. Zwischen 1986 und 1989 reiste ich so unter anderem in die USA, in die Schweiz und nach Frankreich, um Teilnehmer für die Konferenz zu werben. Glücklicherweise sagten viele sehr prominente Mitglieder der amerikanischen Vereinigung für ganzheitliche Medizin, wie beispielsweise Andrew Weil und auch andere, ihre Teilnahme zu. Ich schrieb auch an die japanische Gesellschaft für ganzheitliche Medizin und traf sogar Seine Heiligkeit, den Dalai Lama, in Indien, der, ohne zu zögern, erklärte, an der Konferenz teilnehmen zu wollen.

> Meine Überzeugung, dass eine Harmonie zwischen Körper, Geist und Seele das Grundprinzip ganzheitlicher Heilung war, wurde immer stärker.

Ein Vorteil all dieser Reisen in die verschiedenen Teile der USA, nach Europa, Russland, Südamerika, Afrika und Japan bestand darin, dass ich neue Techniken und Behandlungsformen der dortigen Volksmedizin kennenlernte. Ich fand heraus, dass einige Länder in der Lage gewesen waren, ihre alten Heilsysteme zu erhalten, während andere sie völlig übergangen hatten und so ihren Reichtum des traditionellen Heilwissens verloren.

Als ich so in die verschiedenen Teile der Welt reiste und diese neuen Heilverfahren kennenlernte, wurde meine Überzeugung, dass die Harmonie zwischen Körper, Geist und Seele das Grundprinzip ganzheitlichen Heilens war, immer stärker. Diese Erkennt-

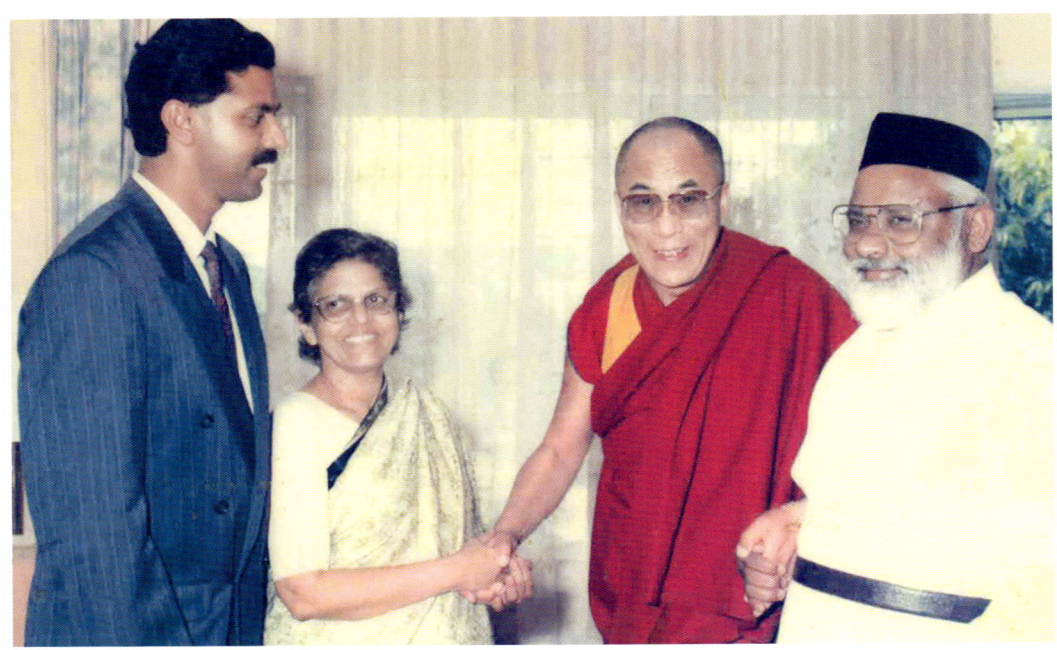

nis brachte mich dazu, am medizinischen Mind-Body-Programm der Universität Harvard teilzunehmen, das von Dr. Herbert Benson veranstaltet wurde. Ich war sehr erstaunt darüber, dass dieser Kurs östliche Praktiken wie Yoga und Meditation einschloss, darunter auch die Transzendentale Meditation und Pranayama. Diese Praktiken waren wissenschaftlich untersucht worden und wurden als Entspannungs-Induktion unter der Bezeichnung Relaxation Response Technique vorgestellt.

Als diese Untersuchungen ergaben, dass Blutdruck und Herzfrequenzraten damit gesenkt werden konnten und dass es eine wahrnehmbare Veränderung in der Haltung und im geistigen Zustand einiger Beispielfälle gab, konnte diese Technik nun auch für westliche Ärzte annehmbarer werden.

Im November 1989 wurde die erste Internationale Konferenz für Ganzheitliche Gesundheit und Medizin, die von der Inter-

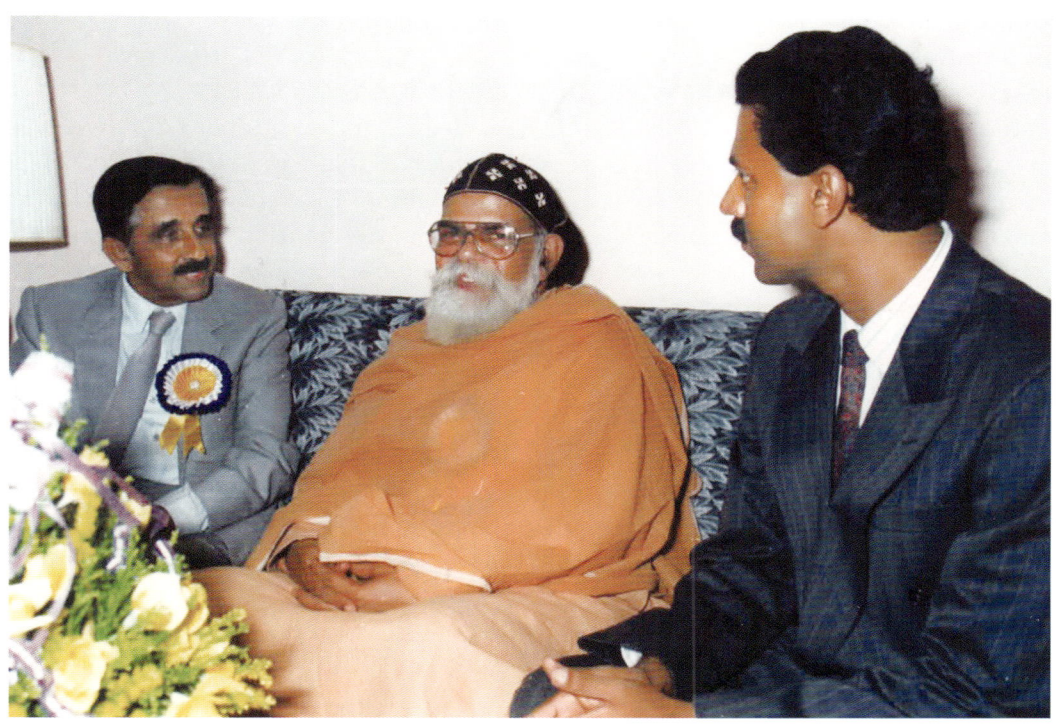

nationalen Vereinigung für Ganzheitliche Gesundheit (IHHA) veranstaltet wurde, in Bangalore abgehalten. Der Haupt-Schirmherr der Konferenz war Seine Heiligkeit, der Dalai Lama, und die Hauptreferate wurden von Dr. Andrew Weil, Swami Satchidananda und Erzbischof Paulos Mar Gregorius gehalten. Mehr als 500 Delegierte aus 30 Ländern, Repräsentanten von vielen ganzheitlichen Heilzentren, Ärzte, Therapeuten, Sanitäter und interessierte Laien nahmen an der Konferenz teil.

Die Konferenz war ein großer Erfolg und unsere Anstrengungen wurden sehr gelobt. Die meisten der Teilnehmer aus anderen Kontinenten sagten, dass ihr Besuch in Indien auf eine positive Weise ihr Leben verändert habe. Es war uns also gelungen, eine weltweite Plattform zu schaffen, mit der wir nun die Hintergründe ganzheitlicher Heilung weiter erforschen konnten.

Erzbischof Paulos Mar Gregorius, der Präsident des Weltkirchenrats in Genf, war mein Mentor. Er hatte sehr konkrete Vorstellungen davon, was ganzheitliche Gesundheit und Heilverfahren bedeuteten, und hatte darüber auch ein Buch geschrieben. Er setzte sich für ein Programm ein, das er „Gesundheit für Alle" nannte und meinte, dies „müsse notwendigerweise die Erneuerung und volle Nutzung traditionel-

ler Heilsysteme einschließen". In seinem Buch mit dem Titel „Healing – A Holistic Approach" (Heilung – Ein ganzheitlicher Ansatz), das 1995 veröffentlicht wurde, sagte er, dass Gesundheit für alle ebenso wichtig sei wie Nahrung, Unterkunft, Würde, Freiheit und Frieden. Vielleicht durch seinen Einfluss und durch die Zusammenarbeit und Ermutigung von Dr. Varna versprach ich am Ende der erfolgreichen Konferenz, dass ich ein erstklassiges ganzheitliches Gesundheitszentrum in Bangalore eröffnen würde.

Die Konferenz spielte auch in meinem Privatleben eine wichtige Rolle. Bei einem der Besuche in Indien vor der Konferenz war ich zu Sri Satya Sai Baba nach Puttaparthi gefahren. Er sagte zu mir: „Du fährst gerade in der ganzen Welt herum, während deine zukünftige Frau schon direkt vor deiner Nase auf dich wartet." Völlig verstört fragte ich ihn: „Aber wo denn?", und er sagte einfach: „Das wirst du schon bald herausfinden. Wenn du sie getroffen hast, bring sie einmal mit hierher." Meine Familie fing nämlich zu der Zeit an, sich darum zu kümmern, dass ich meinen Platz im Leben finden sollte – nun, da ich 29 Jahre alt war. Unter den vielen Vorschlägen für eine zukünftige Frau, die sie mir machten, war einer, der von meinem Bruder und von einem Bischof kam, der meine Familie gut kannte, und dieser Vorschlag schien vielversprechend zu sein. Das Mädchen, Suja, hatte ihren Masterabschluss und war dabei, ihre Doktorarbeit in Ernährungslehre am Christlichen College für Frauen in Chennai zu schreiben. Ich entschloss mich, sie zu treffen. Als Suja den Raum betrat, spazierte sie direkt in mein Herz! Wir heirateten am 19. August 1990.

Suja beendete später ihr Promotionsstudium im Rahmen des Management-Programms für weibliche Unternehmerinnen am indischen Management-Institut in Bangalore.

Während ich die internationale Konferenz in Bangalore organisierte, hatte ich mich mit dieser Stadt sehr vertraut gemacht und kannte ihr Potenzial, dort ein ganzheitliches Heilzentrum zu eröffnen. Die Stadt war leicht zu erreichen, da sie einen internationalen Flughafen besaß, sie hatte das ganze Jahr über gutes Wetter, und sie war gleichzeitig traditionell und modern.

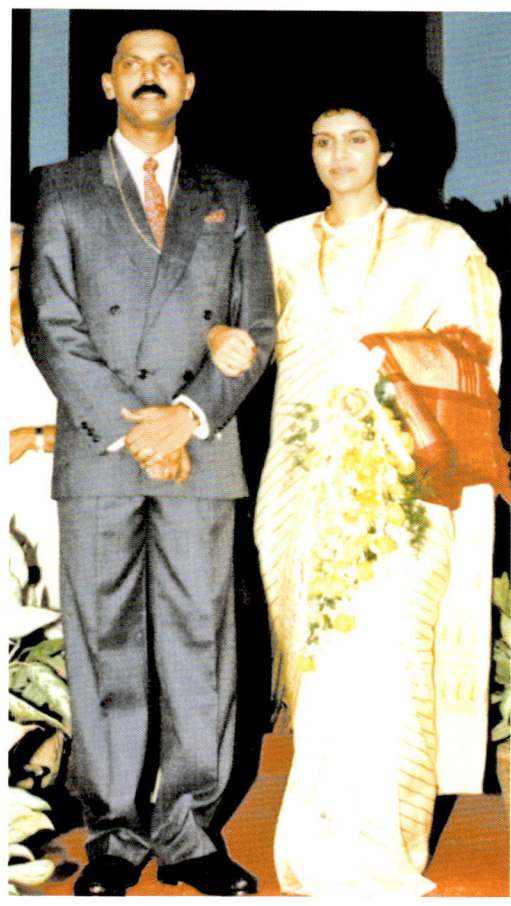

Schon im Jahr 1989 hatte ich eine Klinik in Bangalore in der Art der 101-Klinik eingerichtet, die von Dr. Sudha und einem Ärzteteam geführt wurde. Und obwohl es immer wieder Beschränkungen durch die ärztlichen Kollegen gab, lief diese Klinik gut. Jeder Patient bekam viel Zeit, denn wir vergaben nur feste Termine, und jeder Aspekt seines Lebens wurde betrachtet, bevor wir irgendein Medikament oder eine Behandlung verschrieben. Der Erfolg dieser homöopathischen Klinik gab mir den endgültigen Schubs, mit meinem Plan eines Gesundheitszentrums endlich Ernst zu machen.

Dazu brauchte ich aber ein Modell, dem dieses Hospital folgen konnte. Deshalb reiste ich erneut durch die Welt und besuchte nicht nur die Canyon Ranch in den USA, sondern auch andere Gesundheitszentren in Mexiko und Japan. Ich entdeckte, dass keins von ihnen eine wirklich medizinische Orientierung besaß. Wir waren uns klar darüber, dass unser Zentrum seine Wurzeln in der Medizin und Heilung haben sollte, auch wenn unsere Behandlungsformen dem angepasst werden sollten, was jeder einzelne Patient benötigte.

Wir planten, eine große Bandbreite medizinischer Systeme anzubieten: Ayurveda, Allopathie, Homöopathie, Naturheilkunde, Siddha, Tibetische Medizin, Unani und zusätzlich Komplementärtherapien wie Akupressur, Akupunktur, Darmspülungen, Kräuteranwendungen, Hydrotherapie, Wickel und Packungen, Reflexzonentherapie und andere. Unser Schwerpunkt sollte auf Wellnessprogrammen wie Erholung-Entgiftung, Stressmanagement, Gewichtskontrolle und speziellen ayurvedischen Behandlungen liegen. Unsere medizinischen Programme wurden so entwickelt, dass sie zu den Erkrankungen des modernen Lebensstils passten: Herzerkrankungen, Bluthochdruck, Diabetes, Arthritis, Asthma, Hautleiden, weibliche Gesundheitsprobleme und chronische und unheilbare Krankheiten.

Ich wusste, dass es wichtig war, eine angenehme Umgebung dafür zu finden, damit die Patienten sich entspannen konnten und positiv auf die Behandlungen reagierten.

Ich wollte gern die Atmosphäre unserer Teeplantage erzeugen, wo ich einen Großteil meiner Kindheit verbracht hatte. Um dies zu schaffen, brauchten wir viel Platz: Viele Hektar weites, offenes Land, wo man von dem Lärm und der Hektik der Stadt wie abgeschnitten war. Es war aber nicht genug, nur eine exzellente Therapie und gute Einrichtungen dafür zu schaffen, sondern wir mussten auch sicherstellen, dass es ein bestimmtes Maß an Komfort gab: schön eingerichtete Zimmer, moderne Anlagen und Erholungsbereiche. Dies hatte ich im Hinterkopf, als wir anfingen, Bangalore nach einem geeigneten Ort zu durchforsten. Nachdem wir die Stadt in der Länge und Breite durchgekämmt hatten, kamen wir schließlich nach Whitefield. Und die nächsten fünf Jahre verbrachte ich damit, dort all die notwendigen Genehmigungen zu beantragen und Rodungen vorzunehmen. Wir verbrachten endlose Tage mit Verhandlungen mit der Kommunalregierung, damit wir genügend Land für das Zentrum zusammenbekamen. Dieser anstrengende Prozess hätte wohl viele andere zum Aufgeben gebracht, aber mein guter Freund Puttu Chilliappa reiste mit mir zu verschiedenen Orten in und um Bangalore und half mir, das heutige Grundstück in Whitefield zu finden.

Unsere Geduld, unsere Beharrlichkeit und Überredungskunst zahlten sich schließlich aus, und wir schafften es auch, die riesige Geldsumme zu beschaffen, die notwendig war, um wirklich mit dem Bau des Zentrums zu beginnen. Natürlich gab es auch Enttäuschungen, unter denen die schlimmste war, dass uns die Menschen betrogen, denen wir das Management unserer Finanzen anvertraut hatten. Ich verlor auch einige Patienten, da sie genervt davon waren, dass ich alle voll Leidenschaft und manchmal auch Aufdringlichkeit auf die Möglichkeit ansprach, in mein Traumprojekt zu investieren. Wenn ich zurückschaue, tut es mir leid, dass ich das getan habe, aber ich war wirklich an diesem Punkt sehr verzweifelt und brauchte alle Hilfe, die ich bekommen konnte. Es waren wirklich schwere Zeiten, aber ich war entschlossen, nicht aufzugeben.

Sieben Jahre lang waren wir in unglaublichem finanziellen, körperlichen und geistigen Stress. Gleichzeitig musste ich ja weiterhin meine internationale Praxis betreiben, da ich durch sie das so dringend benötigte Geld verdiente. Es war auch eine sehr schwere Zeit für Suja, da wir zu diesem Zeitpunkt bereits Kinder hatten und sie sie betreuen musste und sich gleichzeitig um das Projekt kümmerte. Ich praktizierte auch im Ganzheitlichen Wellness-Krankenhaus, das ich in der Nähe von Richmond Circle in Bangalore eröffnet hatte, als ich in Indien war. Das Hospital lief gut, und als wir endlich unsere Anwesenheit dort bekanntgemacht hatten, lud ich meine Patienten aus den USA ein, doch Indien zu besuchen. Bald schon vergrößerte sich die Praxis und wir bekamen nach und nach auch Patienten aus der indischen Gemeinschaft dazu.

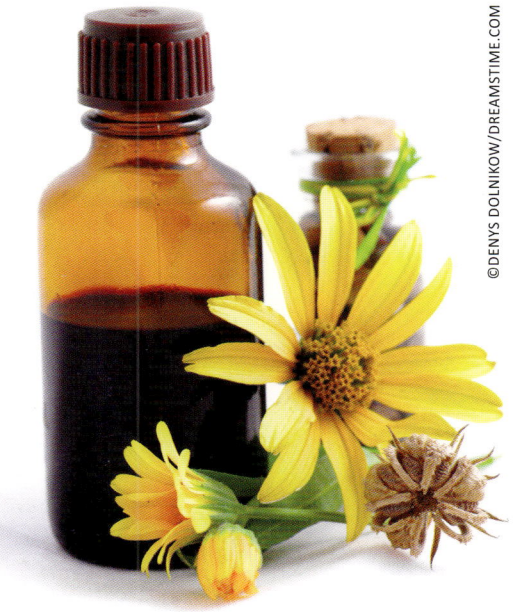

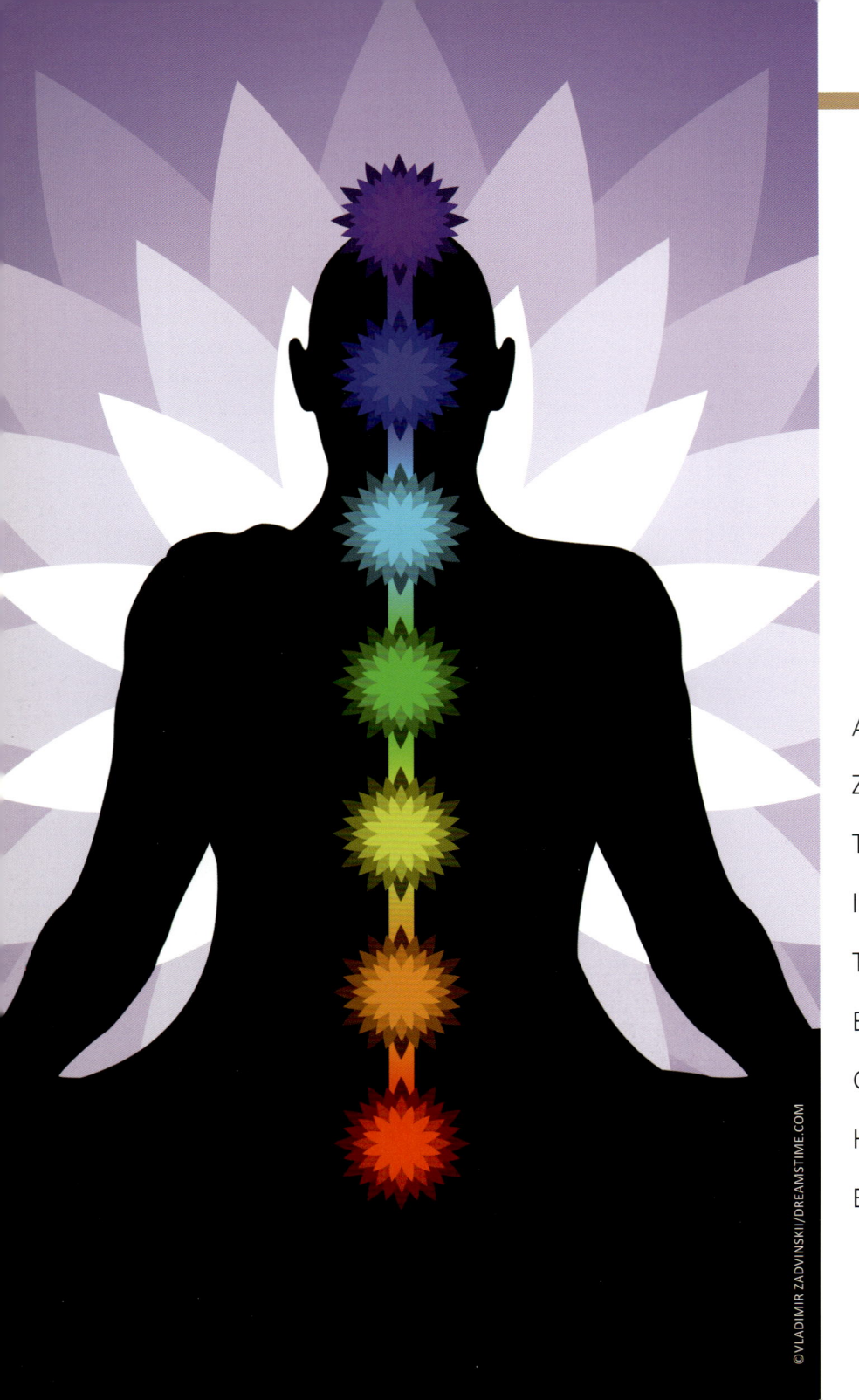

ALS ICH SUJA

ZUM ERSTEN MAL

TRAF, HATTE ICH

IHR VON MEINEM

TRAUM

ERZÄHLT, EIN

GANZHEITLICHES

HEILZENTRUM ZU

ERRICHTEN.

Alles verbindet sich

Im Mai 2000 legte mein Vater während einer anrührenden Zeremonie den Grundstein und leitete die Gebete für das zukünftige Soukya Ganzheitliche Heilzentrum. Durch seine große Erfahrung beim Bau von Colleges und anderen Einrichtungen in Wayanad spielte er eine Schlüsselrolle bei der Beaufsichtigung der Bauarbeiten. Er verbrachte alle Wochentage auf dem Bau und fuhr dann samstags nach Wayanad zurück, um dort die Sonntagsmesse abzuhalten und montags zurückzukommen. Und er war zu diesem Zeitpunkt schon fast 80 Jahre alt!

Als ich Suja das erste Mal traf, hatte ich ihr von meinem Traum erzählt, ein ganzheitliches Gesundheitszentrum zu bauen, und hatte sie gefragt, ob sie darin einen Teil übernehmen würde. Sie hatte sofort zugestimmt, und sie hielt ihr Versprechen. Die Leidenschaft, mit der sie half, ließ diesen Traum Wirklichkeit werden, denn sie setzte ihren ganzen angeborenen Sinn für Architektur und Schönheit ein und kümmerte sich persönlich um jede noch so kleine Einzelheit, sodass wir das Soukya-Zentrum als eine Art Ressort, in dem man auch wohnen konnte, so bauen konnten, das anderen Einrichtungen in der Welt in nichts nachstand.

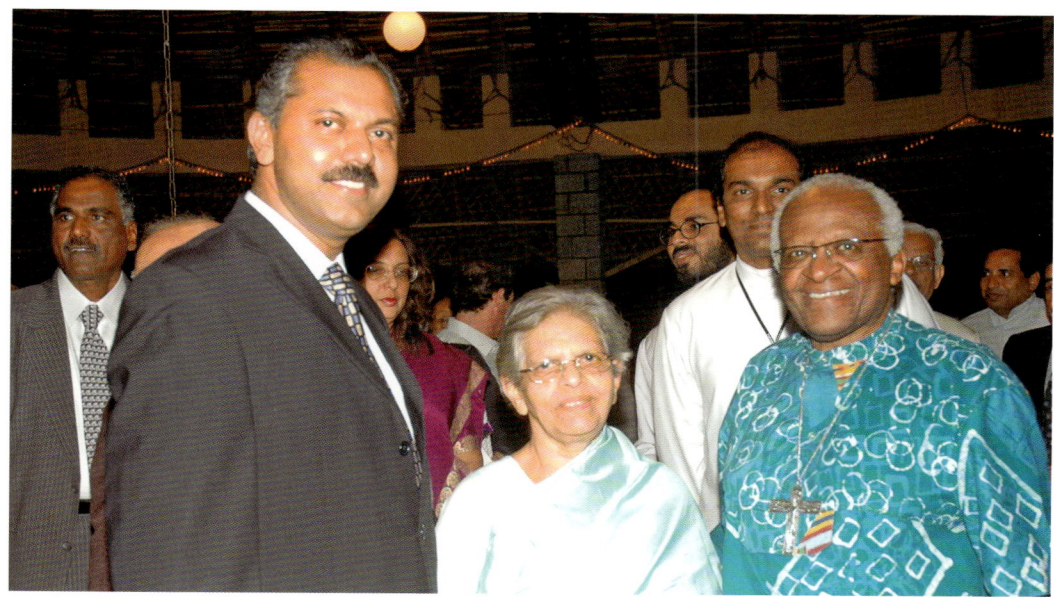

Wir hatten gehofft, dass das Zentrum im November 2001 schon eingeweiht werden könnte, weil ich zu diesem Zeitpunkt dort einen weltweiten Gipfel für Ganzheitliche Heilung veranstalten wollte, aber der Angriff auf die Twin-Towers in New York am 11. September ließ all diese Pläne in sich zusammenbrechen. Das Gipfeltreffen fand nicht statt, da die internationale Gemeinschaft alle Flüge nach Indien strich. Am 15. November sprach mein Vater dann die Gebete an den beiden gerade fertiggestellten Verwaltungsgebäuden des Zentrums und wir fingen sehr klein mit unserer eigentlichen Arbeit an.

Zwei Monate später zogen wir mit Einrichtungen des Richmond Circle zum Soukya um, brachten einige behelfsmäßige Unterbringungen für die Patienten dorthin und bauten eine Empfangshalle sowie drei Behandlungsräume. Auch eine Suite für Patienten aus den USA und anderen weit entfernten Teilen der Welt war inzwischen fertig geworden. Um acht Uhr morgens am 8. Februar 2002 kam unsere erste Patientin, Hillary Martinson, zum Soukya, um sich behandeln zu lassen. Ein Jahr später hatten wir ein voll funktionsfähiges ganzheitliches Zentrum und hatten angefangen, regelmäßig sowohl indische wie auch internationale Klienten zu behandeln.

Die IHHA organisierte dann zwischen dem 12. und dem 17. Januar 2003 ihr weltweites Gipfeltreffen für Ganzheitliche Gesundheit in Bangalore, das sich vor allem mit Themen der ganzheitlichen und integrativen Medizin im 21. Jahrhundert beschäftigte. Das Gipfeltreffen, das von unserem Zentrum ausgerichtet wurde, wurde von mehr als 500 Delegierten aus 40 Ländern besucht. Die Grundsatzreferate hielten Deepak Chopra, Sri Sri Ravi Shankar und Dr. Norman Shealy. Unter den vielen bekannten Gästen waren Andrew Weil, Kazuhiko Atsumi, Dharmadhikari Shri Veerendra Heggade und Pandit Rajmani Tigunait. Delegierte von der Prince-of-Wales-Stiftung für Integrative Medizin und von der Weltgesundheitsorganisation waren ebenfalls gekommen. Die Zusammenarbeit dieser beiden Organisationen führte später zu einer Ansprache, die Prinz Charles, ein aktiver Förderer ganzheitlicher Medizin, vor der Vollversammlung der Vereinten Nationen hielt. Er betonte dabei die Notwendigkeit einer Zusammenarbeit für Ärzte sowohl der westlichen wie auch der östlichen Medizin, um den ganzheitlichen Ansatz in der Welt zu verbreiten und Menschen damit zu heilen.

Soukya, so, wie es jetzt ist, zeigt alles, für das wir eintreten.

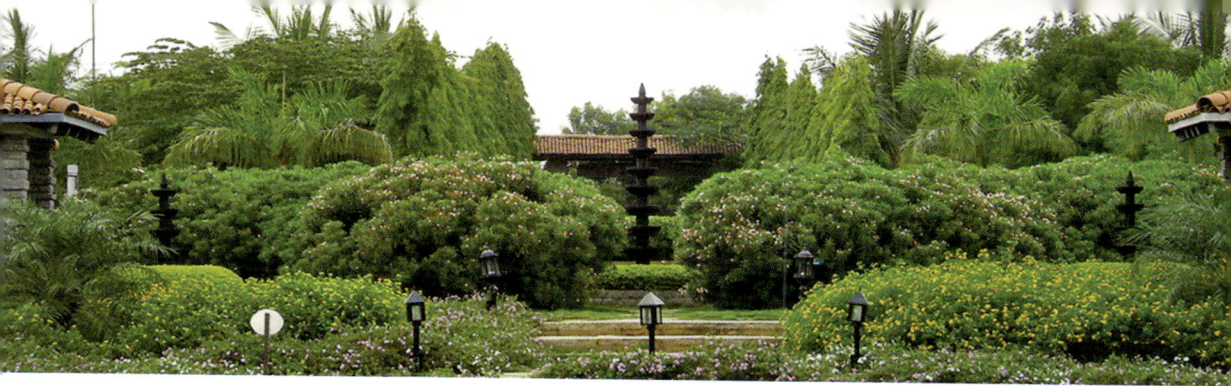

Erbaut auf einem 12,1 Hektar großen Gelände enthält es Büros, Behandlungsräume, eine Gebets-und Meditationshalle, Wohnhäuser, einen Speiseraum, der einem ganz das Gefühl gibt, im Freien zu speisen, und ein Freizeitzentrum. Alle Gebäude sind umweltfreundlich gebaut und das gesamte Gebiet ist eine Zone ohne Abgasemission. Die Sonne schenkt uns Heizung und Licht, und das Auffangen des Regenwassers sowie eine Tröpfchenbewässerung helfen uns, Wasser zu sparen. All unsere Angestellten wohnen auf dem Gelände und meine Familie lebt in einer Wohnung mit zwei Schlafzimmern, die wir im März 2002 zu unserem Heim machten. Unser Biobauernhof und unser Viehbestand sorgen dafür, dass unsere täglichen Bedürfnisse an Gemüse und Milchprodukten erfüllt werden können. Suja hat sorgfältig die Bäume und Sträucher ausgesucht, die auf dem Gelände wachsen, robust und pflegeleicht – blühende Bäume und Stauden, ayurvedische und Duftkräuter sowie medizinisch wirksame Pflanzen.

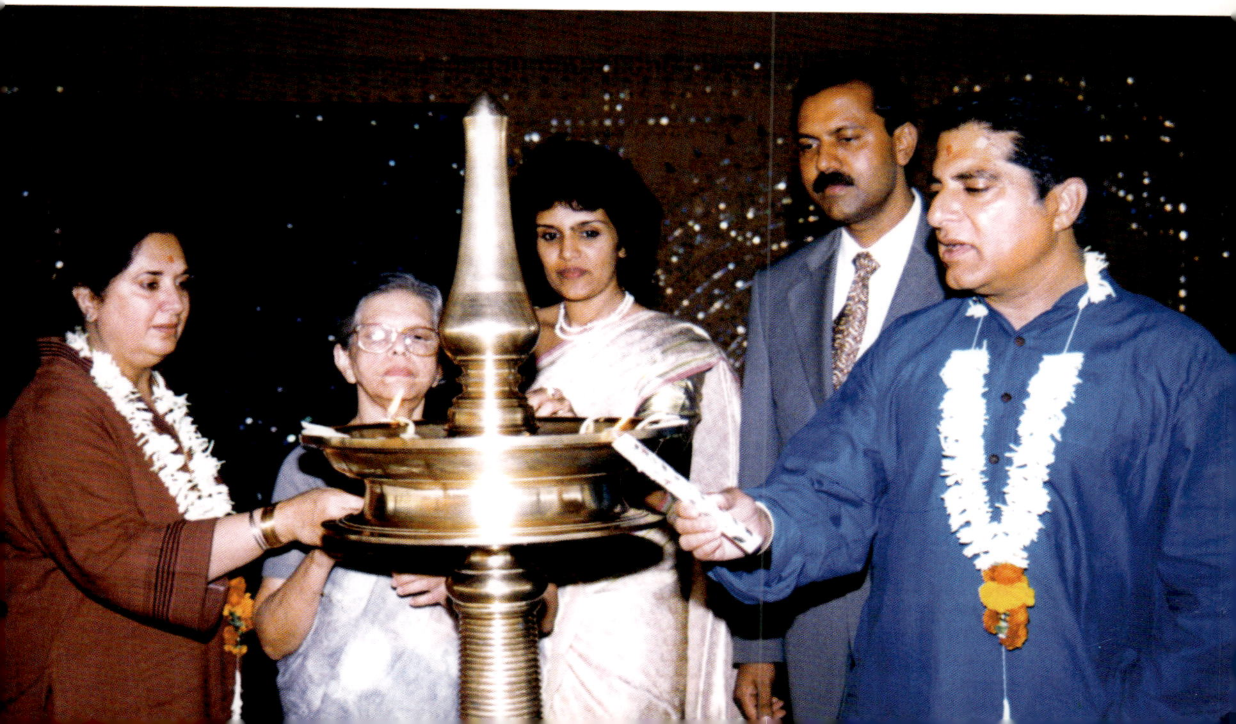

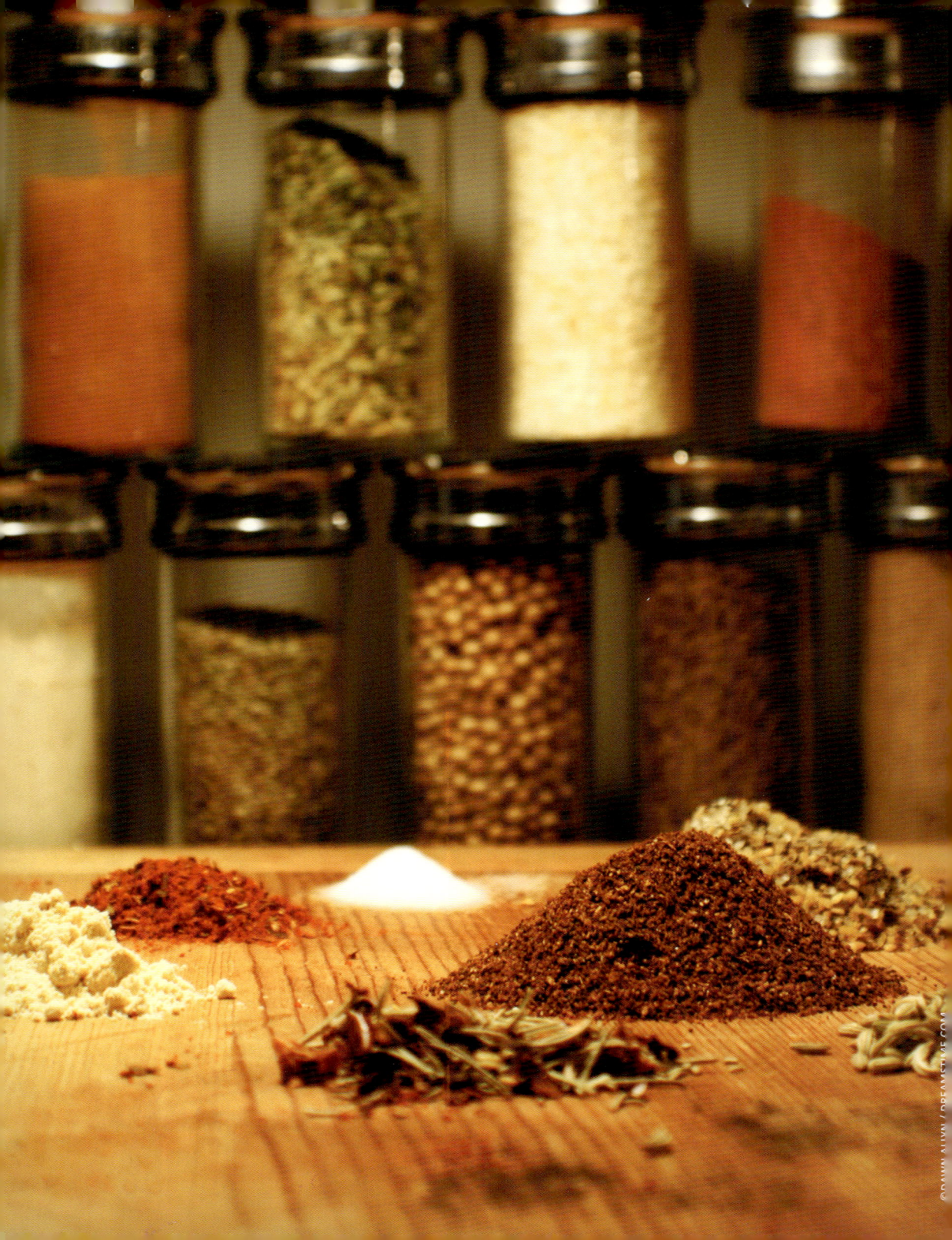

ALTES UND NEUES

4

Wenn ich zurückschaue, erkenne ich, dass es – wenn auch meine Mutter meine Hauptinspirationsquelle war – auch andere Faktoren gab, die auf subtile Weise mein Interesse an Alternativtherapien und Volksmedizin weckten. Als Kind besuchte ich regelmäßig unsere Teeplantage in den Nilgiri-Bergen in Tamil Nadu. Mitten im Wald gab es einen kleinen Tempel, oben auf einer Bergspitze. Ich liebte es, dort bis in die nebligen Höhen hinaufzuklettern und eins mit der Natur zu sein. Dieser Genuss ließ niemals nach, und ich spüre bis heute die Inspiration, die mich überkommt, wenn ich mich in solchen Gegenden aufhalte.

Selbst in der Stadt wuchs ich auf eine Art nahe dem Dschungel auf. Elefantenherden brachen oft in die Plantage meines Onkels ein. Schon 2000 Jahre lang hatten Menschen im Dschungel gelebt – Stämme, die mit Hilfe der Ressourcen des Waldes über-dauert hatten. Ich hatte Kontakt zu ihnen und erkannte dadurch, dass einige der Kräuter, die sie benutzten, ganz bekannte ayurvedische Medikamente waren. Der einzige Unterschied zwischen der Stammesmedizin und der anderen, besser bekannten Alternativmedizin bestand darin, dass es darüber keine dokumentierte Theorie gab und dass sie vollkommen darauf basierte, welche Ursache eine Störung hatte und welche Wirkung die Medizin erzielte.

Der Stamm hatte einen erfahrenen Arzt, der der Moopan oder der Vaidya genannt wurde. Nur wenn er nicht in der Lage war, einen Patienten zu heilen, dann verließ dieser Patient den Dschungel und kam zur Konsultation zu meiner Mutter. Und tatsächlich hat die Regierung von Kerala in Anerkennung der Authentizität und des Erfolges ihrer Methoden kürzlich den Stammesärzten die Zulassung erteilt, bestimmte Erkrankungen zu behandeln.

Geist und Seele

Mein familiärer Hintergrund hatte mir eine starke spirituelle Grundlage gegeben und dafür gesorgt, dass das Element der Spiritualität einen positiven Einfluss auf meinen Alltag hat. Einer meiner Lieblingsorte, zu dem ich gern pilgere, ist die Kirche von Lyon in Frankreich, die ich zum ersten Mal 1985 besuchte. Eine Menge guter Dinge geschahen, nachdem ich dort gewesen war. Und selbst jetzt fahre ich dahin, sooft ich kann, und meditiere und bete dort. Ich glaube, dass Gewohnheiten wie diese helfen, den Geist zu stärken und die Gesamtgesundheit aufrechtzuerhalten.

Was solche Orte besonders macht, ist, dass Tausende von Gläubigen im Laufe von Hunderten von Jahren dort gebetet haben und so die Energie eines solchen Ortes extrem kraftvoll machten. Eine solche Erfahrung beeinflusst die Energie, die den eigenen Körper umgibt und reinigt ihn in gewissem Sinn sogar.

Im August 2012 hatte ich die Gelegenheit, Bhutan zu besuchen – das Land der medizinischen Pflanzen. Ich fuhr in ein 1500 Jahre altes Kloster, um dort zu meditieren. Es war nicht leicht, dorthin zu gelangen, die Wanderung war lang und anstrengend, aber die Energie in solchen Orten ist sehr friedlich und hat einen zutiefst positiven Effekt auf den Geist und die Seele eines Menschen.

Das bedeutet nicht, dass jeder solche Pilgerreisen unternehmen sollte, um positive Energie zu bekommen. Man kann diese Energie und Umwandlung des Geistes auch schon erlangen, wenn man einfach einige Ruhe-Zeit mit sich selbst verbringt, über sich nachdenkt und meditiert. Das ist der Grund, weshalb es sich wie Therapie für Geist und Seele auswirkt, wenn man gelegentlich Retreats besucht und sich so von den Anforderungen der Familie und Freunden, der Klienten und des Fernsehens sowie von anderen Ablenkungen entfernt. Übungen wie einfaches bewusstes Atmen, Beten oder auch ganz einfach „Nichtstun" können den Körper und den Geist erfrischen. In der Natur verbrachte Zeit, bei der man die Umgebung voll Freude wahrnimmt, entspannt das eigene Sein.

Auch das Gebet kann Wunder für die Seele vollbringen. Viele Menschen finden Stärke im Gebet. Und die einfache Wiederholung des Lieblingsgebetes oder -Mantras hat einen ausgleichenden, beruhigenden Effekt auf den Geist. Wir unterschätzen oft die Wirksamkeit des Gebetes. Wie der Dichter Tennyson es in seinem Gedicht „Der Tod Arthurs" ausdrückte: „Mehr Dinge werden durch das Gebet bewirkt, als diese Welt sich träumen lässt."

Da ich fest an unsere alten Heilsysteme glaubte, war ich entschlossen, unsere medizinischen Traditionen in den Vordergrund zu stellen und mich nicht von den technisch fortschrittlicheren, wohldokumentierten und ansprechend verpackten westlichen Medizinsystemen blenden zu lassen. Aber damit dies geschehen konnte, musste ich die Gepflogenheiten ändern, denen die meisten Ärzte in Indien folgten.

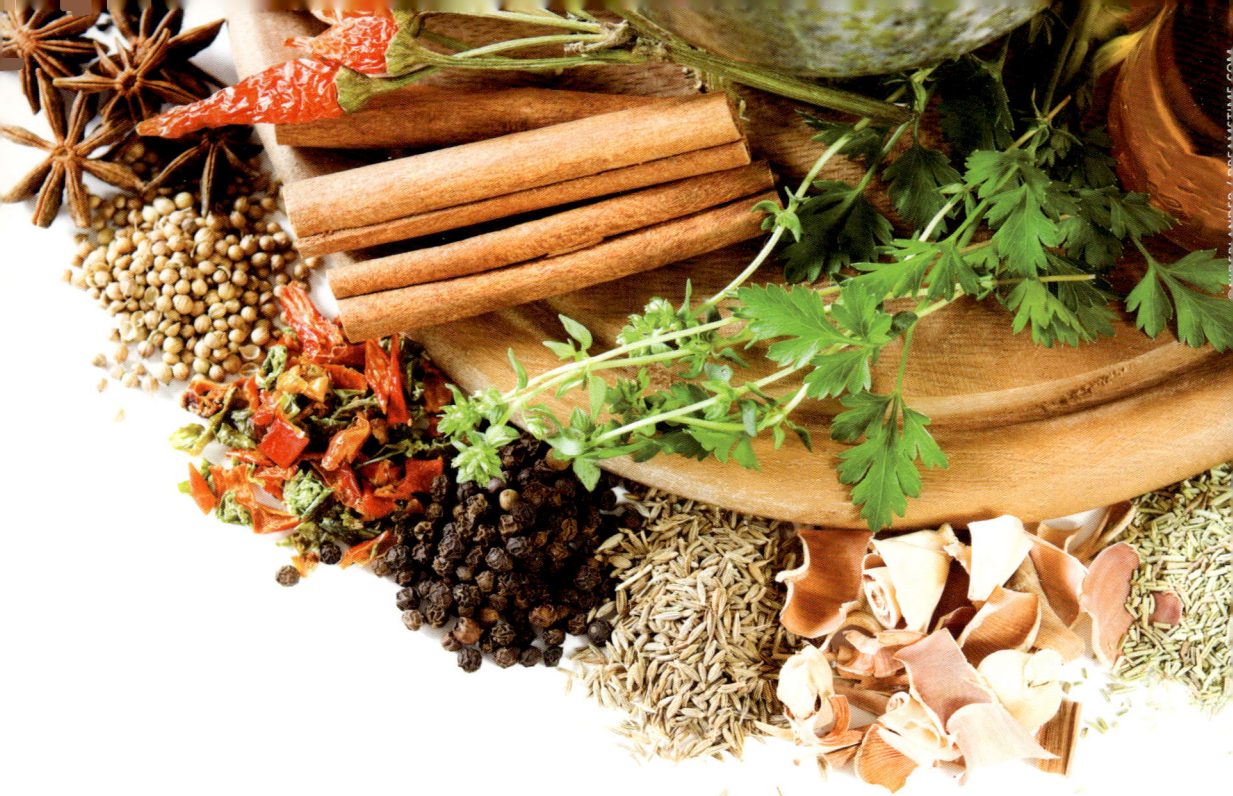

Neue Behandlungen, altes Wissen

Beispielsweise mussten die Patienten, die zur Behandlung in die meisten Kliniken kamen – auch in die Praxis meiner Mutter –, oft lange warten, ehe sie an die Reihe kamen. Das war überall so und ganz üblich. Und der Arzt konnte nicht die Praxis verlassen, ehe er nicht alle Patienten untersucht hatte, egal, wie spät es war. Meine Mutter beispielsweise kam oft weit nach der Abendbrotzeit nach Hause. Sie dachte niemals daran, einen Patienten abzuweisen, ohne ihn untersucht zu haben, und arbeitete unermüdlich, manchmal endlos lange, in ihrer Praxis.

Als ich deshalb im Krankenhaus von Dr. Sharma ein System kennenlernte, mit dem man jedem Patienten einen festen Behandlungszeitpunkt geben, jedem Arzt seine Arbeitszeiten einräumen und Ferien- und Freizeiten sehr wohl einplanen konnte, war ich verblüfft. Wie konnte ich denn als Arzt sagen, dass ich jetzt für einen Patienten nicht zur Verfügung stehen würde, und manchmal sogar drei Monate lang nicht, weil mein Zeitplan voll sei oder ich Ferien machen wollte? Sehr bald jedoch erkannte ich, dass dieses System viele Vorteile hatte. Es gab jedem Patienten die Möglichkeit, wirklich ausführlich mit seinem Arzt zu sprechen, und es gab den Ärzten die Möglichkeit, sich auszuruhen und sich für den nächsten Tag vorzubereiten. Ich fand dies nachahmenswert und beschloss, dieses System in meiner Praxis zu übernehmen. Und so sollte es aussehen:

Erste Sitzung: Patientenaufnahme/ Gesundheitscheck-Up

Die erste Sitzung des Patienten dauerte in der Regel etwa eine Stunde. Dabei wurde eine ausführliche medizinische Geschichte des Patienten dokumentiert, dazu machte sich der Arzt Notizen über den körperlichen Zustand des Patienten, seinen Lebensstil, die Bedingungen, unter denen er lebte, seine Ernährungsgewohnheiten, die Art körperlicher Bewegung, die er hatte, seine Freizeitvorlieben, seine Arbeits- und Familiensituation und andere wichtige Aspekte seines Lebens. Für jeden Patienten wurde eine Fallakte angelegt.

Zweite Sitzung: Behandlungs- und Betreuungssitzungen

Die zweite Sitzung fand nach 21 Tagen statt. Wir verbrachten im Schnitt zehn bis 30 Minuten bei dieser und den darauffolgenden Sitzungen mit dem Patienten, je nach den vorliegenden Erfordernissen. Der Patient kam so lange zu diesen Sitzungen, bis die Behandlung abgeschlossen war. Nach Beendigung der Behandlung wurden alle vier bis sechs Wochen weitere Check-Ups angesetzt, die eingehalten werden mussten.

Statt also 100 Patienten am Tag zu untersuchen, empfing ich etwa 20, aber ich verbrachte eine wirklich aussagekräftige Zeit mit ihnen, versuchte ihre Sorgen zu verstehen und stellte in der ersten Sitzung eine Diagnose, die dann bei den Folgesitzungen angepasst wurde, sodass ich wirklich effizient arbeitete. Mein Tagesplan sah so aus, dass ich etwa drei neue Patienten untersuchte und im Schnitt zehn weitere, die zu den Folge-Check-Ups kamen.

Meine Zukunftsvision

Für mich ist ein guter Arzt jemand, der auch die Grenzen des medizinischen Bereichs kennt, den er sich gewählt hat. Meine vielen Reisen zeigten mir, dass die Harmonie der integrierten Medizin bei den meisten Ärzten, die mit westlichen und traditionellen medizinischen Behandlungsformen arbeiteten, verloren gegangen zu sein schien. Sie fühlen sich in ihren spezialisierten medizinischen Bereichen so schnell angegriffen, dass sie nicht in der Lage sind, sich auf die Stärken und den Nutzen der Heilmöglichkeiten anderer Bereiche zu beziehen. Ich erkannte dies als eine der wichtigsten Blockaden im Gesundheitsbereich.

Für die Zukunft hoffe ich, dass jedes medizinische System, jedes Mitglied der medizinischen Gemeinschaft sich als Erstes um das wirkliche Bedürfnis des Patienten kümmert, statt das eigene System als das am besten geeignete für die Störung anzusehen. Ich hoffe deshalb, dass die Bedeutung des Wortes „Gesundheitsfürsorge" sich dahingehend verändert, dass es weniger um die Behandlung und Heilung von Krankheiten geht, sondern mehr und in erster Linie um die Erhaltung von Gesundheit und um Krankheitsvorbeugung.

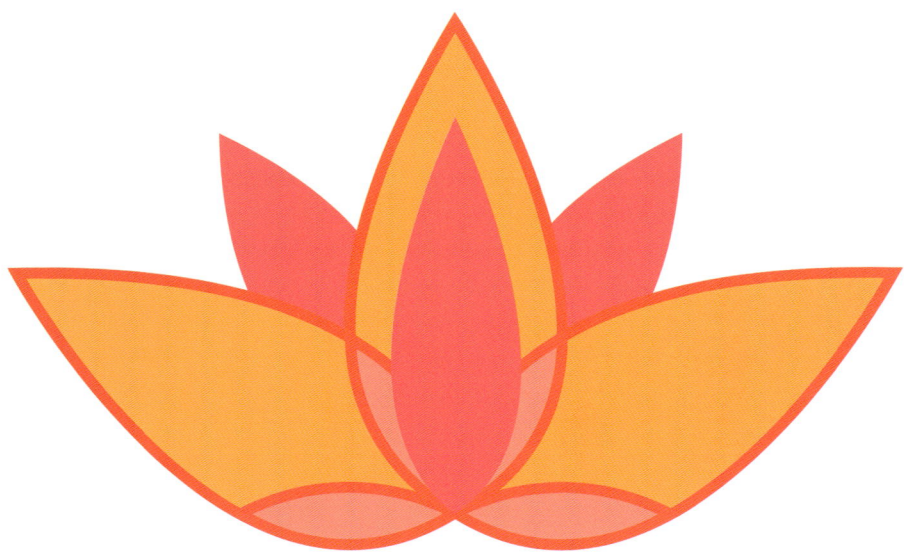

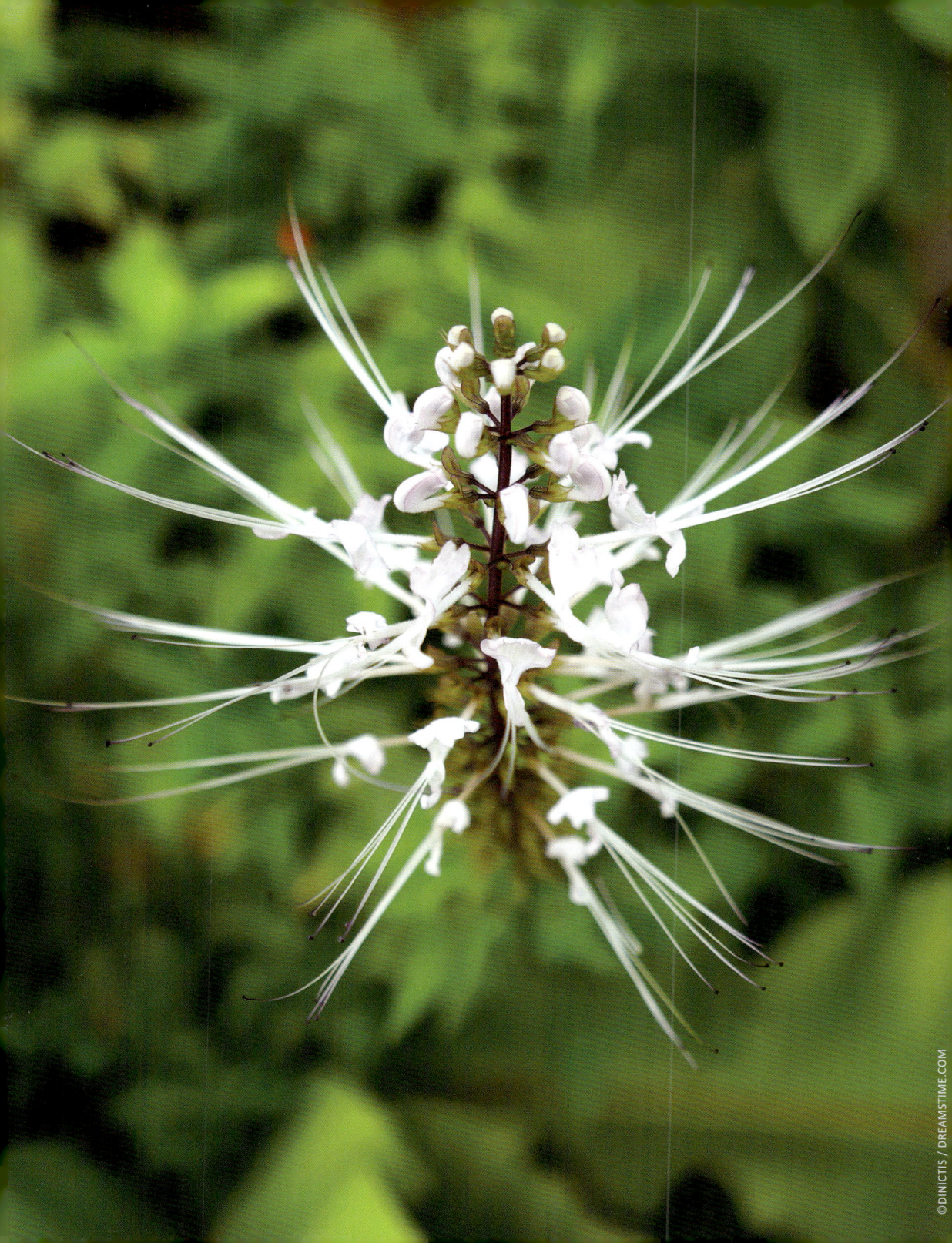

GANZHEITLICH LEBEN –
DAS THEMA UNSERER ZEIT

5.

Bevor wir uns nun mit dem beschäftigen, was ich mit ganzheitlicher Lebensführung meine, lassen Sie mich noch ein Bild von dem Leben zeichnen, wie wir es heute kennen und leben. Vielleicht finden Sie meine Darstellung der Welt, in der wir leben, ein wenig zu vereinfacht, aber sie basiert darauf, was ich im Laufe der Jahre in meiner Praxis beobachtet habe und was meine Patienten mir erzählten.

Wir achten heute oft mehr darauf, wer wir sind und welches Bild die Gesellschaft, in der wir leben, von uns hat. Wir tun alles dafür, was notwendig ist, um „dazuzugehören" und dem zu genügen, was die Gesellschaft als erfolgreich definiert hat. Wir streben nach Bildung, einem gutbezahlten Job, einem himmelsstürmenden Karriereweg und danach, ein Heim und eine Familie zu haben, mit denen wir all dies teilen können. Und wir streben danach, unsere Familien mit dem Besten zu versorgen, was die Gesellschaft zu bieten hat: einem Haus voll Luxus, Designergarderobe, teurem Schmuck, schönen Autos, Ferien an exotischen Orten der Welt und so weiter

und so weiter. Wir gönnen uns selbst keine Schwächen und glauben, dass wir von dem bestimmt werden, was wir anziehen, was wir besitzen und was wir verdienen.

Damit das alles geschehen kann, arbeiten wir viel und immer mehr, übernehmen immer größere, herausfordernde Aufgaben und suchen ständig nach Wegen, unseren Konkurrenten einen Schritt voraus zu sein. Wir treiben uns selbst bis an den Rand des Erträglichen, testen die Grenzen unseres Durchhaltevermögens – und all das, um unsere materiellen Wünsche zu erfüllen. Viele von uns schaffen auch, was sie sich vornehmen, und manchmal werden unsere Erwartungen sogar noch übertroffen.

Ist es nicht tragisch, dass zusammen mit all diesem materiellen Erfolg die Ängste, die Einsamkeit und ein sogar noch größeres Verlangen nach Erreichbarem immer mehr zunehmen? Wir scheinen nach etwas zu suchen, das wir mit unseren Händen nicht greifen können – etwas, das nicht definiert werden kann. Und dann ist da eine Leere, ein Gefühl, dass irgendetwas innerlich

> Wir achten heute mehr darauf, wer wir sind und welches Bild die Gesellschaft, in der wir leben, von uns hat.

fehlt, das von nichts Äußerem gefüllt werden kann. In unserer Verzweiflung oder Unwissenheit versuchen wir uns abzulenken – mit Junk Food, Fernsehen, kurzen Affären oder gedankenlosen Vergnügungen, oder wir arbeiten und arbeiten immer mehr. Manche Menschen haben Nervenzusammenbrüche, manche bekommen Depressionen. Und andere wiederum wundern sich, warum sie wohl so ungeduldig sind, reizbar und intolerant, so missmutig und verdrießlich.

Nur selten erkennen wir, dass wir für das, was wir Erfolg nennen, einen hohen Preis zahlen. Eines schönen Tages, wenn wir zu einer Routineuntersuchung für unsere Versicherungspolice gehen oder weil wir in unserem Vertrag stehen haben, dass wir einmal jährlich zu einem „Manager-Check-Up" gehen müssen, erfahren wir von unseren Ärzten, dass unser Körper begonnen hat zu protestieren. Wir sind verwirrt und wundern uns: „Warum ich? Warum jetzt?", denn wir sind es gewohnt, zu denken, dass der Körper immer weiter problemlos funktioniert, ohne dass wir eine bewusste Anstrengung unternehmen müssten, um ihn

zu schützen und zu erhalten. Wir sind nicht in der Lage oder auch nicht bereit, Verantwortung für uns selbst zu übernehmen. Wir sind nicht bereit, in unsere Körper zu investieren und so auch unsere Seele zu nähren, sondern nehmen alles als selbstverständlich hin.

Beinahe jeder strebt danach, sein eigenes Haus zu besitzen. In Indien ist ein Haus nicht nur ein sicherer Hafen, sondern auch eine Art Statussymbol.

Mein Körper – mein Zuhause

Was tun wir, wenn wir die notwendigen Mittel besitzen, um unser Haus zu bauen? Wir versuchen, ein ideales Grundstück dafür zu finden, dann suchen wir nach einem guten Architekten oder Bauunternehmer. Wir achten darauf, dass jeder Quadratzentimeter optimal genutzt wird und dass Sicherheit, Ästhetik und Funktionalität ausreichend beachtet werden. Wir stellen sicher, dass unsere Persönlichkeit sich in unserem Traumhaus spiegelt, das uns dann für den Rest unseres Lebens schützt und uns Geborgenheit schenkt.

Die besten Materialien für den Hausbau sollten langlebig, niedrig im Unterhalt und zeitgemäß genug sein, damit sie einen Vergleich mit den Häusern aushalten, die wir immer schon bewundert haben. Wir fahren dann unzählige Male zu der Baustelle, um jeden Aspekt der Planung, des Bauens und der Einrichtung des Hauses zu überwachen, selbst wenn dies bedeutet (und es auch oft wirklich so ist), dass wir weniger schlafen, Mahlzeiten ausfallen lassen, unsere täglichen Workouts auf später verschieben und uns vielleicht mit unserem Partner streiten.

Wir setzen uns unter Stress, weil jedes Mal, wenn wir nicht aufpassen, die Kosten in die Höhe schießen. Aber glücklicherweise haben wir nur ein kurzes Gedächtnis. Schon bald sind der Stress und die Anspannung vergessen und wir können uns nur noch auf das Ergebnis unserer Liebesmühen konzentrieren: unser wunderbares Zuhause. Und wenn die Zeit vergeht, dann machen wir nur noch die alljährlichen Wartungsarbeiten, einmal im Jahr, oder alle zwei Jahre – denn schließlich: Unser Zuhause ist doch schließlich unsere Burg, nicht wahr?

Eigentlich ist doch auch unser Körper unser Zuhause, oder nicht? Um diese Analogie wirklich zu verstehen, möchte ich Sie Folgendes fragen:

- Haben Sie jemals Ihren Körper, Ihren Geist und Ihre Seele als den Tempel Ihres Lebens betrachtet?

- Haben Sie ebenso viel Zeit, Gedanken, Mühe und Geld darauf verwandt, dass Sie Ihren Körper ehren, respektieren, schützen und pflegen, wie Sie das mit Ihrem Zuhause tun?

- Haben Sie sich jemals Gedanken darüber gemacht, was es bedeutet, eine Harmonie und ein Gleichgewicht zwischen Körper, Geist und Seele herzustellen?

Wenn Sie dazu JA sagen können, dann kann ich Sie nur beglückwünschen!

Aber wenn Sie ehrlich genug waren, dazu NEIN zu sagen, dann beglückwünsche ich Sie auch und gleichzeitig möchte ich Sie dazu bewegen, an meine Seite zu treten und sich erneut mit Ihrem Körper, mit Ihrem Geist und Ihrer Seele zu verbinden. Ich werde Ihnen mehr über den Wert und die Wirksamkeit ganzheitlicher Heilung erzählen und auch über die Bedeutung, wirklich Verantwortung für Ihre Gesundheit und Ihr Wohlbefinden zu übernehmen.

Wie Ihr Lifestyle Sie beeinflusst

Überall in unserer Welt hören wir Menschen sagen, dass ansteckende Krankheiten sich im Laufe der vergangenen Jahrzehnte sehr vermindert haben und dass stattdessen die aufgrund des Lifestyles entstandenen Krankheiten dramatisch im Ansteigen begriffen sind. Was aber ist dieser „Lifestyle", von dem alle reden? Warum ist er so plötzlich zur Ursache schlechter Gesundheit geworden? Und warum gab es dieses Problem in früheren Generationen nicht in diesem Umfang?

„Lifestyle" kann man definieren als die Art und Weise, wie Menschen, Familien und Gesellschaften leben, und die sich darin zeigt, wie sie Tag für Tag mit ihrer materiellen, psychologischen, sozialen und wirtschaftlichen Umgebung umgehen. Ihre Motivationen, Bedürfnisse und Wünsche werden alle durch ihren Lifestyle zum Ausdruck gebracht. Er spiegelt sich in ihren Einstellungen, Wertesystemen, Interessen, Meinungen, ihrem Selbstbild und in der Art und Weise, wie sie glauben, dass sie von anderen gesehen werden. Er zeigt sich in ihren Verhaltensmustern bei der Arbeit und in der Freizeit. Und in dem kleineren Bereich der Gesundheit ist der Lifestyle dasjenige Muster von Gewohnheiten oder Praktiken und der persönlichen Entscheidung für Verhaltensweisen, die den Menschen einem verminderten oder erhöhten Gesundheitsrisiko aussetzen.

Das Leben im 21. Jahrhundert hat ein vollkommen neues Muster an Herausforderungen erschaffen, mit dem die Generation aus den 50er und 60er Jahren des vergangenen Jahrhunderts kaum Schritt halten kann. Die schnellen technologischen Fortschritte, die Globalisierung, der dramatische Anstieg der Verdienstmöglichkeiten und die Verfügbarkeit von Einkommen haben unsere Welt wirklich verändert, besonders für die jungen Menschen. Diese Veränderungen bedeuten auch eine stärkere Konkurrenz auf dem Arbeitsmarkt, mehr Leistungsdruck und das allgegenwärtige Bedürfnis oder Verlangen, mit den Altersgenossen gleichzuziehen.

Wenn es dann keine festgelegte Gewohnheit für ein gesundes Schlafmuster gibt, für Mahlzeiten und für Zeiten für Wellness oder Workouts, dann gerät das geistige und körperliche System unter großen Druck. Lange Anfahrtswege verursachen Monotonie und Frustration. Geduld ist heißbegehrt und bei der kleinsten Provokation fährt man auf. Diese Ereigniskette beeinflusst den Körper und den Geist auf besonders intensive Weise.

Wo soll man anfangen?

Der 40. Geburtstag bedeutete früher für viele den Beginn der Weitsichtigkeit und das Tragen einer Brille. Heute bedeutet er wahrscheinlich für viele einen Anstieg des Blutdrucks. Lassen Sie mich Ihnen deshalb als Erstes sagen, dass hoher Blutdruck ein Zustand ist, keine Krankheit. Sehr oft bemerken Sie keine offensichtlichen Symptome und nur durch eine Routineuntersuchung beim Arzt stellt sich heraus, dass Ihr Blutdruck deutlich zu hoch ist.

Aber ein Bluthochdruck kommt nicht über Nacht, er entsteht auch nicht in einer Woche oder einem Monat. Er baut sich nach und nach auf, und dann, letztlich, kann er ernstzunehmende Folgeerscheinungen nach sich ziehen, die zu Herzproblemen führen können. Wenn Ihr Hausarzt also Ihren Blutdruck misst und merkt, dass er höher als normal ist, dann empfiehlt er Ihnen sofort bestimmte allopathische Medikamente, gepaart mit dem Hinweis, dass Sie sie nun für den Rest Ihres Leben einnehmen müssen. Wenn Sie also gerade 35 Jahre alt sind, dann bedeutet das, dass Sie wenigstens 40 Jahre lang diese Medikamente nehmen werden.

Dies ist die unhinterfragte, konventionelle Methode, mit dem Problem des Bluthochdrucks umzugehen. Aber warten Sie doch einmal, denken Sie einmal eine Minute nach. Würde irgendein Medikament, das Sie über so lange Zeit nehmen müssen, keine Nebenwirkungen auf Ihren Körper haben? Manchmal sind die Nebenwirkungen schlimmer als die Krankheit selbst.

Nur sehr wenige von uns schauen sich nach alternativen Behandlungsformen um. Wenn Sie aber zu einem Arzt für ganzheitliche Heilverfahren gehen, dann wird er Ihren Zustand auf sehr andere Weise angehen. Er wird Sie bitten, über Ihren Lifestyle nachzudenken, darüber, wie Sie Ihren Alltag gestalten. Nach und nach wird er Ihnen helfen, die Signale Ihres Körpers zu beachten, beispielsweise die Spannung in Ihrem Nacken, Ihre verspannten und schmerzenden Schultern oder die Schmerzen in Ihrem unteren Rücken. Er wird Sie fragen, ob Sie sich leicht aufregen, ob Sie ungeduldig sind und gereizter als früher, ob Sie sich manchmal schwindelig fühlen oder ob Sie manchmal Kopfschmerzen haben oder Herzklopfen. Natürlich wird kaum eines oder zumindest nicht jedes dieser Symptome durch den hohen Blutdruck verursacht, aber es sind Faktoren, die man in die Behandlung einbeziehen sollte.

Dann wird der ganzheitlich behandelnde Arzt Veränderungen vorschlagen, die Sie in

Ihrem Leben vornehmen können. Er wird Sie bitten, Ihre Arbeitszeiten möglichst zu regulieren und auch das tägliche Pendeln möglichst zu reduzieren sowie sich sorgsam um all die Stressmomente zu kümmern, die Sie von Seiten Ihrer Familie und bei Ihrer Arbeit spüren.

Es ist sogar möglich, dass Ihre gesellschaftliche Umgebung einen kaum wahrnehmbaren, aber dennoch starken Druck auf Sie ausübt, der Sie unter Stress setzt. Der Arzt wird Ihnen dann Mittel und Wege vorschlagen, mit denen Sie den Bluthochdruck kontrollieren und vielleicht auch überwinden können. Das Ganze aber müssen Sie vor allem selbst tun, wenn auch unter Anweisung und Begleitung. Die Grundlage ist, dass eine gute Gesundheit in unseren eigenen Händen liegt. Es erfordert Disziplin, Anstrengung und Entschlossenheit, alte Muster zu durchbrechen. Ganzheitliches Leben ist eine viel bessere Option, denn wenn sie es praktizieren, werden Sie keinen ganzheitlichen Arzt mehr brauchen. Die herkömmliche Art und Weise, nur Pillen in sich hineinzustopfen, scheint für die meisten einfacher zu sein, ist aber nicht der einzige Weg und definitiv auf lange Sicht nicht der beste.

Die letzte Zuflucht?

Es ist schade, dass so viele Menschen sich erst dann der ganzheitlichen Heilweise zuwenden, wenn alle anderen Methoden fehlgeschlagen sind. Dies ist oft so, weil die westliche Medizin oder die allopathische Herangehensweise besser bekannt ist und anscheinend die spektakuläreren Erfolge erzielt. Es kann keinen Zweifel daran geben, dass in Fällen medizinischer Notfälle oder in Situationen, wo eine Operation dringend notwendig ist, die Allopathie die beste Wahl ist. Aber für alle chronischen Erkrankungen bietet die ganzheitliche Heilung auf lange Sicht Wohlbefinden für den Körper, Geist und Körper.

Fallgeschichte:
Der unglückliche Unternehmer

Eines Tages erhielt ich einen Anruf von einem 35 Jahre alten Geschäftsmann aus Indonesien, der mir berichtete, dass er die Nase voll von seiner schlechten Gesundheit habe, die ernsthaft seine Arbeit und sein persönliches Leben beeinträchtige. Er hatte vom Soukya gehört und fragte mich, ob ich ihm helfen könne.

Ich hatte am Tag seiner Ankunft mein erstes Treffen mit ihm. Ein paar einfache Fragen über sein Leben öffneten die Schleusentore seiner Seele. Er erzählte mir, dass sein Vater ihm seine Firma übergeben hatte, aber da er unerfahren war, hatte er im ersten Jahr seiner Übernahme eine Million Dollar Verlust gemacht. Als Folge davon litt er unter Schlaflosigkeit, und die Schuldgefühle, die er spürte, verursachten ihm fortgesetzte Kopfschmerzen. Sein Arzt hatte ihn untersucht und ihm Medikamente gegen Bluthochdruck verschrieben.

Er nahm die Medikamente nun schon sechs Monate lang, aber weder wurden davon seine Kopfschmerzen besser, noch verminderte sich seine Schlaflosigkeit. Nach einer Weile begann er auch noch unter Herzrasen zu leiden, was ihm große Sorgen bereitete. Er war überzeugt, dass er unter einer Herzkrankheit

litt. Und da er seinen Ärzten im Land nicht mehr traute, war er nach Singapur geflogen, um einen Kardiologen aufzusuchen. Dieser machte einige Untersuchungen, die ergaben, dass sein Herz in Ordnung war. Aber um das Herzrasen zu behandeln, verschrieb der Kardiologe ein weiteres allopathisches Medikament, das er nun zusammen mit dem Blutdruckmittel nehmen sollte.

Zwei Monate gingen ins Land und er spürte keine Besserung seines Zustandes. Er entschloss sich, nach London zu fliegen und einen weiteren Arzt aufzusuchen, der ihm ebenfalls bestätigte, dass sein Herz okay sei, aber dass das Problem daher rühren könne, dass seine Cholesterinwerte so hoch seien. Und wieder wurde eine Tablette seiner Tagesration hinzugefügt. Der Arzt schlug ihm ein Diuretikum, ein harntreibendes Mittel vor.

Kein einziger dieser Ärzte hatte ihn je nach seinem Lifestyle gefragt, oder ob er unter irgendeiner Form von Stress litt. Er kehrte nach Indonesien zurück, packte seine Verschreibungsliste mit vier neuen Medikamenten aus und hatte lediglich den Trost, dass er bei den besten Ärzten der Welt Hilfe gesucht hatte.

Eines Tages, einige Monate später, hatte er plötzlich das Gefühl zu ersticken. Er dachte, er habe einen Herzinfarkt und ließ sich rasch zu seinem Hausarzt fahren, der die Liste seiner verschriebenen Medikamente durchsah und das Gefühl hatte, dass sie richtig verordnet worden seien. Aber weil er fühlte, dass sein Patient sich allzu sehr aufregte, verordnete er ihm ein mildes Antidepressivum. Und obwohl der Arzt dachte, dass er sehr wohl in der Lage sei, den geistigen Zustand seines Patienten einzuschätzen und mit einem Antidepressivum zu behandeln, hielt er es nicht für notwendig, ihn zu befragen, weshalb er solche Ängste hatte und was ihm solche Sorgen bereitete.

Und obwohl die Zahl seiner Tabletten, die er täglich nehmen musste, nun noch einmal anwuchs, hatte der Patient immer noch seine Schlafprobleme. Er konnte sich auch während der Arbeit nicht konzentrieren, also litt das Unternehmen noch mehr, und das führte dazu, dass sein Vater sehr unzufrieden mit ihm war. Er übertrug nun seine ganze Frustration auf seine Frau, und ihre Beziehung wurde schlechter und schlechter. Er nahm an Gewicht zu, und das machte ihm noch mehr Druck. An diesem Punkt, und weil er sich vollkommen hilflos, deprimiert und voll Angst fühlte, rief er mich an.

Wir setzten uns zu unserem ersten Treffen um sechs Uhr abends zusammen, und als wir aufhörten, war es zehn. Als er einmal anfing zu reden, konnte ich ihn nicht mehr stoppen. Und am Ende der Sitzung schien er erleichtert, weil ihm endlich einmal jemand zugehört hatte.

Als er endlich zum Ende gekommen war, erzählte ich ihm von unserem ganzheitlichen Heilansatz. Der Körper, der Geist und die Seele beeinflussen sich gegenseitig stark, und oft liegt der Unterschied zwischen Gesundheit und Krankheit in dem fein abgestimmten Gleichgewicht zwischen den dreien. Jede Störung, gleich, auf welcher Ebene, ist genug, damit auch in den anderen beiden Bereichen Probleme auftreten. Deshalb beinhaltet unsere Diagnostik, dass wir den geeigneten Punkt finden müssen, wo wir am wirksamsten eingreifen können.

Wenn die ganzheitliche Medizin die eine Achse ist, dann ist die andere Achse entwicklungsorientiert. Wir leben in unserer Zeit, und wir verändern uns ständig. Wie erfolgreich wir uns der Notwendigkeit des Augenblicks anpassen, wie wir uns auf die Vergangenheit und auf die Zukunft beziehen, wird bestimmen, wie wir in der Lage sind, mit der Gegenwart umzugehen.

Ich bat ihn also, sechs Wochen lang im Zentrum zu bleiben, und sagte ihm, seine Frau könne gegen Ende der Behandlung gerne dazukommen. Beide sollten eine Beratung aufsuchen, damit sie ihre Ehe wieder verbessern könnten. Er stimmte zu und wir legten seinen Behandlungsplan fest. Da er überzeugt davon war, dass er ein Herzproblem hatte, ließen wir ihn von einem bekannten Herzspezialisten untersuchen, der mit uns zusammenarbeitet. Nach einem sorgfältigen Check-Up schloss der Arzt die Möglichkeit aus, dass sein Herz nicht richtig arbeite. Ich wollte gern seine Medikamentenabhängigkeit reduzieren, deshalb fragte ich den Kardiologen, ob seine Herzmedikation nach und nach vermindert werden könnte.

Die Behandlung beginnt

In der ersten Behandlungswoche begannen wir mit Atemübungen, Yoga und Meditation. Wir gaben ihm homöopathische Medikamente gegen Bluthochdruck und andere damit zusammenhängende Symptome. Er bekam auch ayurvedische Massagen und naturheilkundliche Anwendungen und wurde auf eine strikte Diät gesetzt.

Ich verbrachte viel Zeit mit ihm, hörte ihm zu und versuchte, seinen Geist, seine Seele und seinen Körper, seine Umwelt und auch die Erbfaktoren zu verstehen, die seinen Lifestyle verursachten, der ihn so aus dem Gleichgewicht gebracht hatte. Außerdem lernte ich seine Verhaltensmuster und seine Ernährungsgewohnheiten kennen, um zu verstehen, warum er diese spezielle körperliche Thematik zum Ausdruck brachte. Ein allopathischer Arzt beschäftigt sich mit demjenigen Körperteil des Patienten, der seiner Aufmerksamkeit bedarf. Er verbringt ein Minimum an Zeit mit ihm, um herauszufinden, welcher Körperteil schlecht funktioniert und Reparatur braucht, und dann macht er Tests und Untersuchungen, bevor er seine Medikamente verschreibt und weitere Untersuchungen ansetzt. Anders als ein ganzheitlicher Heiler fragt er den Patienten: „Was ist geschehen?". Das ist leichter zu messen und zu quantifizieren als die Frage: „Warum geschieht das?"

Fortschritt

Nach drei Behandlungswochen machten wir diagnostische Tests mit dem Patienten und fanden heraus, dass sein Blutdruck auf normale Werte gesunken war. Seine Cholesterinwerte und andere Parameter befanden sich im Rahmen akzeptabler Werte, das Herzrasen hatte aufgehört und er fühlte sich deutlich ruhiger. Am Ende der fünften Woche hatte der Patient nicht nur Gewicht verloren, sondern fühlte sich auch wieder dem Leben gewachsen und hatte seine Gelassenheit wiedergewonnen. Als seine Ehefrau zu uns kam, buchten wir einige Therapiestunden für die beiden und auch für jeden einzelnen. Am Ende der sechs Wochen war er bereit, nach Indonesien zu seinem Leben zurückzukehren und die Herausforderungen dort anzunehmen. Er fühlte sich körperlich verjüngt, wieder frisch im Geist und aufgeladen und seelisch voll mit neuer Energie.

Dieser Fallbericht zeigt klar die Philosophie des ganzheitlichen Heilens – dass man nämlich auf den ganzen Menschen schauen muss, um eine korrekte Diagnose zu stellen. Körperliches Wohlbefinden ist ganz sicher ein Ergebnis geistigen Gleichgewichts. Der Körper hat eine hohe Leidensfähigkeit, aber wenn er über lange Zeit missbraucht wird, dann fängt er an einzubrechen. Wenn wir das einmal erkannt haben, dann können und sollten wir alle Anstrengungen unternehmen, damit die Dinge sich nicht noch weiter verschlechtern. Wir können das Risiko eines hohen Blutdrucks, verstopfter

Arterien, Diabetes und geistiger Störungen vermindern, wenn wir in unsere Lebensführung gemäßigte Ernährungsgewohnheiten und gesunde Praktiken wie Yoga, Atemübungen, Meditation oder andere Entspannungstechniken einbauen, die sogar zu einem Hobby werden können.

Aber lassen Sie uns annehmen, dass Sie Ihr System missbraucht haben, alle anfänglichen Warnzeichen überhört haben und nun fortgeschrittene Krankheitszeichen zeigen. Haben Sie keine Angst – es ist noch nicht alles verloren. Westliche Medizin und Notfallbehandlungen sind für solche Fälle da und dabei auch sehr effektiv. Wenn sie jedoch einmal abgeschlossen sind, dann kann ein ganzheitliches Behandlungskonzept folgen, um neuen Auftrieb zu bekommen. Wir haben die Wahl, uns zu entscheiden, ob wir ein Leben in Mäßigung führen oder ein Fall für die Notfallambulanz werden und dann einem strikten Lebensstil folgen müssen, bei dem wir uns aller Dinge enthalten müssen, die uns Spaß machen.

Schönheit, die für immer bleibt

Es klingt vielleicht wie ein Klischee, aber es liegt eine Menge Wahrheit in dem Sprichwort: „Schön ist der, der Schönes tut." Körperliche Schönheit ist flüchtig. Sie ist dem natürlichen Alterungsprozess und den verheerenden Auswirkungen der Zeit, der Erkrankungen, des Stresses, der Erschöpfung und vieler grausamer Schicksalsschläge unterworfen. Aber ein Gesicht, das Gleichmut und inneren Frieden spiegelt, leuchtet mit Zufriedenheit und Freude und wird immer schön bleiben. Es braucht keinen Schmuck und auch keine Verschönerung, um anziehend zu sein. Ich erinnere mich daran, dass meine Mutter uns sagte, dass ihr Vater nicht an den Wert materieller Güter glaubte. Seiner Tochter eine Mitgift zu geben, die aus Bargeld oder Gold bestand, war undenkbar. Zusammen mit einer Bibel gab er ihr stattdessen einen guten Rat. Und das waren seine Worte: „Erinnere dich daran, dass die Schönheit in deiner Persönlichkeit liegt." Selbst heute noch, im Alter von 77 Jahren, ist meine Mutter immer noch eine schöne Frau.

Die meisten von uns streben danach, „schön auszusehen", aber wir vergessen manchmal, schön zu sein. Die täglichen Anwendungen von Cremes und Lotionen so-

wie die Verfahren kosmetischer Chirurgie wie Gesichts- und andere „Liftings", sind nur vorübergehende Maßnahmen. Wenn Ihr Körper keine geeignete Nahrung erhält, keinen Workout und keine Erholungspausen, wenn dem Geist die rechte Art Anreiz verweigert wird und wenn die Seele keine richtige Führung bekommt, dann werden selbst die teuersten und exklusivsten Therapien Sie nicht schöner machen. Sie können eine lebenslange Schönheit aber durch einen gesunden Lebensstil erreichen. Achten Sie auf Mäßigung in allem und leben Sie nach bestimmten Prinzipien. Dann werden sich die Dinge so entwickeln, wie Sie dies wünschen.

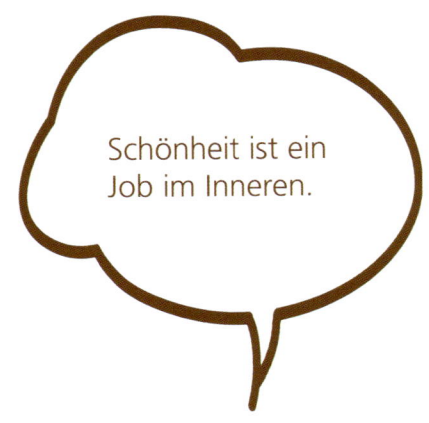

Schönheit ist ein Job im Inneren.

Pallavi Shah, New York
Diagnose: Lungenfibrose

Ich bin Pallavi Shah und ich lebe in New York. Mein Leben ist wirklich in den letzten Jahren sehr hektisch gewesen. Mein Mann erkrankte lange und schwer und starb dann an dieser Krankheit, und es war sehr stressig für mich, mich nach seinem Tod neu zu orientieren, und auch meine Arbeitsbedingungen verlangten ihren Preis. Es begann alles mit einem nervigen Husten, und dann eines Tages hatte ich so eine Enge um die Brust und konnte kaum noch atmen. Mein Arzt glaubte, dass ich Asthma hätte, und verschrieb mir einen Inhalator. Ich benutzte ihn eine Weile, und es schien anfangs besser zu werden. Ich fing auch an, zu einem Fitnesscenter zu gehen und regelmäßig zu trainieren, ein Training, das auch Pilates beinhaltete. Eine Zeitlang fühlte ich mich wirklich wohler.

Dann fuhr ich nach China und war in einem Ressort 3000 Meter über dem Meeresspiegel. Ich bekam ernsthafte Atemschwierigkeiten und war gezwungen, sofort wieder auf Meeresspiegelhöhe herunterzukommen. Das machte mir Sorgen. Ich spürte, ich musste herausfinden, warum dieser Höhenunterschied mir solche akuten Beschwerden verursacht hatte. Ich ließ eine Reihe Untersuchungen machen, und die Ergebnisse zeigten, dass meine Atmung okay war, mein EKG war normal, Lungenkrebs konnte auch ausgeschlossen werden, ebenso Tuberkulose. Dennoch zeigten die Röntgenaufnahmen, dass meine Lungenflügel kleiner waren als bei anderen Menschen. Nach einer Menge Diskussionen und Beratungen bekam ich die Diagnose: Lungenfibrose im Frühstadium.

Die einzige Behandlungsform bestand darin, Cortison zu nehmen. Ich wusste, dass Cortison ernsthafte Nebenwirkungen hat und im Laufe der Zeit zu einer Anzahl von Komplikationen wie Diabetes, Blutdruckanstieg, einer Abnahme der Knochendichte und möglicherweise Herzerkrankungen führen kann. Ich war nicht bereit, das zu riskieren, deshalb entschloss ich mich sofort, Dr. Mathai zu kontaktieren. Ich hatte aus erster Hand den Unterschied bemerkt, den seine ganzheitliche Behandlung für meinen Mann machte, bevor er starb. Er brauchte deshalb gewisse medizinische Prozeduren nicht über sich ergehen zu lassen, als ihm diese verordnet wurden, und war dennoch in relativ guter Verfassung. Wir waren sogar in der Lage gewesen, noch einmal gemeinsam zum Essen zu gehen.

Dr. Mathai erklärte mir, dass der erste Schritt zu meiner Genesung darin bestand, meinen Körper, meinen Geist und meine Seele vollkommen der Methode anzuvertrauen und aus ganzem Herzen den Behandlungsplan zu akzeptieren. Da sie sahen, wie neugierig und eifrig ich war, all das zu erfahren, was mir geschah, beantworteten die Behandler mit wahrer Engelsgeduld alle meine Nachfragen und erklärten mir die Therapien, denen ich mich zu unterziehen hatte. Das beeindruckte mich, denn obwohl sie alte medizinische Behandlungsformen praktizierten, war ihre Haltung sehr modern.

Die wirksamste Eigenschaft dieses Ansatzes besteht darin, dass der Behandlungsplan sprichwörtlich für jeden einzelnen Patienten designt wurde. Besondere Behandlungen wurden für spezielle Zustände eingesetzt, manchmal Massagen, Akupunktur, Yoga, Packungen oder andere Methoden. Im Fall, dass etwas sich als nicht wirkungsvoll herausstellte, konnte man jedenfalls davon ausgehen, dass es auch nebenwirkungsfrei war. Für mich, die ich so an westliche Medizin gewöhnt war, war dies eine Offenbarung.

Die Behandlung beginnt

Als meine Behandlung begann, war ich von der Strenge, die mir auferlegt wurde, sehr eingeschüchtert. Ich fühlte mich wie ein Kind, das in ein Internat geschickt wurde und jetzt die dort geltenden Regeln lernen und anwenden muss. Am ersten Tag musste ich alle Schamgefühle bezüglich meines Körpers aufgeben, als ich mich ihren Anwendungen hingab. Die Therapeuten waren sehr höflich und gut ausgebildet, aber sie waren streng, was meinen Therapieplan anging, der ja speziell auf meine Verfassung und meinen körperlichen Zustand zugeschnitten worden war. Das einzige, was ich bewusst tun konnte, war, die Verbindung zwischen meinem Körper, meinem Geist und meiner Seele anzuerkennen und dann zuzulassen, dass die angeborene Fähigkeit meines Körpers die Heilung übernahm und den Prozess der Heilung steuerte.

Die zwei Behandlungswochen beinhalteten eine Abfolge von Peelings, Massagen und Packungen, Yoga, Walking, und spezielle ayurvedische und homöopathische Medikamente. Ich wurde einer strikten Diät unterworfen und musste Meditation lernen, damit ich meinen Geist kontrollieren lernte. Einige der Behandlungen schienen mir sehr exotisch und unbekannt zu sein. Die meisten von uns kennen ja Ayurveda und Naturheilkunde, wenigstens im Allgemeinen, aber wir wissen in Wirklichkeit nicht, was die individuellen Behandlungen sind und wie sie sich in echte Wirkungen umsetzen.

Was mich wirklich überraschte, war die Tatsache, dass ich dazu gebracht wurde, mich in einer Weise auf meinen Körper zu konzentrieren, wie ich dies normalerweise nie tun würde. Wie die meisten Menschen hatte ich meinen Körper immer als gegeben hingenommen und hatte ihm nie irgendeine besondere Aufmerksamkeit geschenkt. Nun war ich gezwungen, mir Gedanken über Ursachen und Wirkungen zu machen und wie die Behandlungen wohl funktionieren würden.

Ich wusste schon, welche Probleme ich hatte, aber es war interessant zu sehen, wie jede Behandlung einen besonderen Zustand hervorrief und mein gesamtes Wohlbefinden beeinflusste. Als ich mich immer mehr den Behandlungen hingab, grübelte mein hyperaktiver Intellekt über diese neuen Erfahrungen nach und versuchte, ihnen einen Sinn zu verleihen. Eine riesige Menge Fragen formten sich in meinem Kopf und ich ließ sie herausplatzen, sobald sie in meinem Kopf aufkamen. Aber alles, was die Therapeuten dazu sagten, war: „Später. Alle Fragen später, bitte." Überraschenderweise war ich am Ende der Behandlungen dann innerlich ganz ruhig geworden, meine Gedanken waren still und kaum noch vorhanden. Es gab keine Fragen mehr, die ich stellen musste.

Der Behandlungsplan, den ich bekam, zielte darauf ab, die Bedürfnisse meines Körpers besser zu regulieren und ganz nebenbei auch die Rastlosigkeit meiner Gedanken einzudämmen. Die Medikamente, die ich bekam, waren in erster Linie homöopathisch, während die Behandlungen vor allem ayurvedisch waren. In den ersten Tagen, als ich diese Massagen erhielt und die Druckpunkte aktiviert wurden, spürte ich eine deutliche Leichtigkeit im Körper. Es war, als würde ich schweben. Ich fand es rätselhaft, wie etwas, das man auf den Körper anwandte, die inneren Organe dazu bringen konnte, besser zu funktionieren – wie also manche Massagen den Kreislauf anregten, die Verdauung oder andere Körperfunktionen. Das Umsorgtwerden, das ich bei den Packungen, bei den Massagen, den Entspannungstechniken und bei den Meditationsübungen empfand, war zudem eine äußerst angenehme Art und Weise, gesund zu werden.

Schon nach den ersten Tagen erlebte ich Veränderungen in meinem Körper. An diesem Punkt gab es dann eine Veränderung im Ablauf. Ein neuer Behandlungsplan wurde eingeführt, der mich äußerst erschöpft zurückließ. Ich war davor gewarnt worden, und es brauchte einige Behandlungen, damit ich das neue Muster aufnehmen konnte. Ich hatte mich schon gefragt, wie schnell ich anfangen würde, einen Unterschied zu merken und mich besser zu fühlen. Würden die beiden Wochen, die ich für meinen Aufenthalt eingeplant hatte, ausreichend sein, um mein Wohlbefinden ganz wiederzubekommen? Zu meiner großen Überraschung war es tatsächlich möglich. Ich erlebte eine dramatische Veränderung und ein Gefühl des Wohlbefindens in einer so kurzen Zeit. Als ich fragte, wie dies sein könnte, wurde mir gesagt, dass ich einen sehr intensiven und sogar aggressiven Behandlungsplan erhalten hatte. Es war wie bei einem Auto, das aus dem Nichts heraus startet: Mein System erhielt einen regelrechten Schock und sprang dann sozusagen auf eine andere Flugbahn. Die Folgen nahmen immer mehr zu, was bedeutete, dass die volle Wirkung sich erst in einigen Wochen oder sogar einigen Monaten zeigen würde. Mir wurde gesagt, dass ich die positiven Wirkungen weiter spüren würde, nachdem ich das Zentrum verlassen hätte – jedenfalls so lange, wie ich nicht in meine alten Gewohnheiten zurückfiel.

Fortschritt

Ich habe einen ganz konkreten Beweis dafür, dass ich positiv auf die Behandlungen ansprach. Als ich die Therapie begann, waren meine Lungen aufgrund der Fibrose sehr schwach. Die Menschen konnten am Telefon meine Kurzatmigkeit hören und fragten mich oft, ob ich zum Telefon gerannt sei. Ich konnte nicht einmal die kleinste Strecke gehen, ohne anhalten zu müssen und meinen normalen Atemrhythmus wiederzufinden. Inzwischen kann ich drei Kilometer in einem gleichbleibenden Tempo gehen, ich brauche 40 Minuten dazu und atme dabei ohne Probleme. Ich brauche den Inhalator nicht mehr. Die Akupunktur, die Massagen und die anderen Behandlungen haben Wunder in meinen Lungen bewirkt. Als ich nach den Behandlungen meinen Atem messen ließ, hatte sich meine Atemfunktion dramatisch verbessert: von 250 auf 350 in nur zehn Tagen (500 ist der Durchschnitt oder eine gute Atemfunktion). Ich bin sicher, dass es mir weiter besser gehen wird und dass die Wirkungen der Behandlungen sich in den nächsten zwei bis drei Monaten weiter zeigen werden.

Persönlich glaube ich, dass ich gelernt habe, einen einfachen, gutgeordneten Lebensstil wertzuschätzen. Ich habe mich deshalb entschlossen, einige größere Veränderungen in meinem Tagesablauf vorzunehmen. Ich bin ein eher ruheloser Mensch, immer der Zeit hinterher laufend und überfordert davon, dass ich mein Geschäft managen muss. Aber nun werde ich mir Zeit einrichten, um mich wenigstens dann und wann von meinen Anforderungen freizumachen und mich mit der Natur zu verbinden. Vielleicht werde ich täglich eine halbe Stunde Yoga und Pranayama machen. Ich habe meinen Atem bisher als etwas Selbstverständliches genommen und herausgefunden, dass ich gar nicht wusste, wie man richtig atmet. Was die Ernährungsgewohnheiten angeht – früher habe ich oft einfach Mahlzeiten ausgelassen. Nun stelle ich mir den Wecker, um einen Snack zwischen Frühstück und Mittagessen zu essen und das dann auch wirklich zu tun. Ich werde der Versuchung nicht nachgeben, das Falsche zu essen oder größere Portionen zu bestellen. Das ist alles, was meinen Körper betrifft.

Aber was ist mit meinem Denken?

Das Stichwort hier ist Ruhe, das Ziel besteht darin, in ein Gleichgewicht zu kommen. Ich war in der Lage, dies während meiner Behandlungen zu erreichen. Alle Aktivitäten waren darauf ausgerichtet, loszulassen. Aber das ist in einem quirligen Großstadtbüro nicht so leicht zu erreichen. Aber wenn ich zu Hause bin, in meinen eigenen vier Wänden, dann kann ich mir eine Umgebung schaffen, wo Frieden herrscht und Ruhe. Letztlich: Wenn der Geist und der Intellekt in Harmonie sind, dann wird der Körper nur sehr selten einen dissonanten Ton anschlagen.

Das Zeitalter des informierten Patienten

Als meine Mutter mit ihrer Praxis anfing, war sie nicht nur die Ärztin, sondern auch die Vertraute, die Ratgeberin, die Leiterin und Lehrerin für die meisten Menschen in ihrer Gemeinde. Wie sie selbst kannten auch die meisten anderen Hausärzte nicht nur die medizinische Geschichte ihrer Patienten, sondern auch die sozialen, die wirtschaftlichen und die psychologischen Umstände, unter denen sie lebten, und auch die ihrer Familien. Der Patient vertraute dem Arzt sein Leben an, und die beiden teilten eine echte Verbundenheit, die auf Vertrauen basierte. Der Hausarzt hatte Zeit, Geduld und eine gewisse Lebensweisheit. Nicht nur das – die meisten Ärzte glaubten aufgrund ihrer Erfahrung, dass es eine Macht gab, die größer war als ihre und die das Schicksal jedes einzelnen Patienten kontrollierte. Es war vollkommen respektabel und akzeptiert, zu sagen, dass man Gottvertrauen besaß und um Führung betete, wenn man besonders schwere Fälle behandelte. Dieser Glaube wurde dem Patienten übertragen, die ganze Behandlung über. Als Folge davon behandelte der Hausarzt nicht nur den Körper, sondern auch den Geist und die Seele. Es war ganzheitliche Heilung im besten Sinn, aber ohne die sonst dabei gesprochene Fachsprache.

Heute kann uns das Internet Zugang zu Informationen über jedes Thema verschaffen, das es auf der Welt gibt.

Die Menschen gehen online und lesen alles über ihre Erkrankungen, finden die verschiedenen Behandlungsarten heraus, die es gibt, und wählen diejenige aus, die ihnen am besten passt. Ganz sicher ist dies das Zeitalter des informierten Patienten. Es ist aber auch das Zeitalter des zynischen Patienten, der keine Beziehung mehr zu seinem Arzt hat, beziehungsweise keinen echten Hausarzt mehr, dem er vertraut und zu dem er gehen könnte.

Die Menschen aus den privilegierten, gebildeten Klassen haben erkannt, dass das medizinische Fachwissen sich nicht mehr ausschließlich in den Gehirnen von zahllosen medizinischen Fachleuten befindet. Wenn sie sich einmal informiert und sich mit der grundlegenden Diagnose und der dazu nötigen Behandlungsform bewaffnet haben, dann gehen sie los und suchen den besten Arzt auf dem Markt dazu. Dank dieser mündigen Patienten hat die Medizin als Berufszweig ihren „gottgleichen" Status und ihr Ansehen verloren und schlechte Gesundheit wird mehr und mehr als etwas gesehen, dem man sich im Do-it-yourself-Verfahren nähern kann.

Die freie Verfügbarkeit von Informationen hat das Bewusstsein der Menschen über die Möglichkeiten alternativer Behandlungsverfahren wachsen lassen. Ganzheitliche Heilverfahren gewinnen so mehr Boden, weil die Menschen ihre Erfahrungen über die unzureichenden westlichen Medizinrichtungen und die Wirksamkeit traditioneller Medizin und anderer komplementärer Behandlungsformen online miteinander teilen. Nichts wirkt so gut wie ein Augenzeugenbericht und eine Diskussion in einer Betroffenengruppe.

Ein Grund für Menschen, sich desillusioniert über ihre Ärzte zu fühlen, liegt heute im Grad der Überspezialisierung, die in allen Tätigkeitsbereichen zur Norm geworden ist. Ärzte besitzen heutzutage oft ein hochspezialisiertes, aber nur begrenztes Wissen. Sie wissen mehr und mehr über weniger und weniger. Das Ausmaß an Überprüfungen und Begutachtungen hat einen neuen Höhepunkt erreicht, weil die Menschen die dafür notwendige Technologie zur Verfügung haben. Das Element Mensch dagegen wird immer weiter zurückgefahren, und das Element Technik dominiert.

Auch in der Medizin ist es nicht anders: Ärzte berühren ihre Patienten kaum noch bei den Untersuchungen – sie fühlen nur noch selten den Puls oder die Stirn, sie klopfen nur noch wenig den Bauch ab. Stattdessen tendieren sie dazu, sich mehr und mehr auf Tests und Technologien zu verlassen, wenn sie eine Diagnose stellen sollen. Sie haben auch nur wenig Zeit, um mit dem Patienten zu sprechen. Als Folge davon haben die Patienten aufgehört, den Arzt als eine Art Freund, als Philosoph oder Mentor zu betrachten, wie das früher der Fall war. Sie habe auch kein Vertrauen mehr zu ihm, erzählen ihm nicht von ihren inneren Themen, von ihren Ängsten oder Annahmen, weil sie schon wissen, dass eine lange Schlange Wartender draußen steht und sie keine Zeit bekommen.

Ich habe oft bemerkt, dass es einen zunehmenden Trend zur Selbstversorgung mit Medikamenten gibt, und ebenso oft kommen Patienten, die schon genau zu wissen glauben, was nicht mit ihnen stimmt und welche Behandlung sie brauchen. Sie vergessen oder wissen überhaupt nicht mehr, dass ganzheitliche Heilung und die meisten anderen Alternativbehandlungen jeden einzelnen Patienten als ganz einzigartiges Wesen behandeln.

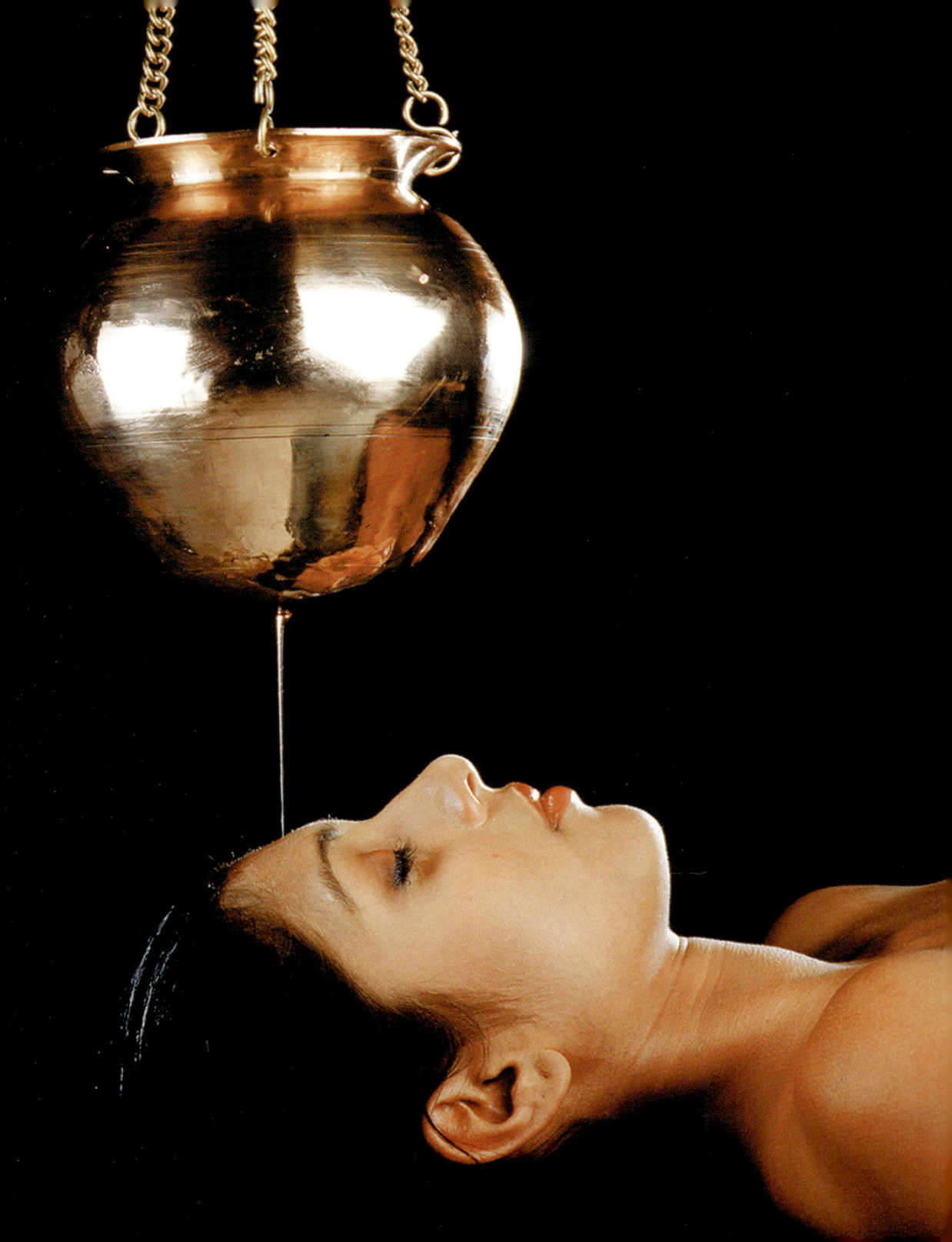

Ärzte berühren ihre Patienten kaum noch bei den Untersuchungen – sie fühlen nur noch selten den Puls oder die Stirn, und sie klopfen nur noch wenig den Bauch ab.

Es gibt keine allgemeingültige Behandlung, die bei jedem angewandt wird. Damit eine Behandlung wirklich effizient sein kann, wäre es am besten, wenn der Patient zwar mit so viel Information wie möglich kommt, aber dem Arzt dennoch mit offenem Geist und vertrauensvoll begegnet. In diesem Szenarium ist es dann nur normal, dass die integrierte und ganzheitliche Medizin zur ersten Wahl für eine medizinische Behandlung wird.

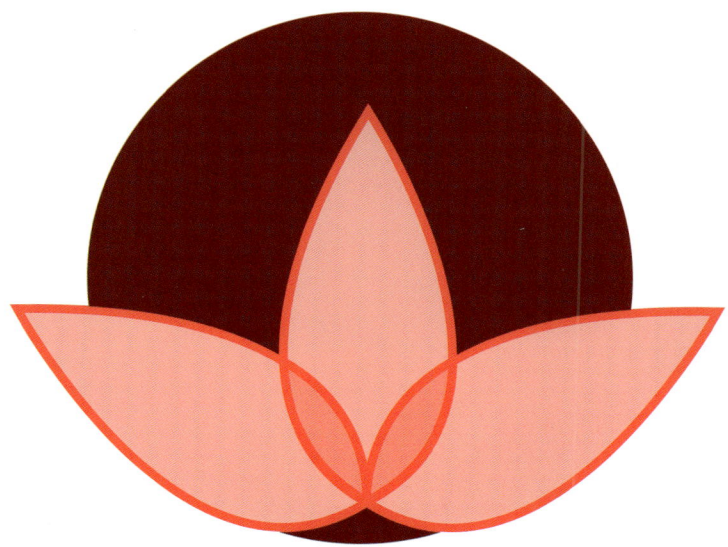

DER CODE ZUR
GANZHEITLICHEN HEILUNG

6.

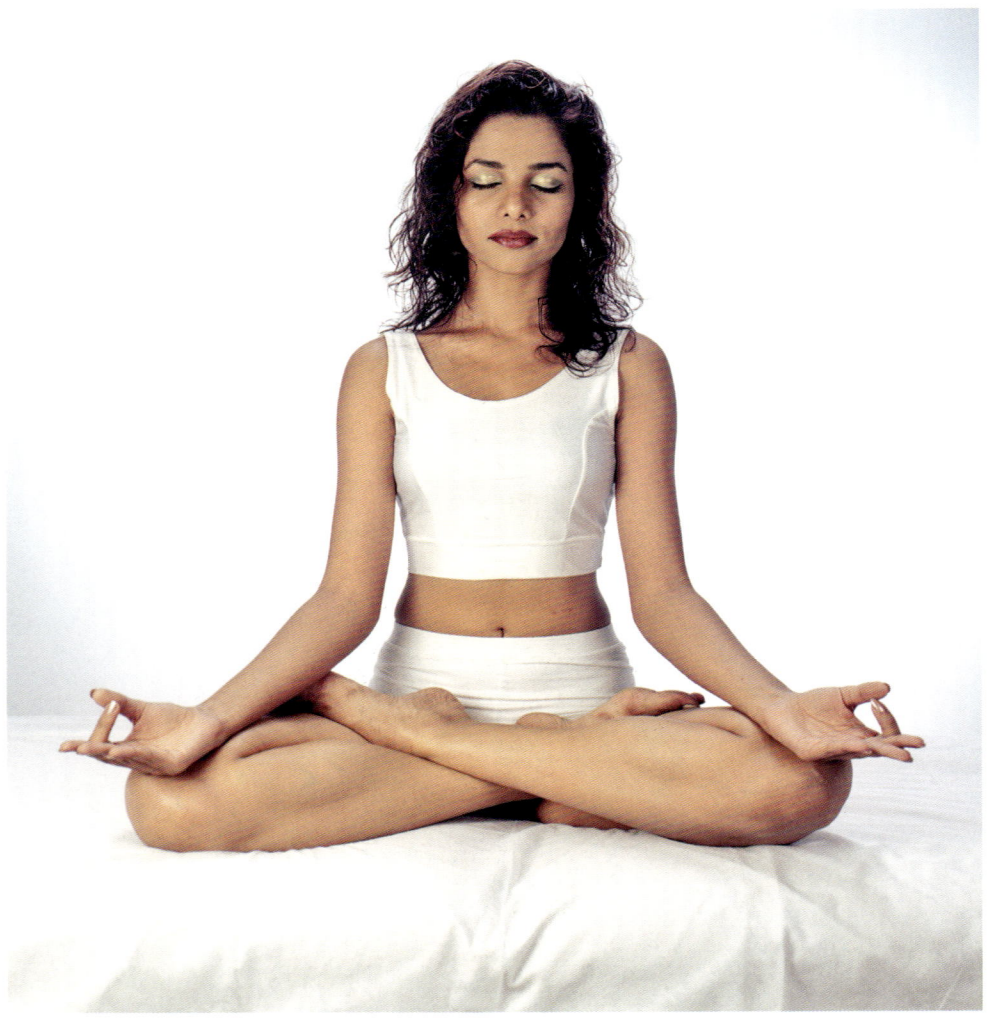

> Viele Ärzte versuchen, verschiedene Heilmethoden miteinander zu verbinden, ohne wirklich die grundlegenden Lehren und Praktiken ganzheitlicher Heilung zu verstehen.

In Indien gibt es viele Ärzte, die an ganzheitliche Heilverfahren glauben, aber sie nicht auf systematische Art und Weise in ihre Behandlung einbeziehen. „Ganzheitliche Heilung" ist zu einem Modewort geworden, und wie viele Dinge, die populär sind, wird sie als ein zusätzlicher Service von einigen Praxen, Krankenhäusern und Kliniken angeboten.

Viele Ärzte versuchen, verschiedene Heilmethoden miteinander zu verbinden, ohne wirklich die grundlegenden Lehren und Praktiken ganzheitlicher Heilung zu verstehen. Und auch der Patient, der sich der langen und ausgefeilten Vorgehensweisen nicht bewusst ist, die ein ganzheitlich arbeitender Arzt mit ihm durchführen muss, könnte diese ganze Prozedur zeitraubend und unnötig finden. Es ist darum wichtig, und zwar nicht nur für behandelnde Ärzte, sondern auch für Patienten, zu wissen, wie eine typische Visite in einem Zentrum für ganzheitliche Gesundheit aussehen würde.

Grundlagen

Wenn ein Patient einen ganzheitlich arbeitenden Arzt anruft, dann geschieht dies entweder, weil er sich nicht länger mit einem chronischen körperlichen Zustand abfinden will oder weil es sich um einen medizinischen Notfall handelt. In den meisten Fällen wird ein Notfall allopathisch behandelt, besonders, wenn der Fall eine Operation erforderlich macht. Aber auch in einem solchen Fall kann die Nachbehandlung mit alternativen Therapieformen geschehen, und oft ist dies auch der Fall.

Ein anderer Typus Anrufer ist derjenige, der das Gefühl hat, dass seine oder ihre allgemeine Gesundheit oder Fitness eine Unterstützung braucht, und der dafür Rat und Hilfe sucht.

Erste Begegnung

Beim ersten Gespräch versuche ich eine vollständige und detaillierte Beschreibung der vorliegenden Diagnose und des

> Bevor ein Patient eine Behandlung bekommt, ist es wichtig, dass er eine klare Vorstellung davon entwickelt, um was es bei der ganzheitlichen Heilung geht.

gegenwärtigen Zustands des Patienten zu erhalten. Auf dieser Grundlage erkläre ich dem Patienten normalerweise, wie mein Zentrum ihm helfen kann, gesund zu werden oder seinen Zustand umzukehren, oder wie man ihn dabei unterstützen kann, dass sein Allgemeinzustand besser wird und sein gesundheitlicher Abbau abnimmt. Wenn der Zustand eines Patienten es erfordert, dass er eine schnelle und unmittelbare Behandlung bekommt, dann empfehle ich vielleicht auch allopathische Medikamente oder andere Behandlungsformen.

Bevor ein Patient eine Behandlung bekommt, ist es wichtig, dass er eine klare Vorstellung davon entwickelt, um was es bei der ganzheitlichen Heilung geht. In unserem Zentrum sagen wir den Patienten, womit sie rechnen können, und betonen dabei die Notwendigkeit, dem Plan zu folgen, der ihnen verschrieben worden ist, ob es sich nun um Therapien, Übungen oder Diätformen handelt.

Mehr als nur Körper

Der nächste Schritt besteht darin, dass wir eine vollständige Fallgeschichte des Patienten aufnehmen. Und zwar nicht nur über den Zustand seines Körpers (also eine Zusammenfassung seiner Symptome), sondern auch von seinem materiellen und emotionalen Umfeld: seinem geistigen Zustand, seinem Temperament, seiner inneren Haltung, seinen Beziehungen, seinen Ängsten, seinen Stressfaktoren, seinen persönlichen und professionellen Glaubensmustern und Wertvorstellungen. Sehr oft kommt eine Menge äußerst wertvoller Information während dieses Gespräches zutage, das beinahe wie eine Beichte ist.

Dann werden ein Zustandsbericht verfasst, und, wenn nötig, weitere Untersuchungen und Nachforschungen vorgeschlagen. Manchmal werden Experten aus unterschiedlichen Disziplinen konsultiert, und dann wird ein Behandlungsplan aufgestellt, der im besten Sinne maßgeschneidert für diesen Patienten ist. Im Allgemeinen werden dabei homöopathische Medikamente verordnet, außerdem ayurvedische Behandlungen, Akupunktur, Hydrotherapie, Yoga, Meditation, Gebet und emotionale und spirituelle Beratung.

Die ganze Zeit über steht der Patient unter Beobachtung und wird von unseren Mitarbeitern unterstützt. Und während die Patienten ermutigt werden, jedes Thema, mit dem sie sich beschäftigen, anzusprechen, werden sie gebeten, auf ernstzunehmende und wiederholte Weise, weiter mitzu-

arbeiten und damit zu den vorrangigen Projektbeteiligten ihres Heilungsprozesses zu werden.

Die Grundlage der Heilung ist Vertrauen. In diesem Ansatz ganzheitlicher Heilung ist es notwendig für den Patienten, dem Arzt und der Heilkraft seines eigenen Körpers zu vertrauen. Wenn einmal dieses Element des Vertrauens und Zutrauens etabliert ist, beginnt der eigentliche Behandlungsprozess.

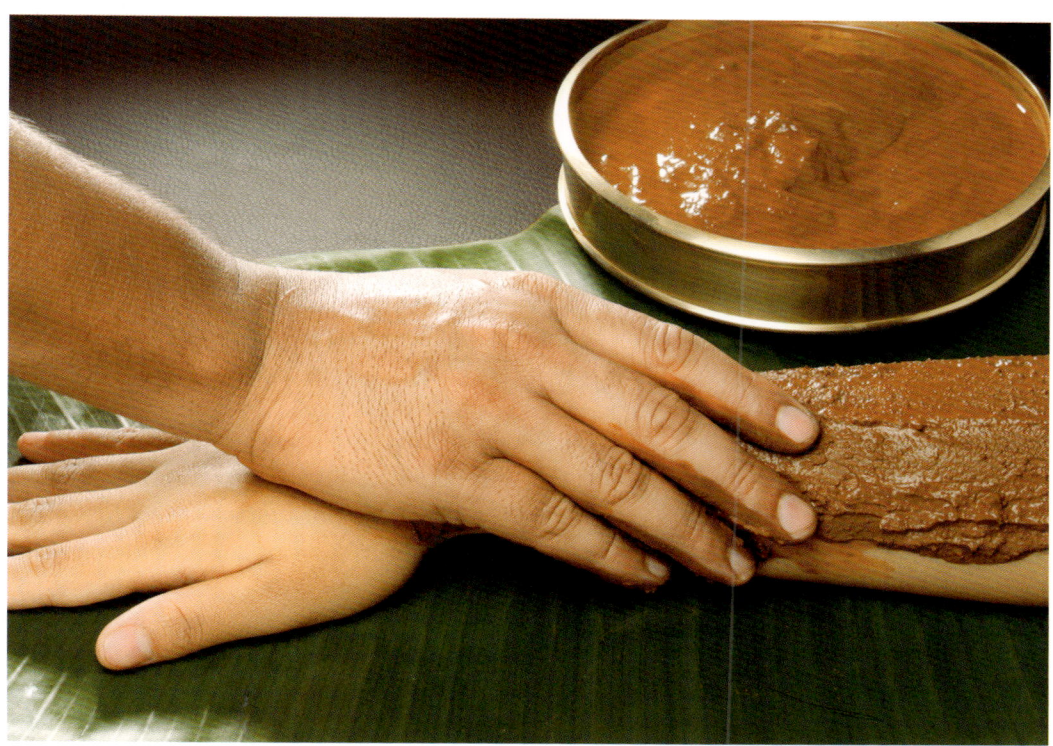

In der Hale-Klinik hatten wir einmal eine Patientin, die eine Spitzenposition in der Weltbank innehatte. Sie kam in die Klinik und verlangte, ausschließlich von Dr. Sharma behandelt zu werden. Dr. Sharma sagte ihr jedoch, dass ich die Fallgeschichte aufnehmen und dann einen Monat lang die Behandlungsaufsicht übernehmen würde. Die Dame fühlte sich sehr beleidigt, aber Dr. Sharma blieb dabei. Trotz ihres Widerstandes sagte er, dass sie einen Monat lang ausschließlich mich aufsuchen und erst danach zwei Wochen lang mit ihm sprechen könne. Es brauchte einen ganzen Monat, ehe diese Dame diese Bedingung annehmen konnte und überhaupt zu einem Gespräch zu mir kam. Obwohl es Dr. Sharma war, der die Medikamente für sie verordnete, glaubte er fest daran, dass der Patient bereit sein müsse zu warten, um den Arzt zu sehen, und nicht andersherum. „Der Patient muss die Heilung wirklich wollen", sagte er. Auch in der christlichen Philosophie wird gesagt, dass Jesus gesagt hat: „Bitte, und dir wird geholfen werden!" Man sollte von ganzem Herzen um etwas bitten und dann vollständiges Vertrauen entwickeln, denn nur dann wird die Heilung wirkungsvoll sein.

Der Arzt heilt ja nicht nur den körperlichen Zustand. Wie Dr. Sharma wusste, musste die Patientin einen Bewusstseinswandel vollziehen, ihre Gedanken und ihre emotionalen Reaktionen verändern und die Wahrnehmung ihres Selbst neu aufbauen, um eine wahre, tiefe Heilung zu erfahren. Nur dann konnte sie wahrhaftig sich selbst erneut in einen Zustand des „Gleichgewichts" im Hinblick auf Körper, Geist und Seele bringen.

Wie es funktioniert

Die Behandlung wird normalerweise in zwei Phasen durchgeführt: einer Kurzzeit- und einer Langzeitphase.

Ganzheitlicher Behandlungsplan		
Kurzzeitplan	Langzeitplan	
	Folgeunter-suchungen	Erhaltungs-phase

Der Kurzzeitplan wird während des Aufenthaltes des Patienten im Zentrum durchgeführt. Die Themen werden dem Patienten erklärt und für die Dauer des Aufenthaltes wird ein realistisches Ziel festgelegt. Während dieses Teiles der Behandlung liegt der Fokus auf den verschiedenen Bereichen ganzheitlicher Behandlungssysteme, die für die besonderen Erfordernisses des Patienten geeignet sind.

Der Langzeitplan beinhaltet die beiden Bereiche Folgeuntersuchungen und Erhaltungsphase. Der Patient selbst entscheidet, wann und wie oft er zu Folgeuntersuchungen in das Zentrum kommen möchte, wenn das nötig sein sollte. Der Patient erhält eine ausführliche Liste der Behandlungen, Therapien und Medikamente, inklusive genauer Dosierungen und Häufigkeiten der Anwendung, die er bekommen hat. Die Weiterführung dieser Anwendungen wird dem Patienten im Hinblick auf seine Möglichkeiten empfohlen. Das grundlegende Ziel besteht darin, den Patienten unabhängig von jeglicher Abhängigkeit von äußeren Quellen zu machen, um ein optimales Gleichgewicht in seinem Leben zu erreichen.

Dies bezieht auch den Lebensstil des Patienten ein, in den er ja nach seiner Behandlung nach Hause zurückkehrt. Methoden werden empfohlen, mit denen der Patient den Anforderungen seines Arbeitsplatzes und seines Zuhauses besser gewachsen ist und die ihm den Übergang aus einer kontrollierten Umgebung wie im Gesundheitszentrum in seine reale Welt erleichtern. Dies wird als Erhaltungsphase bezeichnet.

Es ist wichtig für den Arzt und den Patienten, in diesem Stadium weiterhin in Kontakt zu bleiben, einmal, damit der Arzt den Übergang des Patienten in das heimatliche Umfeld und die Beachtung der Verschreibungen überwachen kann und auch damit er seine weiteren Fortschritte beurteilt. Die Möglichkeit, mit dem Arzt in Krisenmomenten jederzeit sprechen zu können, kann dem Patienten ein Gefühl von Sicherheit geben, und mögliche Lösungen können durchgesprochen werden. Sonst könnte es geschehen, dass der Patient die vorgeschlagenen Abläufe aufgibt und das Vertrauen zu dieser Methode verliert.

Das Herz des Ganzen: Das kardiovaskuläre System

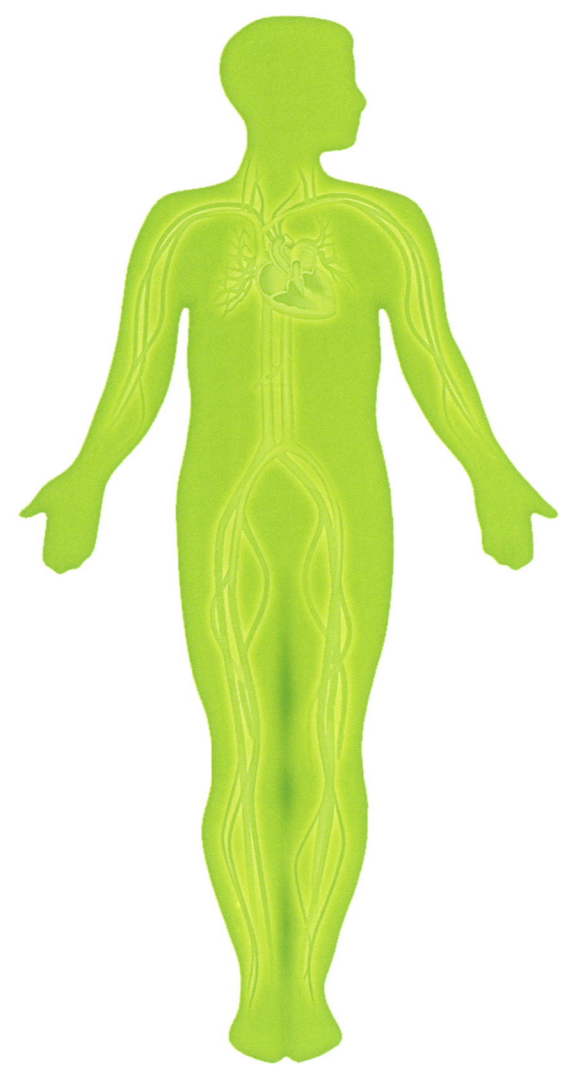

Das kardiovaskuläre System wird manchmal auch als das Herz-Kreislauf-System oder das Blutgefäß-System bezeichnet. Es besteht aus dem Herzen, das eine muskuläre Pumpstation ist, und einem geschlossenen System von Gefäßen, das wiederum aus Arterien, Venen und Kapillaren besteht.

Das Blut, das im Kreislaufsystem enthalten ist, wird vom Herzen in einen geschlossenen Kreis oder Kreislauf von Gefäßen gepumpt, sodass es wieder und wieder diese verschiedenen „Kreisläufe" des Körpers passiert.

Kardiovaskuläres Funktionssystem	Funktion	Störung
Herz	Das Herz ist verantwortlich dafür, das Blut durch rhythmische und wiederholte Kontraktionen durch die Blutgefäße zu pumpen.	Cholesterinablagerungen in den inneren Arterienwänden verursachen Blockaden und vermindern oder unterbrechen den Fluss des Blutes, wodurch es zu Herzinfarkten kommen kann.
Verstopfung oder Durchfall	Der Herzmuskel, der ein unwillkürlich arbeitendes Gewebe ist, kommt nur in diesem Organ vor.	Geringe Sauerstoffversorgung in lebenswichtigen Organen führt zum Zelltod.
	Das Herz schlägt im Durchschnitt 72-mal pro Minute, was bedeutet, 2,5 Milliarden Mal während eines ganzen Lebens.	Eine Herzmuskelschwächung kann zu unzureichendem Blutausstoß führen.

FALLSTUDIE

Als dieser Patient zu mir kam, war er in einem ziemlich schlimmen Zustand – sowohl körperlich wie auch geistig und seelisch. Er war 52 Jahre alt und hatte schon mehrere Operationen und medizinische Behandlungen hinter sich, doch sein Zustand innerer Unruhe hatte sich nicht verändert. Wie gewöhnlich nahmen wir seine vollständige Krankengeschichte auf.

SYMPTOME

- Diabetes und Bluthochdruck, den er schon seit seinem 30. Lebensjahr hatte, und der seither medizinisch behandelt wurde.
- Extremer Stress am Arbeitsplatz
- Schlecht funktionierendes Nierensystem, diagnostiziert im Jahr 2000, was einen alarmierenden Anstieg seines Kreatinin-Wertes in seinem Blut verursachte. Er bekam daher sechs Monate lang eine Dialyse (Blutwäsche).
- Bekam in 2001 eine erfolgreiche Nierentransplantation, aber während der Allgemeinuntersuchung vor der Transplantation entdeckten die Ärzte Herzgeräusche.
- Das Angiogramm zeigte eine Blockade der Arterien, die eine Operation (Stents) notwendig machte.
- Nach einer kardiologischen und neurologischen Untersuchung wurde er auf Medikamente zur Blutdruckkontrolle gesetzt.
- Im Jahr 2003 wurde eine weitere Blockade festgestellt und ein weiterer Stent eingesetzt.
- Im Jahr 2004 begann er unter Atemnot und Müdigkeit selbst nach einem kurzen Spaziergang zu leiden.
- Ein Angiogramm wurde erstellt, eine weitere Blockade entdeckt und eine Ballondilatation (Gefäßdehnung mit einem Ballon) durchgeführt, um die Blockade zu beheben. Zu dieser Zeit befolgte der Patient einen relativ disziplinierten Lebensstil.

Aber im Jahr 2005 ergaben sich einige größere Veränderungen in seinem Leben: Er war wegen Arbeitsveränderungen unter immensem Stress und hatte Finanzsorgen. Er hörte auf, sich regelmäßig zu bewegen, aß nicht mehr regelmäßig und auch ohne Achtsamkeit und die Schwierigkeiten begannen. Sein Blutzuckerwert stieg an und im Juli 2005 bemerkte er erneut diese Kurzatmigkeit und Müdigkeit. Dieses Mal zeigte sein Angiogramm eine vollständige Blockade der drei Hauptarterien. Am folgenden Morgen erlitt er einen schweren Herzanfall. Eine Woche später bekam er eine große Bypass-Operation, aber drei Tage danach hatte er einen neuen Herzanfall. Die Gründe für diesen Herzanfall waren unbekannt.

Einige Monate nach seiner Bypass-Operation spürte er diese Kurzatmigkeit, sogar, wenn er im Bett lag. Er spürte Schleim in seinem Hals und auch eine Schwellung in seinem Bein. Der Kardiologe diagnostizierte ein kongestives Herzversagen.

Ein Laufband-Test wurde durchgeführt, ein EKG wurde genommen, die Blutdruck-Medikation wurde verändert und er wurde auf Diuretika gesetzt.

Nicht nur sein Körper war vollkommen in Unordnung, sondern sein mentaler Zustand war niederschmetternd. Er hatte jedes Zutrauen zu sich verloren und war deprimiert, weil die Menschen ihm sagten, dass er sich nicht mehr erholen würde. Als er sich im Internet über Herzversagen informierte, machte ihn das noch nervöser, denn es schien zu bestätigen, was die Menschen ihm gesagt hatten, nämlich dass kongestives Herzversagen nicht vollständig geheilt werden konnte.

Was noch zu seinen Sorgen hinzukam, war, dass er unter den Nebenwirkungen des Eingriffes litt: Er hatte Säurereflux und Sodbrennen. Um das zu bekämpfen, hatte er begonnen, Magen- und Verdauungstabletten zu nehmen. Und obwohl sein Blutdruck durch die Medikamente kontrolliert wurde und sein Cholesterinwert im Normbereich lag, konnte er nicht schlafen, deshalb nahm er regelmäßig Schlaftabletten. Trotz dieser Tabletten schlief er unruhig, und sein Schlaf war überschattet von schlechten Träumen, an die er sich morgens nicht mehr erinnern konnte. Er litt unter Hautverfärbungen, einer Blockierung der Nasenatmung, hatte Schmerzen im Nacken, in seinen Schultern und seinem Rücken und ein überwältigendes Gefühl von Teilnahmslosigkeit.

Er hatte sich beinahe aufgegeben und glaubte kaum noch daran, dass es ihm je besser gehen würde. Er war eigentlich mit sich durch und entschloss sich, einen letzten Versuch zu machen und ins Soukya zu kommen. Er suchte nach einem medizinisch-orientierten Zentrum und nicht nach einem Wellnessort, da er Ayurveda schon einmal früher ausprobiert hatte, aber seine Erfahrung mit den Behandlungen, die in einem Hotel stattfanden, waren nicht angenehm gewesen. Schon nach zwei Tagen hatte er sie abgebrochen.

Was er jetzt wollte, war Hilfe für seinen körperlichen Zustand, ein Ort, an dem er sich ausruhen konnte, und eine Möglichkeit, das Ausmaß an Stress in seinem Leben zu vermindern. Er war nicht gekommen, um den Zustand seines Herzens zu verbessern.

ERSTGESPRÄCH

Als ich mir die Krankengeschichte des Patienten sorgfältig ansah, fiel mir auf, dass er alle Symptome zeigte, die bei Problemen mit dem Herzen vorkommen, das unter extremem Stress steht.

Deshalb fragte ich ihn im Verlauf unseres Gespräches, was es denn war, das ihn so aufbrachte? Warum war er so beunruhigt? Seine Reaktion zeigte mir, dass ich genau richtig lag. Er fing an, mir von seiner Ehe zu erzählen. Der Onkel seiner Ehefrau, ein herausragendes Mitglied seiner Familie und ein gesellschaftlich hochgeachteter Mann, war von Anfang an nicht mit ihm einverstanden gewesen. Er wurde bei gesellschaftlichen Treffen und bei Familienfeiern komplett ignoriert und von dem Onkel bei jeder sich bietenden Gelegenheit geringschätzig behandelt. Auf diese Weise wurden das Selbstbewusstsein und das Selbstvertrauen meines Patienten nach und nach untergraben, was zu einer Depression führte.

Während dieser Phase seines Zustandes zeigte ein Test, der den Ausstoßfaktor des Herzens maß (also denjenigen Prozentsatz, mit dem das Herz pumpt) einen Messwert von nur 35 Prozent. Nach amerikanischen Standards war er damit arbeitsunfähig. Also musste er gar nicht mehr arbeiten,

wenn er nicht wollte. Vielleicht gab es aber einen anderen Grund, weshalb er sich so auf seine Krankheit konzentrierte.

Ganz offensichtlich hatte er Narben, und diese Wunden beeinflussten auch seine Gefühle. Sie verletzten einen ganz besonderen Körperteil – sein Herz. Die Frage, die ich ihm intuitiv gestellt hatte, berührten einen empfindlichen Nerv.

Als er einmal seinen tief liegenden Kummer mit mir geteilt hatte, gab ich ihm fünf Minuten Zeit, um sich wieder zu fassen, und sagte ihm dann, dass er, um auf der körperlichen Ebene geheilt zu werden, lernen musste, zu vergeben, loszulassen. Seine Gedanken und Gefühle zu heilen war ausschlaggebend für den Schmerz in seinem Herzen, der so nicht geheilt werden konnte. Ich wies daraufhin, dass er vielleicht ein Neuling gewesen war, als er heiratete, ein Neuling, der gerade seine Karriere begann, aber dass er inzwischen seine Frau und seine Familie gut versorgen konnte und sogar sehr erfolgreich war. Er sollte einmal diese alten Gedankenmuster aufgeben, dass er nichts wert sei, dass er übersensibel auf Bemerkungen der Menschen reagierte und Spitzen und Beleidigungen hörte, wo diese vielleicht gar nicht da waren, während er ganz vergaß, was er inzwischen erreicht hatte. Ich riet ihm, nun stattdessen ernsthaft zu versuchen, positiv über sich selbst zu denken.

BEHANDLUNGSEMPFEHLUNG

Als wir über den Behandlungsplan sprachen, war uns klar, dass wir nicht wirklich viel für den Zustand seines Herzens tun konnten, aber dass wir versuchen konnten, seinen körperlichen Allgemeinzustand und seinen geistigen und mentalen Zustand zu verbessern. Wenn es uns gelang, den Stress von seinem Herzen und anderen Organen zu nehmen und sein System zu verjüngen und zu stärken, dann würde er sich schon viel besser fühlen. Also fingen wir damit an, ihm eine körperliche Entgiftung und ein Verjüngungsprogramm zu verordnen, die das Schlüsselelement seines Falles darstellen sollten. Zusätzlich bekam er homöopathische und ayurvedische Medikamente und einige ayurvedische Behandlungen, um die Toxine aus seinem Körper zu leiten, die seinen Körper und seinen Geist negativ beeinflussten. Aber was noch wichtiger war – er brauchte einen intensiven Kurs in Meditation, Yoga und Pranayama. Wir schlugen ihm außerdem vor, dass er Zeit zur Kommunikation mit der Natur verbringen sollte.

BEHANDLUNGSERFOLG

Während er im Zentrum war, verbrachte der Patient eine Menge Zeit im Freien und ging beispielsweise im Garten spazieren. Eines Tages merkten wir, dass er verschwunden war. Er war nirgends zu sehen – weder in seinem Zimmer noch irgendwo auf dem Gelände. Nach beinahe zweieinhalb Stunden kam er zurück. Als wir ihn fragten, wo er denn gewesen sei, sagte er uns, dass er einen Vogel beobachtet und sich so darin verloren habe, dass er jede Zeit vergaß. Dieses Erlebnis war wie eine Meditation gewesen – er war vollkommen im Jetzt aufgegangen. Als er uns verließ, gab er zu, dass es vor allem die Zeit gewesen war, die er in der Natur verbrachte, die ihn wirklich heilte.

Als der Patient ein Jahr später zurückkam, um sich erneut vorzustellen, waren wir überaus froh, die Veränderung zu sehen, die sich in ihm vollzogen hatte. Er hatte zugenommen und es gab keine äußeren Anzeichen von Schlaflosigkeit mehr, er sah viel entspannter aus und lächelte sogar. Er sagte, dass seine Arbeitsunfähigkeit bedeutete, dass er aus dem Hamsterrad ausgestiegen war, und so war ein wichtiger Stressfaktor weggefallen. Und eine medizinische Routine-Untersuchung ergab, dass sein Blutzucker unter Kontrolle war und, da sein Säure-Reflux viel besser geworden war, waren auch seine Magenschmerzen verschwunden. Die Nierenfunktionstests hatten normale Werte ergeben, das Lipid-Profil war in Ordnung, und deshalb konnten seine Betablocker reduziert werden. Aber was das Beste war: Seine Herztests zeigten, dass der Ausstoßfaktor seines Herzens nun auf 52 Prozent gestiegen war.

Dies war ein klassischer Fall eines Körpers, der auf den Bewusstseins- und Geisteszustand reagiert. Als der Patient einmal mit seinen Gefühlen im Einklang war, reagierte sein Körper unmittelbar auf unsere Interventionen und beschleunigte den Heilprozess. Der ganzheitliche Ansatz hatte sich als wirkungsvoller für den physischen Körper herausgestellt, denn er bezog die Harmonie von Körper, Geist und Seele ein und versuchte, die Ursache der Störung auf allen Ebenen anzugehen.

Häufige Erkrankungen des Herz-Kreislauf-Systems

Krankheits-bezeichnung	Bluthochdruck	
Beschreibung	Bluthochdruck (Hypertension) ist ein Zustand, in dem der Blutdruck chronisch erhöht ist. Man unterscheidet zwischen primärem Bluthochdruck, der weiter verbreitet ist und keine identifizierbare Ursache hat, und sekundärem Bluthochdruck, der sehr selten ist und der oft infolge einer anderen Erkrankung oder einer Behandlung auftritt.	
Diagnosemethoden	Blutdruckmessgerät, um den Blutdruck zu messen; Bluttests, insbesondere die Blutfettwerte und die Kreatininwerte, EKG	
Frühsymptome	**Behandlungsform**	**Behandlungen**
Kopfschmerzen		
Augenprobleme	Naturheilkunde	Natriumverminderung und hohe Kaliumaufnahme, Nierenpackungen, Traumapackungen, kalte Fußbäder
Schwindel	Ayurveda	Gewichtsreduktion, wenn übergewichtig, Medikamente, Abhyanga, Virechanam (Reinigung)
		Diät und Lifestyle-Veränderungen: eine Diät mit hohen Ballaststoffwerten, niedrigem Salzgehalt und wenig scharfen Gewürzen.
	Yoga	Langer, tiefer Atem, wechselseitiges Nasenlochatmen
	Homöopathie	Präparate wie Belladonna, Arnica, Gelsemium, je nach Typus des Patienten
		Urtinkturen wie Rauwolfia und Crataegus

Krankheitsphase	Behandlungsform	Behandlung
Morgendlicher Kopfschmerz	Naturheilkunde	Stressverminderung durch tiefes Atmen und Meditation, Brustwickel, Nierenwickel
Tinnitus	Yoga	Makarasana, Savasana, Yoganidra, Pranayama wie Bramari
Schwellung der Sehnervenscheibe	Ayurveda	Panchakarma-Behandlungen wie Vasti, Virechanam und Sirodhara
		Dhara Therapie
	Homöopathie	Behandlung mit Konstitutionsmitteln nach Konsultation eines erfahrenen Homöopathen

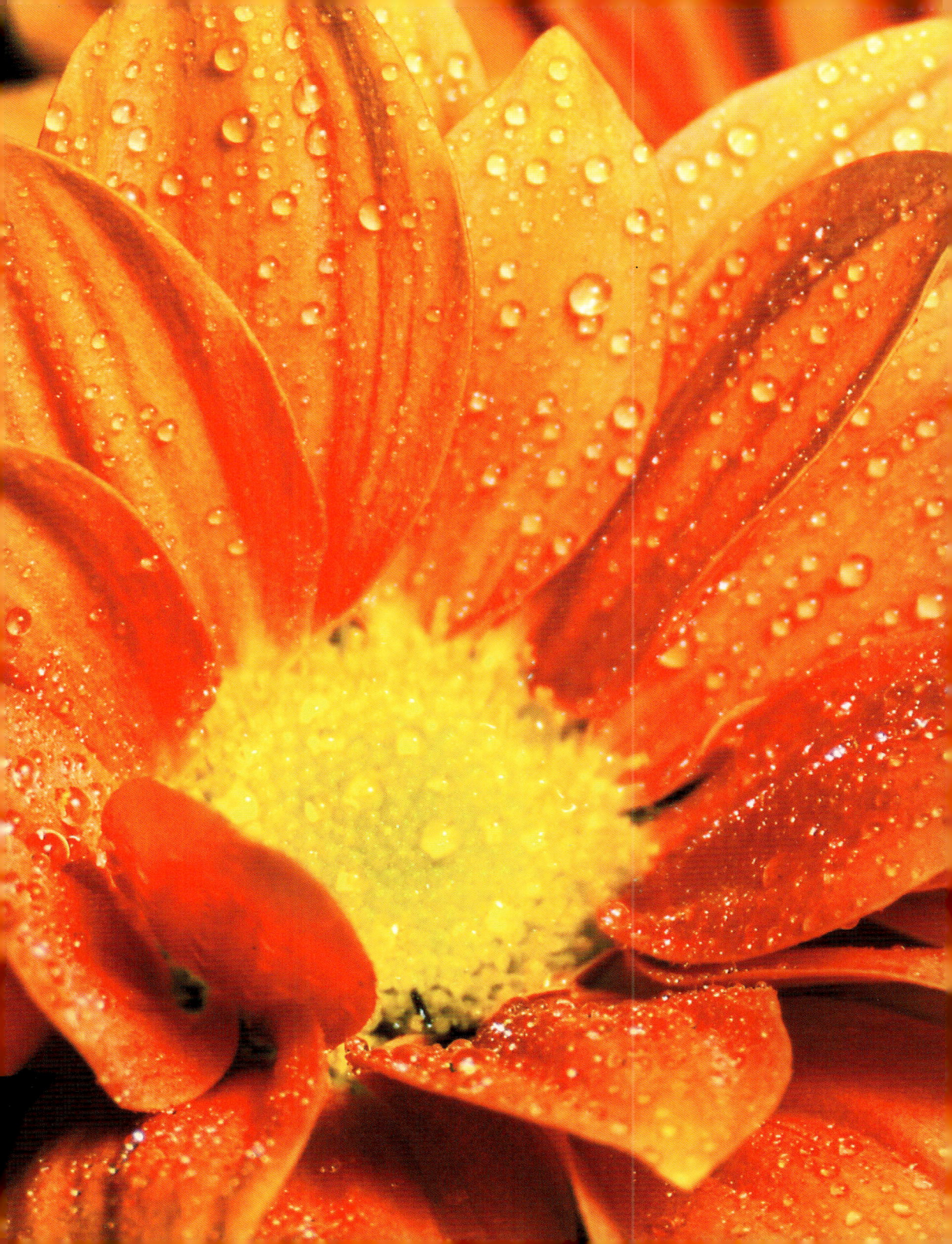

Krankheitsbezeichnung	Angina Pectoris	
Beschreibung	Angina Pectoris ist ein akuter Schmerz oder ein akutes Unwohlsein, das aufgrund einer Arterienverengung oder einer unzureichenden Blutversorgung des Herzmuskels entsteht.	
Diagnosemethoden	CT, EKG, Belastungs-EKG	
Frühsymptome	**Behandlungsform**	**Behandlungen**
Brennen, Druck oder Enge in der Brust	Naturheilkunde	Viele Früchte, Gemüse und unbehandelte Getreide essen. Leichte Dehnübungen Brustwickel, Rumpfwickel und Wirbelsäulenwickel
Schwäche	Ayurveda	Amla Rasa, dazu Steinsalz-, Arjuna-Zubereitungen, Virechanam
	Homöopathie	Medikamente wie Cactus, Calcarea ars., Aurum met.
Brustschmerz, der in Arme, Schultern und Kiefer ausstrahlt	Naturheilkunde	Akupunktur
Kurzatmigkeit		
Schwitzen	Ayurveda	Guggulu hilft bei der Verminderung von Cholesterin und wirkt dadurch langfristig auch auf Angina Pectoris
Fatigue, Erschöpfung		
Schmerzen in Ruhe oder bei sehr geringer Bewegung	Homöopathie	Konstitutionsmittel nach Beratung durch einen erfahrenen Therapeuten

Was man tun und was man lassen sollte	
Ernährung	• Nahrungsmittel mit niedrigem Gehalt an gesättigten Fettsäuren wählen, besonders bei tierischem Fett oder Margarine • Ballaststoffreiche Nahrungsmittel wählen, wie Früchte, Gemüse oder Getreide • Olivenöl, Meeresfrüchte, Nüsse und Samen
Sport, Fitness	• Gemäßigte körperliche Bewegung ist gut für das Herz • Für alle Herz-Kreislauf-Erkrankungen: Wenn Übergewicht vorhanden ist, dann ist eine Gewichtsreduktion empfehlenswert
Schlaf	• 7-8 Stunden Schlaf sind empfehlenswert
Innere Einstellung	• Vermeiden Sie Aktivitäten, die Ihren Geist stressen • Vermeiden Sie Stress, sorgen Sie für Ausgleich • Tiefes Atmen, Training zur Konfliktreduktion, Yoganidra
Spiritualität und Glauben	• Affirmationen • In den Körper spüren, auf den Körper hören • Psychologische Beratung, um die Wurzeln der negativen Gedanken zu finden, die die körperlichen Probleme verursachen • Gebete und andere spirituelle und glaubensbezogene Praktiken
Zu Hause	• Achten Sie auf gesunde Familien- und Arbeitsbeziehungen • Richten Sie einen regelmäßigen und gesunden Tagesablauf ein • Achten Sie auf ein staubfreies und ungiftiges Umfeld
Arbeitsplatz	• Vermindern Sie Stress bei der Arbeit • Rauchen Sie nicht, auch nicht passiv • Keine fetthaltige Kantinennahrung • Kein ausschließlich sitzender Lebensstil

FALLGESCHICHTE

Ein 33-jähriger Mann aus einer begüterten Kaufmannsfamilie, gebildet und mit einer tief religiösen Einstellung, kam ins Soukya mit zahlreichen Symptomen ernstlicher Herzprobleme.

SYMPTOME

- *Akuter Schmerzzustand im oberen Rücken, unteren Rücken, in der linken Schulter, in der linken Hüfte und in beiden Beinen.*
- *Bluthochdruck und Herzrasen, für die er Medikamente (Betablocker) verschrieben bekommen hatte.*
- *Panikattacken und emotionale Unruhe, für die er ebenfalls Medikamente bekam.*
- *Schnelle Gewichtszunahme.*

ERSTGESPRÄCH

Wie gewöhnlich machten wir eine Frage-und-Antwort-Sitzung, in der er beichtete, dass er unter enormem Arbeitsstress stand und Angst hatte, nicht genug zu leisten. Dies waren die wichtigsten Hintergrundfaktoren für seine schlechte Gesundheit. Er berichtete, dass er in die Firma seines Va-

ters eingetreten war, aber da er ein Neuling war, hatte er einige schlechte Entscheidungen getroffen, die dazu geführt hatten, dass die Firma immense Verluste erlitt. Als Folge davon kam es zu Streitereien mit seinem Vater, die wiederum sein Selbstvertrauen untergruben und in ihm einen Minderwertigkeitskomplex verursachten. Er war an einem Punkt angekommen, wo er sogar Angst davor hatte, ins Büro zu gehen. Er war überaus reizbar geworden, verlor schnell die emotionale Kontrolle über sich und war ungeduldig und leicht aufbrausend auch seiner Frau gegenüber. Das führte dazu, dass die beiden ständig aufeinander herumhackten. Und nun hatten sie auch noch weitere Sorgen: Ihre zweijährige Tochter sprach immer noch nicht, ein Fall von Entwicklungsverzögerung.

Nachdem ich mit ihm seine Fallgeschichte durchgegangen war und sie mit ihm besprochen hatte, schlug ich vor, dass er unseren Kardiologen aufsuchen sollte, auch wenn er schon in London und Singapur gewesen war und dort Untersuchungen stattgefunden hatten. Eine Folge von Tests wurden gemacht, die aber nichts Ernsthaftes ergaben. Man schloss daraus, dass sein Zustand eher psychosomatisch und stressbedingt als rein körperlich war. Ein großer Teil seiner körperlichen Schmerzen war durch den Stress bedingt, ein finan-

zielles Desaster verursacht zu haben und nun noch mehr leisten zu müssen, was ihm Angst machte. Dies ausschließlich mit angstlösenden Mitteln zu behandeln, würde in diesem Fall wohl nicht helfen.

BEHANDLUNGSVORSCHLAG

Wir planten für ihn ein vollständiges Entgiftungsprogramm für den Körper, das homöopathische Medikamente – sowohl innerliche wie auch äußerliche – einschloss, sowie ayurvedische Medikamente, Yoga, Walken, regelmäßige Gymnastik und Meditation. Auch ein spezieller Diätplan wurde für ihn aufgestellt. Später, so schlugen wir vor, sollte auch seine Frau dazukommen und mit ihm zu Beratungssitzungen gehen. Wir sagten ihm, wir könnten auch für seine Tochter einen Behandlungsplan entwerfen.

WIRKUNG DER BEHANDLUNGEN

In den fünf Wochen, in denen der Patient bei uns war, hatte er deutlich an Gewicht verloren. Seine Rückenschmerzen waren beinahe verschwunden, und deshalb fühlte er sich viel beweglicher. Natürlich waren auch seine Unruhemesswerte zurückgegangen, und er spürte mehr Selbstvertrauen und glaubte, sich mit seiner Arbeits- und

Familiensituation nun besser konfrontieren zu können.
Er war deutlich glücklicher geworden.

Während der folgenden Monate informierte er uns, dass er sich endlich in der Firma etabliert hatte und auch wieder eine gute Bindung zu seiner Familie herstellen konnte. Ein Jahr später kam er erneut zu einer Folgebehandlung zu uns. Diesmal ging es darum, dass wir uns um die restliche Unruhe und Ängstlichkeit kümmerten und gleichzeitig seine Disziplin verstärkten, um einen ausgeglichenen Lebensstil führen zu können, obwohl er schon bei guter Gesundheit war. Wir schlugen ihm vor, dass es für einen Menschen mit seinem Temperament am besten sei, wenn er jedes Jahr zu einer zweiwöchigen Auffrischungskur zu uns käme, weil ihn dies in die Lage versetzen würde, mit voller Leistung zu arbeiten.

Aus den oben genannten Beispielen wird ganz deutlich, dass ein Mensch, der in seinem oder ihrem Leben irgendeine Art Trauma erlitten hat, seelische Narben davonträgt. Und diese Erlebnisse bleiben emotional in ihm und lassen ihn verstört, unruhig und entmutigt zurück. All dies hat auch körperlich seinen Preis.

Die meisten Menschen empfehlen an dieser Stelle eine Behandlung vor allem mit Psychopharmaka oder allopathischen Mitteln. Aber diese Drogen heilen nicht das Problem, sondern sie kontrollieren es nur oder unterdrücken die Symptome. Westliche Medizinmodelle tendieren dazu, die Ursachen der Probleme zu ignorieren, weil sie einen anders gelagerten Fokus haben. Als Folge dieses nur Teile berücksichtigenden Ansatzes kann es sein, dass der Patient vorübergehend eine Erleichterung erfährt, jedenfalls so lange, wie er die Medikamente nimmt. Aber im Laufe der Zeit kommt es zu einer graduellen Verschlechterung des körperlichen Zustandes, die vielleicht sogar dazu führt, dass die Erkrankung des Patienten sich verschlimmert. In diesem Stadium könnte es schwer werden, dies umzukehren und die Krankheit zu behandeln.

Wir können nicht genug die gefährlichen Folgen betonen, die entstehen, wenn man zu alten Gewohnheiten zurückkehrt: zu viel Alkohol zu trinken, zu lange täglich zu arbeiten, zu wenig zu schlafen oder unregelmäßig und ungesund zu essen. Wenn Sie eine Tendenz zu Herzproblemen haben, dann kann ein regelmäßiger, gesunder Lebensstil andererseits für sich genommen dafür sorgen, dass Sie gesund bleiben.

Das Verdauungssystem

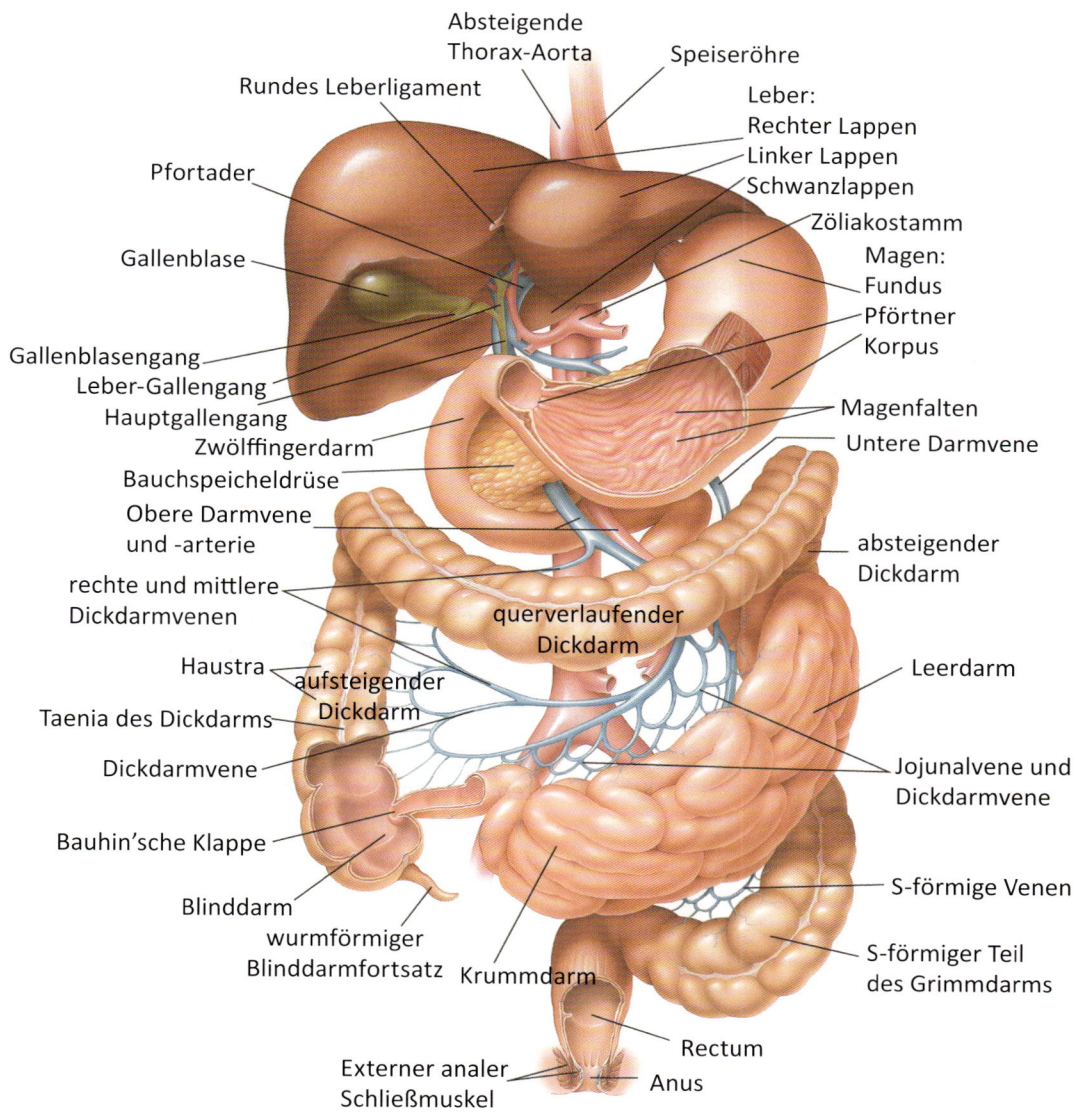

Absteigende Thorax-Aorta

Speiseröhre

Rundes Leberligament

Leber:
Rechter Lappen
Linker Lappen
Schwanzlappen

Pfortader

Zöliakostamm

Gallenblase

Magen:
Fundus
Pförtner
Korpus

Gallenblasengang

Magenfalten

Leber-Gallengang

Untere Darmvene

Hauptgallengang

Zwölffingerdarm

Bauchspeicheldrüse

absteigender Dickdarm

Obere Darmvene und -arterie

rechte und mittlere Dickdarmvenen

querverlaufender Dickdarm

Haustra

Leerdarm

aufsteigender Dickdarm

Taenia des Dickdarms

Dickdarmvene

Jojunalvene und Dickdarmvene

Bauhin'sche Klappe

S-förmige Venen

Blinddarm

S-förmiger Teil des Grimmdarms

wurmförmiger Blinddarmfortsatz

Krummdarm

Externer analer Schließmuskel

Rectum

Anus

Das menschliche Verdauungssystem ist eine komplexe Abfolge von Organen und Drüsen, die die Nahrung verarbeiten. Die meisten Organe haben eine schlauchähnliche Form, durch die die Nahrung zum Magen hin und vom Magen weg weiter in die Verdauungsorgane transportiert wird.

Damit er das, was wir essen, auch gut auswerten kann, muss unser Körper die Nahrung in kleinere Moleküle aufspalten, die er dann weiterverarbeiten kann. Außerdem muss er auch die Abfallprodukte wieder ausscheiden.

Der Verdauungsprozess beginnt im Mund, geht dann in der Speiseröhre weiter und gelangt von dort in den Magen und in den Darmbereich. Verdaute Nahrung wird im Dickdarm gespeichert, ehe sie durch den Anus abgeführt wird. Dieser Prozess unterstützt die Umwandlung der Nahrung in Energie, die der Körper braucht, um gut zu funktionieren. Irgendein Problem an irgendeiner Stelle kann zu ernstlichen Schäden des gesamten Körpers und auch des Geistes führen. Was wir nämlich essen, hat einen großen Einfluss auf das, was wir denken, und umgekehrt hat unser Geistes-

zustand auch Einfluss auf die Wahl unserer Nahrung. Essstörungen zeigen sich also im physischen Körper, werden aber vom Geist verursacht. Deshalb muss man beide in ein Gleichgewicht bringen.

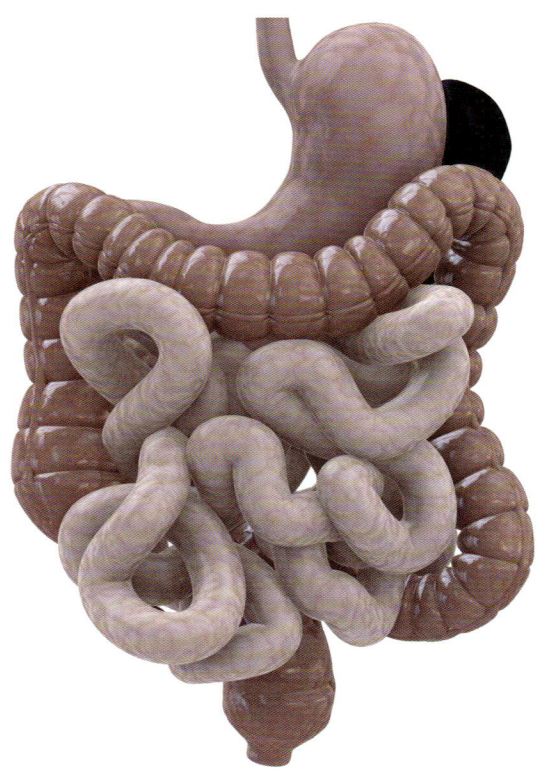

Verdauungssystem		Aufgabe	Störung
Primär	Magen	• Hohlmuskel-Organ • Zerstört aufgenommene Bakterien • Bricht die Nahrung in kleinere Teile auf, um eine größere Oberfläche zu erzeugen, die leichter verdaut werden kann. • Hält Nahrung so lange wie nötig und gibt sie gleichbleibend wieder ab.	• Schlechte Verdauung führt zu unzureichender Versorgung mit Nährstoffen im Körper • Niedriges Energieniveau bedeutet geringere Zell-Regenerationsfähigkeit • Giftstoffe bauen sich schlechter ab, wenn der Körper aufgrund schlechter Verdauung zu schwach ist.
Sekundär	Darm	• Letzter Teil des Verdauungssystems • Zieht Wasser und Salz aus den Abfallprodukten des Körpers, bevor er sie ausscheidet. • Vier Bereiche: aufsteigend, querlaufend, absteigend und s-förmig.	• Schleimablagerungen und Giftstoffe füllen den Darm, wenn er in einem ungesunden Zustand ist. • Dies beeinflusst auf direkte oder indirekte Weise die anderen Organe, wie die Leber und die Nieren.

FALLGESCHICHTE:

EINE FRAU UM DIE 40 KAM AUS KALIFOR-NIEN INS SOUKYA MIT FOLGENDEN SYMP-TOMEN:

Starke Bauchschmerzen, Probleme mit ihrer Verdauung, seit sie 20 war. Eines ihrer Probleme war Verstopfung.

Diagnostiziert mit Reizdarmsyndrom (IBS), nahm sie Medikamente, die ihre Atmung beeinträchtigten.

Sie hatte gemerkt, dass bestimmte Nahrungsmittel ihr Magenkrämpfe machten und ihre Kopfschmerzen verstärkten, unter denen sie häufig litt. Die Kopfschmerzen beschränkten sich anfangs auf eine Seite, verlagerten sich aber bald auf den ganzen Kopf und umfassten auch ihren Nacken. Es war wahrscheinlich, dass dies eine Nebenwirkung der Medikamente war, die sie einnahm.

Im Laufe der Jahre hatte sie immer wieder Perioden der Beschwerdefreiheit und andere mit intensiven Schmerzen erlebt. Einmal wurde sie sogar ins Krankenhaus gebracht, weil sie einen Monat lang keinen Stuhlgang gehabt hatte. Ihr Zustand wurde auf eine Kombination von Schadstoffbelastung, schlechter Haltung und Stress zurückgeführt. Chiropraktische Behand-lungen, Craniosacral-Therapie und Fußreflexzonenmassage hatte sie schon ausprobiert. Aber die Besserung, die eintrat, hielt nur eine kurze Weile. Die medikamentöse Behandlung – gegen Kopfschmerzen, Magenkrämpfe, Unruhe, Übelkeit und Magenschmerzen – ebenso wie Psychopharmaka halfen ihr zwar, aber beseitigten die Beschwerden nicht vollständig.

ERSTGESPRÄCH

Eine Folge von Fragen über die Vergangenheit der Patientin ergab, dass sie eine Geschichte enormer persönlicher Probleme mitbrachte. Sie war das einzige Kind einer alleinerziehenden Mutter, die unter Depressionen litt. Sie hatte ihren Vater nie gesehen, hatte auch nie nach ihm gefragt und ihn bis vor kurzem auch nie vermisst. Jetzt, da sie erkannt hatte, was die Verantwortung eines Vaters ist, klagte sie ihn für ihre entgangene Kindheit an und auch für das seelische Trauma, das sie als Kind erlitten hatte. Es gab keine Unterstützung der Familie für sie und ihre Mutter. Als sie älter wurde, dominierten Angst und Sorgen in ihrem Leben. Sie hatte schon in der vierten Klasse angefangen, übergewichtig zu werden und während ihrer Pubertät hatte ihr Vermieter angefangen, sie sexuell zu missbrauchen, wobei die Mutter hilflos zusah. Die einzige Lösung bestand

darin, auszuziehen, weshalb sie schon in einem frühen Lebensalter mitarbeiten musste.

Ich spürte sofort, dass diese Patientin sich geliebt und umsorgt fühlen musste. Eine gute Dosis ganz altmodischer TLC (Tender Loving Care – zärtlicher Liebe und Fürsorge, die Übersetzerin) würde viele ihrer Probleme lindern, die durch ihr tiefes Gefühl von Unsicherheit und mangelnder Fürsorge immer wieder ausgelöst wurden. Die Abwesenheit des Vaters hatte ihr ein Gefühl von Wurzellosigkeit und mangelndem Halt gegeben, und sie hatte deshalb eigentlich kein wirkliches Identitätsgefühl. Ich verbrachte Stunden damit, sie schon im Erstgespräch zu stützen, und dies führte ich auch während ihres ganzen Aufenthalts bei uns fort.

Die mit ihrem Fall beschäftigten Ärzte untersuchten alle Symptome, die sie benannt hatte: Sie wurde psychologisch untersucht, körperlich und geistig. Sie kamen zu dem Schluss, dass sie einen schwachen Darm hatte, der auf ein frühes Trauma zurückzuführen sei und zu dem Reizdarmsyndrom geführt hatte.

BEHANDLUNG

Wir planten als Anfang ein vollständiges Entgiftungsprogramm für ihren Körper.

Neben dem Behandlungsplan, der homöopathische und ayurvedische innerlich anzuwendende Medikamente enthielt, sollten die ayurvedischen Behandlungen alle emotionalen und geistigen Giftstoffe ausschwemmen, und dasselbe Ziel hatten die naturheilkundlichen Behandlungen für ihren Darm. Da ihre Probleme ihre Ursache vor allem in ihrem emotionalen Belastungszustand hatten, rieten wir ihr, Beratungssitzungen zu buchen, und schlugen ihr vor, ein Tagebuch zu führen und täglich etwas über ihre Probleme zu schreiben.

Die Behandlung dauerte mehr als einen Monat. Die Entgiftung war sehr wirkungsvoll, und als einmal die Giftstoffe aus ihrem Körper entfernt waren, begann ihr Zustand sich zu verbessern. Die Medikamente konnten daraufhin reduziert werden, aber wir behielten ihre Psychopharmaka bei, bis sie emotional und geistig stabiler geworden war. Da sie keinerlei religiöse oder spirituelle Verankerungen besaß, versuchten wir sie mit der Wirkung von Gebeten und mit Meditation in Verbindung zu bringen. Sie reagierte darauf sehr positiv.

Als sie so weit war, zurückzugehen, war sie nicht mehr derselbe Mensch, der einen Monat zuvor in unser Zentrum gekommen war. Ihr Zutrauen zu sich selbst war zurückgekehrt und ihre Unruhe war verschwunden. Sie war in der Lage, ihre Probleme zu verstehen, und wir schafften es, sie zu überzeugen, dass sie nun für ihren Geisteszustand selbst verantwortlich war und dass das Beschuldigen anderer nur scheinbar ein leichterer Ausweg war. Sie war deshalb in der Lage, besser und selbstständiger mit ihren Problemen umzugehen, hatte aber immer noch einen langen Weg vor sich. Ich glaube, sie wird noch einige Male wiederkommen müssen, um eine vollständige und anhaltenden Stabilität zu finden, und sie wird ihre homöopathischen Medikamente noch eine ganze Weile weiter nehmen müssen.

Ihre Geschichte ist ein weiteres Beispiel dafür, wie effektiv ayurvedische Behandlungen sind, wenn es um die Lösung von traumatischen Störungen geht, und dass sie einen Menschen so gut wie neu werden lassen können.

Sodbrennen, das auch unter der Bezeichnung kardialgiaorische Säureverdauungsstörung bekannt ist, ist ein Brennen in der Brust, direkt hinter dem Brustbein oder im Epigaster. Es beginnt in der Brust und kann bis in den Nacken ausstrahlen, ebenso in den Hals oder in die Kiefergelenke. Säurereflux oder gastroösophagische Refluxkrankheit (GERD) geschieht, wenn Nahrung oder Flüssigkeit aus dem Magen zurück in die Speiseröhre (Oesophagus) fließt. Dieses Zurückfließen verursacht das Sodbrennen.

Häufige Krankheiten, die mit dem Verdauungssystem zusammenhängen

Bezeichnung der Krankheit	Säureüberschuss	
Beschreibung	Überproduktion von Säure durch die Magendrüsen, die normalerweise die Verdauung unterstützen	
Diagnosemethode	Endoskopie, Kontrastbrei, Röntgen	
Frühsymptome	**Behandlungsform**	**Behandlung**
Erbrechen	Naturheilkunde	Rote-Bete-Saft mit Honig, auf leeren Magen einnehmen
Husten und Stimmveränderungen		Kokusnusswasser 3-4-mal pro Tag, kalte Milch, Leberwickel, Magen-Leberwickel
Übelkeit, Sodbrennen	Ayurveda	Haritaki-Saft mit Amla Innere Medikamente wie Dadima Choornam
	Homöopathie	Medikamente wie Nux vom., Carbo veg, Robinia, China Biochemische Salze wie Natrum phosph.

Krankheitsstadium	Behandlungsform	Behandlung
Nahrungsreflux	Naturheilkunde	Kunjala Kriya, Bauchwickel, Magen-Leber-Wickel
Sodbrennen	Yoga	Pranayama wie Seetkari und Sadanta
Übermäßiger Speichelfluss	Naturheilkunde	Schlammpackungen in der Bauchregion, Hüftbäder
Schmerzen und Brennen in der Magenregion, Gefühl von Aufgeblähtsein	Ayurveda	Behandlungen wie Virechenam, Takrhara und Jeerakarishtan

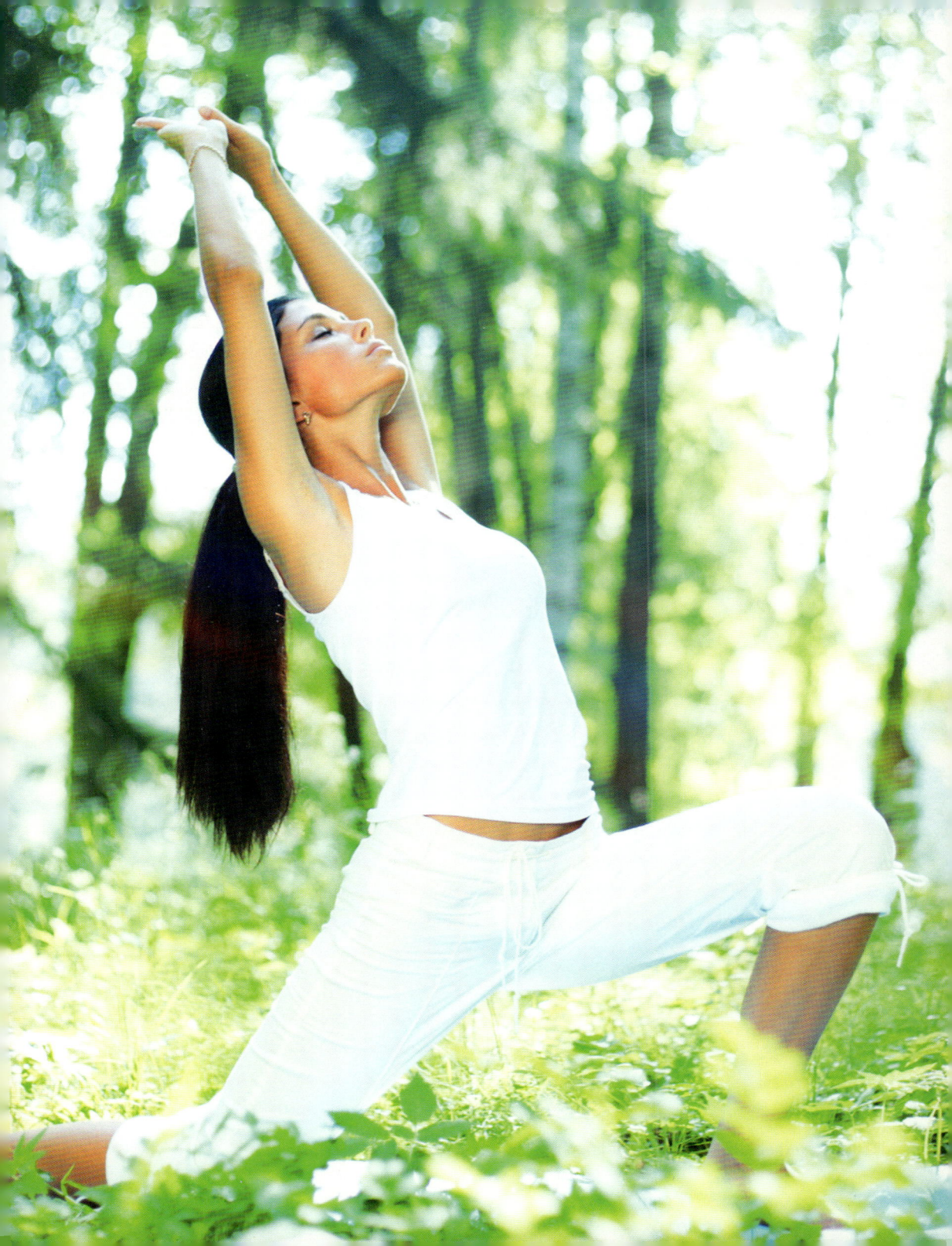

Bezeichnung der Krankheit	Reizdarmsyndrom	
Beschreibung	Wird auch spastischer Darm genannt und ist eine Darmfunktionsstörung, die im Bauch großes Unbehagen und Beschwerden verursacht.	
Diagnosemethoden	Stuhltest, Colonoskopie (große Darmspiegelung) oder Sigmoidoskopie (kleine Darmspiegelung)	
Frühsymptome	**Behandlungsform**	**Behandlung**
Missempfindungen oder Schmerzen im Bauch	Naturheilkunde	Regelmäßiger Workout wie Walking oder Yoga, Klistiere und Bauchkompressen
Verstopfung oder Durchfall	Ayurveda	Kräuter wie Triphala, Dadimastikachoornam helfen bei der Entgiftung
	Homöopathie	Medikamente wie Argentum nitricum, Nux vomica, Lycopodium. Biochemische Salze wie die 5 Phosph.
Krankheitsstadium	**Behandlungsform**	**Behandlung**
Konstante Verschlechterung der Symptome	Naturheilkunde	Leberwickel, Hüftbad, Akupunktur
Schleim im Stuhl	Naturheilkunde	Akupunktur
Blut im Stuhl	Ayurveda	Kräutertabletten wie Indukantam, Pippalyasavam Triphala und Behandlungen wie Pitcha Vasti
Fettleibigkeit	Homöopathie	Konstitutionelle Medikamente nach dem Rat eines professionellen Homöopathen Beratung und Unterstützung

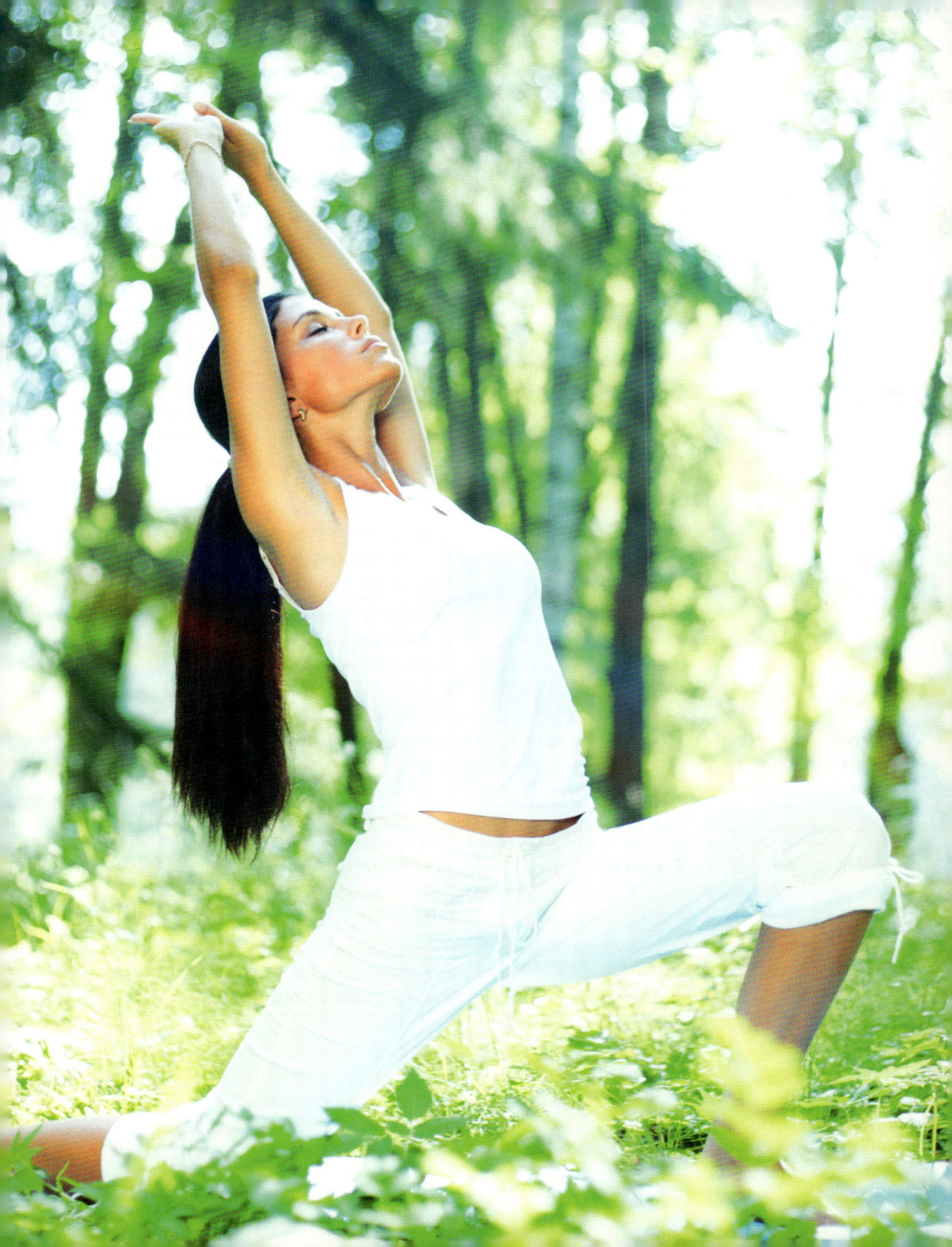

Bezeichnung der Krankheit	Reizdarmsyndrom	
Beschreibung	Wird auch spastischer Darm genannt und ist eine Darmfunktionsstörung, die im Bauch großes Unbehagen und Beschwerden verursacht.	
Diagnosemethoden	Stuhltest, Colonoskopie (große Darmspiegelung) oder Sigmoidoskopie (kleine Darmspiegelung)	
Frühsymptome	**Behandlungsform**	**Behandlung**
Missempfindungen oder Schmerzen im Bauch	Naturheilkunde	Regelmäßiger Workout wie Walking oder Yoga, Klistiere und Bauchkompressen
Verstopfung oder Durchfall	Ayurveda	Kräuter wie Triphala, Dadimastikachoornam helfen bei der Entgiftung
	Homöopathie	Medikamente wie Argentum nitricum, Nux vomica, Lycopodium. Biochemische Salze wie die 5 Phosph.
Krankheitsstadium	**Behandlungsform**	**Behandlung**
Konstante Verschlechterung der Symptome	Naturheilkunde	Leberwickel, Hüftbad, Akupunktur
Schleim im Stuhl	Naturheilkunde	Akupunktur
Blut im Stuhl	Ayurveda	Kräutertabletten wie Indukantam, Pippalyasavam Triphala und Behandlungen wie Pitcha Vasti
Fettleibigkeit	Homöopathie	Konstitutionelle Medikamente nach dem Rat eines professionellen Homöopathen Beratung und Unterstützung

Das Verdauungssystem hat einen sehr klaren und sofort spürbaren Einfluss auf den Geisteszustand eines Menschen. Deshalb wird dringend ein Behandlungsplan empfohlen, der Geist, Körper, Emotionen und auch Spiritualität umfasst, und in den meisten Fällen funktioniert er dann auch. Störungen dieses Systems reagieren bekanntermaßen sehr gut auf eine integrative Behandlung.

Das Problem besteht darin, dass wir oft die Wurzel des Problems vernachlässigen und lediglich die Symptome mit Säurebindern und Antibiotika behandeln. Und da wir uns dann besser fühlen, hören wir auf, darauf zu achten, was wir essen und wie wir leben, und kehren zu den alten Gewohnheiten, zum alten Lebensstil zurück.

Und dann, wenn Sie den Arzt das nächste Mal aufsuchen, sagt er Ihnen, dass Ihr Zustand sich von körperlich zu pathologisch verändert hat. Ich habe es schon einmal gesagt und sage es wieder, und zwar mit allem Mitgefühl: Es braucht wirklich lange, damit reine Körperbeschwerden sich in eine Krankheit verwandeln. Wenn wir achtsam sind und mit unserem Körper in Übereinstimmung stehen und auch seine Zeichen erkennen, mit denen er uns zeigt, dass er aus dem Gleichgewicht geraten ist, können wir lange, unser ganzes Leben lang, eine gute Gesundheit und Fitness bewahren.

Während es einige Ärzte im Westen gibt, die eine ganzheitliche Perspektive übernommen haben, verbringen die meisten nach wie vor nur ein Minimum an Zeit mit den Patienten, um den Körperteil genau zu untersuchen, der Behandlung braucht. Sie vertrauen auf Tests und Untersuchungen, bevor sie ein Medikament verschreiben und Folgeuntersuchungen ansetzen.

Das Problem besteht darin, dass wir die Wurzel der Beschwerden vernachlässigen und lediglich die Symptome mit Säurehemmern und Antibiotika behandeln.

Wie ein Magengeschwür entsteht

Darf ich Ihnen Herrn A. vorstellen? Herr A. isst nicht regelmäßig. Er isst gerne viel und stark gewürztes Essen, ist nervös und leidet oft unter Ängsten und Spannungen. Als Folge davon hat er Verdauungsstörungen. Er fühlt sich nach dem Essen schwer, klagt über Sodbrennen und aufsteigende Säure. Herr A. entschließt sich, Säurehemmer zu nehmen, die ihm vorübergehend Erleichterung verschaffen. Und so geht die Geschichte weiter. Zuletzt, eines Tages, ist ein Magengeschwür entstanden.

Was man tun und was man lassen sollte	
Ernährung	• Essen Sie langsam. Kauen Sie gut. • Essen Sie ganze Früchte und trinken Sie nicht nur Säfte. Früchte enthalten mehr Ballaststoffe und können vom Körper besser aufgenommen werden. Und vor allem, sie enthalten keine Zuckerzusätze. • Essen Sie Nahrungsmittel, die wertvolle Nährwerte besitzen. • Trinken Sie viel Wasser. • Vermeiden Sie Ablenkungen beim Essen. Sie halten Sie davon ab, Ihr Essen wirklich zu genießen.
Sport, Fitness	• Sport hilft, die Verweildauer der Nahrung im Darm zu reduzieren, da er die natürlichen Darmkontraktionen stimuliert. • Sport erhöht auch die Stoffwechselrate des Körpers, was wiederum einen Gewichtsverlust begünstigt.
Schlaf	• Guter Schlaf verbessert die Verdauung und den Kreislauf. • Lassen Sie zwischen der letzten Mahlzeit und dem Einschlafen mindestens zwei Stunden vergehen.
Innere Einstellung	• Negative Gedanken und Gefühle produzieren chemische Reaktionen, die wie Giftstoffe wirken und den Verdauungsprozess beeinträchtigen. • Ärger beeinträchtigt die Verdauung.
Spiritualität und Glaube	• Praktizieren Sie positive Selbst-Affirmationen. • Treten Sie in Kontakt mit Ihrem Körper. • Suchen Sie eine Beratung auf, um die psychischen Wurzeln Ihres körperlichen Problems herauszufinden. • Gebete oder andere spirituelle Praktiken können Sie unterstützen. • Lachen hilft und entspannt die Muskulatur.
Häusliche Umgebung	• Sehen Sie nicht fern, während Sie essen. • Dass eine Familie, die zusammen isst und zusammen betet, auch zusammenbleibt, ist kein leeres Klischee.
Arbeitsplatz	• Essen Sie schweigend. Während Sie essen, versuchen Sie, nicht zu sprechen. • Schlingen Sie Ihr Essen nicht herunter. Essen Sie mit Freude. • Essen Sie alles, aber in Maßen. • Vermeiden Sie ölhaltiges oder stark gewürztes Essen.

Das Drüsensystem

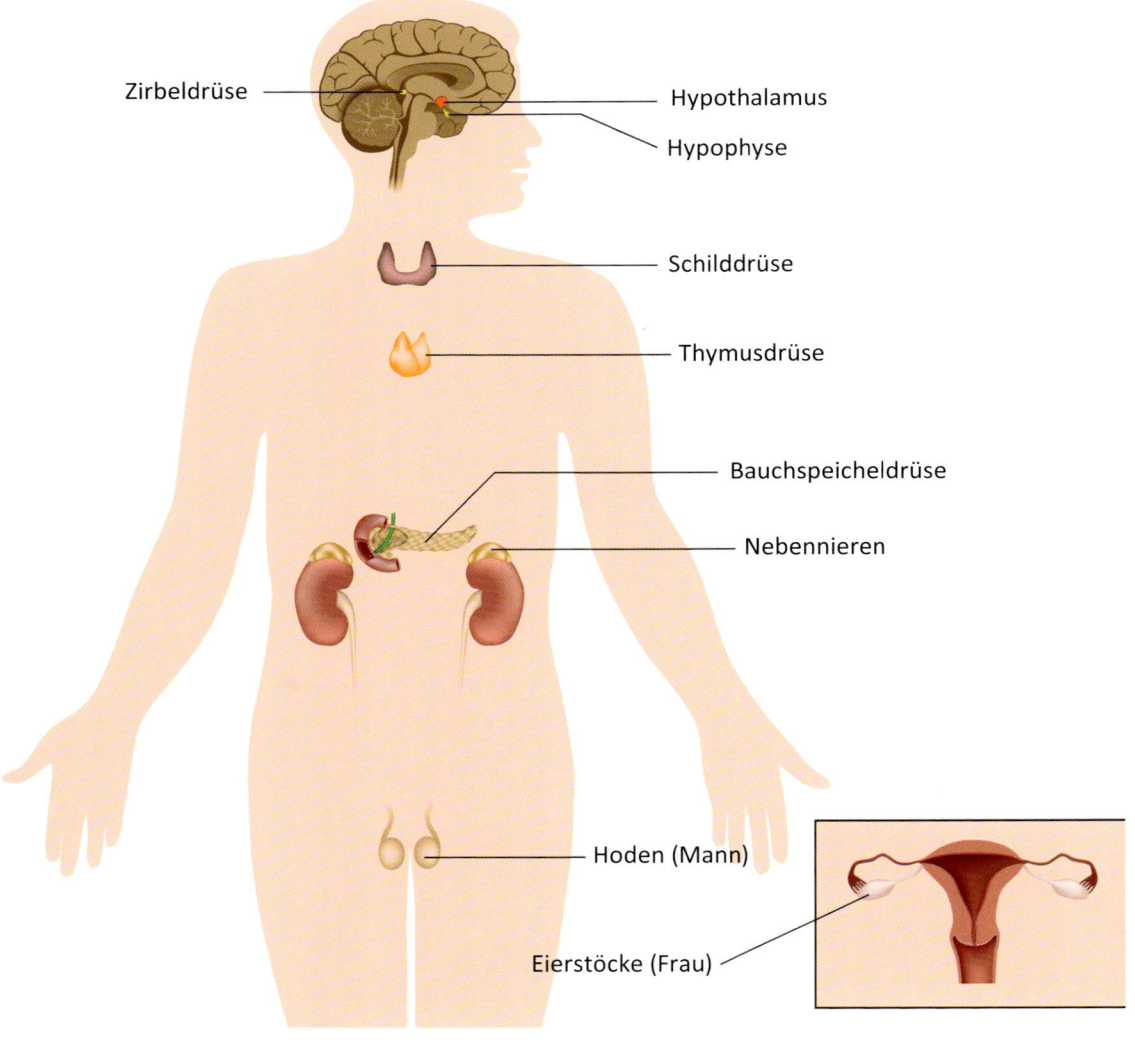

Zirbeldrüse

Hypothalamus

Hypophyse

Schilddrüse

Thymusdrüse

Bauchspeicheldrüse

Nebennieren

Hoden (Mann)

Eierstöcke (Frau)

Das Drüsensystem ist ein System kleiner Organe und Drüsen, die den Hormonausstoß in den Blutkreislauf begünstigen und so verschiedene Körperfunktionen regulieren. Hormone regulieren die Stimmung, das Wachstum, die Entwicklung, die Bindegewebsfunktion und den Stoffwechsel eines Organismus.

Ein Hormon ist eine Chemikalie, die von einer oder mehreren Zellen freigesetzt wird und die Zellen in anderen Körperteilen beeinflusst. Eigentlich sind Hormone chemische Boten, die Signale von einer Zelle zu einer anderen transportieren.

Endokrines System (Drüsensystem)		Aufgaben	Störung
Primär	Schilddrüse	• Eine der größten endokrinen Drüsen im Körper. • Stellt die Hormone T3 und T4 her, die den Stoffwechsel regulieren.	• Hormon-Ungleichgewicht und Drüsenvergrößerung • Stoffwechsel und Wachstum können beeinflusst werden
Sekundär	Bauchspeicheldrüse	• Ein kleines Organ nahe dem unteren Teil des Magens und des Dünndarms • Produziert wichtige Hormone wie Insulin. • Gibt Verdauungsenzyme ab.	• Abnormale Funktion der Bauchspeicheldrüse kann zu einer Entzündung oder zu Diabetes mellitus führen.

Häufige Erkrankungen des Drüsensystems

Erkrankung	Schilddrüsen-Unterfunktion	
Beschreibung	Wird durch unzureichende Produktion des Schilddrüsenhormons Thyroxin durch die Schilddrüse verursacht. Drei Prozent der Durchschnittsbevölkerung leiden unter Schilddrüsenunterfunktion.	
Diagnosemethode	Bluttest: T3, T4, TSH. Anti-Thyroglobulin Antikörpertest (ATPO)	
Frühsymptome	**Behandlungsmethode**	**Behandlung**
Fatigue (Chronische Erschöpfung)	Naturheilkunde	Halswickel
Depression		Vermeiden Sie Kohl, Soja, Brokkoli
Kälte-Empfindlichkeit		
Muskelkrämpfe	Ayurveda	Nasayam
Brüchige Nägel		Thalam
Blässe	Homöopathie	Mittel wie Apis, Iodum
Trockene Haut		Biochemische Salze wie Calcarea fluorica
Erkrankungsstadium	**Behandlungsform**	**Behandlung**
Beeinträchtigtes Gedächtnis	Naturheilkunde	Halswickel, Halsmassagen und Infrarotbestrahlung
Verlangsamter Herzschlag		Yoga: Ujjayi Pranayama, Sarvangasana, Vipareetakarini Asana
Gereiztheit und Stimmungsschwankungen	Ayurveda	Sirodhara, Snehapanam, Vamana
Kurzatmigkeit	Homöopathie	Entsprechend der Konstitution des Patienten
Vermindertes sexuelles Verlangen		
Schwellungen im Gesicht und an den Händen		
Anämie		

Krankheitsbezeichnung	Diabetes	
Beschreibung	Tritt auf, wenn die Körperzellen nicht in der Lage sind, Glukose aufzunehmen, entweder weil die Bauchspeicheldrüse nicht genug Insulin produziert oder weil die Zellen nicht auf das Insulin reagieren, das produziert wird.	
Diagnosemethoden	Bluttest: FBS, PPBS glykosiliertes Haemoglobin (HbA1c)	
Frühsymptome	**Behandlungsform**	**Behandlung**
Blasenentzündung		
Soor, Pilzinfektion	Naturheilkunde	Bauchwickel, Leberwickel
Fußkribbeln		Ernährungsumstellung
Vermehrter Durst	Ayurveda	Innerliche eingenommene Heilmittel
Häufiges Wasserlassen		
Hautfurunkel		
Trockene, juckende Haut	Homöopathie	Medikamente wie Acidum Phosph., Lycopodium, biochemische Salze wie Natrium Phosph.
Krankheitsstadium	**Behandlungsform**	**Behandlung**
Gewichtsverlust	Naturheilkundliche Behandlungen wie Magen-Leberwickel, Hüftwickel, Bauchkompressen	Yoga: Dhanurasana, Bhujangasana, Ardha Matsyendrasan
Fatigue		Hüftbäder
Reizbarkeit	Ayurveda	Thakra Dhara, Abhyanga
Übermäßiger Hunger und Durst		Panchakarma
Kopfschmerzen		
Schwellungen im Gesicht und an den Händen	Homöopathie	Entsprechend der Konstitution des Patienten
Unscharfes Sehen		
Sexuelle Probleme		

FALLGESCHICHTE: EIN FALL VON SCHILDDRÜSENUNTERFUNKTION

Dies ist der Fall einer Patientin, 36 Jahre alt, diagnostiziert mit einem TSH-Hochwert von 10.10.

SYMPTOME

Sie hatte bemerkt, dass sie einen starken Haarverlust hatte, und ging zu einem Bluttest, der einen erhöhten TSH-Wert ergab. Sie klagte über Schwindel, verminderte Energie und Reizbarkeit. Ihr Vitamin-D-Speicher war praktisch leer, und sie litt unter einer laufenden Nase, sobald sich das Wetter veränderte, sowie einer verstopften Nase während der Nacht.

Ihre Blutsenkungswerte waren immer schon erhöht gewesen. Sie bekam von starken Gerüchen Schnupfen und klagte auch über eine Schuppenflechte in den Handinnenflächen, die vor neun Jahren begann und sich als Erstes in ihrer rechten Hand manifestiert hatte. Sie spürte ein Brennen im Magen und vertrug überhaupt keine fettigen Speisen. Und sie hatte Schmerzen im Bereich des Gebärmutterhalses, die bis zum Hinterkopf und zu den Schultern ausstrahlten, auch wenn sie nur dann und wann auftraten.

ERSTGESPRÄCH

Die Patientin liebte es, an einem Ort ganz in Stille zu sitzen und mit niemandem zu sprechen. Sie hatte einen sich eher unterordnenden Charakter und fühlte sich schnell überbeansprucht. In meinem Erstgespräch fand ich heraus, dass sie das älteste von drei Kindern in ihrer Herkunftsfamilie gewesen war. Sie hatte eine gute und glückliche Kindheit. Als sie zur Schule ging, fiel ihr das Lernen nicht leicht und sie fühlte sich oft davon gestresst. Dadurch begann ihr Selbstvertrauen zu schwinden. Sie hatte zahlreiche Durchfälle vor Prüfungen und verlor dann auch den Appetit. Nun lebte sie mit ihrem Ehemann und zwei Kindern zu Hause und hatte nach eigenem Bekunden keinerlei Stress. Sie litt allerdings unter Klaustrophobie (Platzangst) und hatte weiterhin wenig Selbstvertrauen und kein hohes Selbstwertgefühl.

Sie hatte eine ausgeprägte Insektenstichallergie und litt unter wiederkehrender Rosacea. Die Schilddrüsenunterfunktion schien in der Familie zu liegen, auch ihre Schwester litt darunter. Ansonsten gab es in der Familie keine besonderen Krankheiten.

BEHANDLUNGSVORSCHLAG

Die Patientin erhielt als homöopathische Medikamente Spongia 30, Natrium muriaticum und Thuja occidentalis. Sie blieb vier Monate im Soukya und ihr TSH-Wert kam im Zuge der Behandlungen in den Normalbereich von 5 zurück.

Was man tun und was man lassen sollte	
Ernährung	• Leichte Proteine, gute Fettsäuren und eine ausreichende Menge Jod. • Mehr Früchte, Gemüse, proteinreiche Nahrung mit geringem Fettgehalt sowie essenzielle Öle aus Fischen, Getreide und Nüssen.
Sport/ Fitness	• Täglicher leichter Sport ist ein „Muss" für den Körper, damit er unproblematisch funktioniert. • Ein täglicher 30-minütiger, nicht allzu langsamer Spaziergang oder etwas Gleichwertiges – mehr ist nicht notwendig.
Schlaf	• Schlafmangel hat einen negativen Effekt auf das endokrine System und auf die Glukoseverarbeitung.
Innere Einstellung	• Ausreichend Ruhe, Entspannung und Loslassen der Anspannung und der negativen Gefühle ist extrem wichtig. • Körperübungen, Meditation und Techniken des positiven Denkens können hier helfen. • Die innere Einstellung hat einen großen Einfluss auf die eigene Gesundheit – deshalb immer wieder überprüfen!
Spiritualität und Glaube	• Haben Sie Vertrauen in die Selbstheilungskräfte des Körpers. • Erinnern Sie sich daran, dass Sie auch während eines Gebetes um die Heilung Ihres Körpers bitten. Positive innere Selbstgespräche und gezielte Affirmationen können eine gute Basis für Gesundheit in der jeweiligen Krankheit legen. • Kommen Sie mit Ihrem Körper in Kontakt, hören Sie, was Ihr Körper Ihnen erzählt. • Lassen Sie sich psychotherapeutisch beraten – das kann Ihnen die Wurzel Ihres Problems nahebringen. • Sprechen Sie mit Ihrem Unbewussten. • Beten Sie, oder üben Sie Ihren Glauben aus.
Zu Hause	• Versuchen Sie, Ihr Zuhause stressfrei und ohne Konflikte zu halten. Ein düsterer, nur schlecht beleuchteter Raum kann Sie depressiv machen. Achten Sie darauf, dass Ihr Zuhause fröhlich ist, luftig und leicht.
Am Abeitsplatz	• Hören Sie auf zu rauchen. • Essen Sie keine Nahrung mit einem hohen glykämischen Indexwert, möglichst natürlich zubereitete Nahrung (kein Fastfood oder Dosennahrung), trinken Sie keine Limonaden oder kohlesäurehaltigen Getränke. • Vermeiden Sie, viel Kaffee zu trinken. Kein Alkohol!
Unterhaltung	• Musik, Filme, zu Hause
Absolut verboten!!	• Sitzen Sie nicht ständig, egal, ob am Arbeitsplatz oder in der Freizeit • Nicht rauchen! • Ausreichend schlafen!

Das Muskel- und Knochen-System

Auch bekannt unter der Bezeichnung „Bewegungssystem" gibt uns das Muskel- und Knochen-System die Fähigkeit, uns zu bewegen. Es besteht aus Knochen, Muskeln, Sehnen, Bändern, Gelenken und anderem Bindegewebe. Der Skelett-Teil dieses Systems dient als das Hauptlagersystem für Calcium und Phosphor.

Es enthält lebenswichtige Bestandteile des blutbildenden Blutzellsystems, denn das Knochenmark produziert Stammzellen, die verantwortlich sind für die Regeneration der Blutzellen. Das Bewegungssystem stellt die Form, die Stabilität und die Bewegung des Körpers sicher. Haltung, Gang, Gleichgewicht und die Koordination der Extremitäten werden alle von diesem System kontrolliert.

Muskel- und Knochensystem		Funktion	Störung
Primär	Knochen	• Starre Substanzen, die die Struktur des Körpers bestimmen • Sie bewegen, unterstützen und schützen die verschiedenen Organe des Körpers • Produzieren rote und weiße Blutkörperchen und produzieren Mineralien.	• Verminderte Knochenmineraldichte führt zu Brüchen • Infektionen der Knochen oder des Knochenmarks können ernste Folgen nach sich ziehen.
Sekundär	Muskeln	• Skelettale Muskeln sorgen für die Bewegung des Körpers	• Muskelkrämpfe durch Dehydrierung und muskuläre Erschöpfung • Zunehmende Muskelschwäche

FALLGESCHICHTE: FIBROMYALGIE

Eine Patientin aus den USA, 56 Jahre alt, verheiratet und als Managerin tätig, mit belasteter medizinischer Familiengeschichte, kam ins Soukya mit zahlreichen Beschwerden, vor allem mit heftigen Schmerzen in den Gelenken und Muskeln.

SYMPTOME

- *Starke Schmerzen im ganzen Körper, die unter Stress stärker wurden, sowohl in den Muskeln wie auch in den Gelenken.*
- *Schlechter Schlaf*
- *Konzentrationsmangel*
- *Säurereflux im Magen*
- *Schlechtes Sehvermögen*
- *Gelegentliche Atemschwierigkeiten mit wiederkehrender Bronchitis*
- *Sexuell gleichgültig*
- *Verstopfung mit Hämorrhoiden*

ERSTGESPRÄCH

Nach einem ausführlichen Erstgespräch verstand ich, dass all ihre Symptome in erster Linie stressbedingt waren. Außerdem litt sie unter Schlaflosigkeit und körperlichem Trauma. Sie hatte zwölf Jahre zuvor eine renale tubuläre Azidose, eine Störung in der Säureausscheidung der Nieren, erlitten, nach der die Symptome aufgetreten waren. Während des Gesprächs bekannte sie auch, dass sie erhebliche Eheprobleme habe. Ich erkannte, dass sie tiefsitzende Ängste hatte: Angst davor, dass ihre Ehe scheitern könnte, Angst vor Krankheiten, Angst vor dem Tod. Sie hatte in der Familie zahlreiche Fälle von Alzheimer, Parkinson und Herzleiden, und sie befürchtete, auch daran zu erkranken. Ich glaubte, dass eine gute Beratung zur Behebung dieser Ängste, verbunden mit den Behandlungen, die ihr Nervensystem, ihr Muskel-Knochensystem, ihren Geist und ihre Gefühle stärken würden, sie wieder gesund machen können. Sie würde auch die Behandlungen für Entgiftung und Erneuerung brauchen, damit die Reste des Körpertraumas ausgeschieden werden könnten.

Um genau zu erfassen, was notwendig war, ließen wir ein ausführliches Blutbild machen. Es zeigte Anzeichen einer Entzündung im Körper, da die Blutsenkungswerte und die Zahl der Lymphozyten erhöht waren. Es war auch interessant zu bemerken, dass sie erhöhte Werte des Epstein-Barr-Virus aufwies.

Nun machte es noch mehr Sinn, sie die Entgiftungs- und Erneuerungskur durchlaufen zu lassen.

EMPFOHLENE BEHANDLUNG

Ich plante ein sehr systematisches Programm für sie, das verschiedene ganzheitliche Module beinhaltete. Das erste Modul zielte darauf ab, die Toxine in Bewegung zu bringen. Dann begannen wir die ayurvedi-

schen Behandlungen, die halfen, die Zellen und Bindegewebe zu reparieren. Dies wurde abgelöst von Behandlungen, die darauf abzielten, das gesamte Körpersystem zu stärken, gefolgt von denen, die die Ausscheidung anregten. Ihre Diät wurde jedem Modul entsprechend angepasst. Homöopathische Medikamente wurden ebenso verordnet, die vor allem geistig wirken sollten. Komplementärtherapien wie Akupunktur, Yoga, Reflexzonentherapie und energetisierende Techniken wurden ebenfalls in den Behandlungsplan eingefügt. Das Gesamtprogramm dauerte 40 Tage.

WIRKUNG DER BEHANDLUNG

Am Ende der Behandlungen hatten sich all ihre Symptome verbessert. Wir sahen sie als eine deutlich positivere, glücklichere und stabilere Frau mit mehr Selbstvertrauen. Sie hatte auch deutlich weniger Schmerzen. Sie traf die feste Entscheidung, ihrem Mann auf andere Weise zu begegnen, was der Beziehung helfen würde. Auch ihre Verdauungsbeschwerden und ihre Verstopfung waren verschwunden. Ihr wurde dringend empfohlen, ein Jahr später zur einer Nachfolgebehandlung wiederzukommen.

Die Bluttests, die nach drei Monaten wiederholt wurden, zeigten keine erhöhten Werte mehr. Auch die Werte des Epstein-Barr-Virus waren vermindert.

Krankheitsbezeichnung	Arthritis	
Beschreibung	Gelenkentzündung, die zu Schäden führt	
Diagnosemethode	Laboruntersuchungen, bildgebende Verfahren	
Frühsymptome	**Behandlungsform**	**Behandlung**
Schmerzen		
Schwellungen		
Steifheit	Naturheilkunde	Bittersalzbäder, Packungen an den schmerzenden Stellen, Schlammanwendungen und Dampfbäder
Gelenkknarzen		Dampfbäder
Hitze und Rötung des Gelenkes	Ayurveda	Innere ayurvedische Medikamente und äußerliche Behandlungen wie Kizhi, Abhyanga, Lepam und Pichu
	Homöopathie	• Akutmittel wie Arnica, Rhus tox., Ruta • Biochemische Salze wie Calcarea flour., Calcarea Phosph.
Krankheitsstadium	**Behandlungsform**	**Behandlung**
Deformationen	Naturheilkunde	Wachstherapie, lokale Bäder, Strahlendusche, Packungen, Akupunktur
Gelenkknoten		Akupunktur
Bewegungseinschränkungen		
Knochenschwäche	Ayurveda	Pizhichil, Navara Kizhi, Vasti und Virechanam
	Homöopathie	Konstitutionsmittel

Krankheitsbezeichnung	Osteoporose	
Beschreibung	Auch bekannt unter der Bezeichnung „Knochenbrüchigkeit" handelt es sich hier um eine Knochenschwäche aufgrund geringer Knochenmasse, die zu einer Fragilität der Knochen führt, die für Brüche anfällig sind.	
Diagnosemethoden	Knochenmineraldichtemessung, Blutuntersuchung, Röntgen	
Frühsymptome	**Behandlungsform**	**Behandlung**
Gelenkschmerzen		
Muskelschmerzen	Naturheilkunde	Calciumreiche Ernährung
Verletzungsanfälligkeit		Milchprodukte, Ragi
	Ayurveda	• Innere ayurvedische Medikamente • Massagen mit Kräuterapplikationen
	Homöopathie	Akutmittel wie Symphytum, Arnica
Krankheitsstadium	**Behandlungsform**	**Naturheilkunde**
Häufige Brüche	Naturheilkunde	Yoga Asanas zur Muskelstärkung und Verbesserung der Knochendichte.
Körperlängen-verminderung		Hydrotherapie
Wirbelsäulen-deformation	Ayurveda	Behandlungen wie Abhyanga und Sneha Vasti
Knochenverdünnung	Homöopthie	Konstitutionsmittel

FALLGESCHICHTE: OSTEOPOROSE

Eine Patientin aus Belgien kam im Alter von 52 Jahren ins Soukya zu einem Kurzaufenthalt von sieben Tagen, um die ganzheitlichen und Ayurveda-Behandlungen kennenzulernen. Wie wir das immer tun, wurde eine vollständige medizinische Anamnese erhoben, um die individuellen Behandlungen und die zukünftige Behandlung vorzuschlagen.

SYMPTOME

- *Gelenkschmerzen beim Aufwachen*
- *Zahlreiche Verletzungen der Knie, des Rückens und der Fußknöchel*
- *Kaum Energie*
- *Sodbrennen und zu viel Magensäure*
- *Starke Migräne*
- *Sie klagte über Beschwerden, die typisch für eine Skoliose und für Osteoporose sind.*

ERSTGESPRÄCH

Sie präsentierte sich als eine zugängliche Frau, sehr weltgewandt und mit einer Bereitschaft, zu experimentieren und Neues an sich heranzulassen. Dies machte es sehr leicht, ihr die Ziele einer ganzheitlichen Behandlung für ihren Zustand nahezubringen. Obwohl sie eine sehr starke Persönlichkeit und positiv eingestellt war, stand sie unter Stress, und das zeigte sich in häufigen, starken Migräneanfällen. Dies beeinträchtigte auch ihre Arbeitsfähigkeit.

Sie hörte von uns, dass dieser Kurzbesuch nur dazu dienen konnte, die verschiedenen Behandlungsformen kennenzulernen, auch wenn wir dabei natürlich ihre Krankheitszeichen behandeln würden. Sie verstand, dass dies nur ein Beispiel dafür sein konnte, was zukünftig möglich war. Ich riet ihr, zu einer echten Behandlung zu kommen, die drei Wochen dauern würde, und sie stimmte dem zu. Dies könnte das weitere Fortschreiten der Osteoporose verhindern, an der sie sehr litt. Auch in ihrer Familie kam Osteoporose als Krankheit häufig vor.

BEHANDLUNGSVORSCHLAG

Während ihres ersten Aufenthalts bekam sie vor allem aufbauende Behandlungen. Homöopathische Medikamente wurden verschrieben, um ihren Stress und die Migräneanfälle zu vermindern. Während ihres zweiten Besuches und während der Folgeaufenthalte (bisher ist sie achtmal zu Kuren ins Soukya gekommen), zielten die Behandlungen darauf ab, sie zu entstressen, ihr Nervensystem und ihren Körper zu stärken. Ernährungsveränderungen wurden vorgeschlagen, um ihr Sodbrennen zu verbessern und die Calciumaufnahme zu erhöhen. Spezielle ayurvedische Behandlungen zur Verbesserung der Knochendichte wurden verschrieben. Ebenso Yoga und Pranayama.

BEHANDLUNGSERFOLG

Schon nach dem ersten Aufenthalt fühlte sie sich deutlich leichter. Sie sagte, ihre
Migräneanfälle seien nicht mehr so stark.
Das brachte sie dazu, die Entscheidung für
eine Folgekur im darauffolgenden Jahr zu
treffen. Und nach jedem weiteren Besuch
fühlte sie sich besser. Sie ließ jedes Jahr
nach ihren Aufenthalten ihre Knochendichte messen und war begeistert, dass sie sich
jedes Jahr verbesserte.

Sie hatte nun nur noch selten Migräneatta-
cken. Auch ihre Magensäure hatte sich nor-
malisiert. Sie sagte, dass sie sich nach jedem Besuch kräftiger und jünger fühlte. Ihr
gesamtes Körpersystem und ihre körperliche Erscheinung verbesserten sich deutlich
gegenüber ihrem Zustand vor acht Jahren,
als sie die Behandlung begonnen hatte.

Was man tun und was man lassen sollte	
Ernährung	• Nahrungsmittel mit einem hohen Gehalt an Calcium, Vitamin D und Mineralien
Sport/Fitness	• Regelmäßiges Training • Yoga hilft beim Erhalten eines guten Muskel-Skelett-Systems
Schlaf	• 7-8 Stunden ruhiger Schlaf ist äußerst wichtig
Spiritualität/ Glaube	• Haben Sie Vertrauen zu den Selbstheilungskräften des Körpers • Erinnern Sie sich daran, auch im Gebet um Heilung zu bitten
Zu Hause	• Hausarbeit hilft, beweglich und geschmeidig zu bleiben • Vorsicht beim Hochheben schwerer Gegenstände oder beim Hoch-recken, um schwere Gegenstände herunterzuheben • Langes Stehen vermeiden. • Die Höhe von Arbeitsflächen und Theken überprüfen und anpassen.
Arbeitsplatz	• Achten Sie auf Ihre Haltung. • Vermeiden Sie ständiges Arbeiten am Computer. • Benutzen Sie ergonomische Sitzmöbel • Nicht zu viel Bewegung • Übergewicht ist ein absolutes No Go!

Das Nervensystem

Das Nervensystem ist ein Netz äußerst spezialisierter Zellen, das Informationen über das Umfeld und seine Interaktion mit Ihnen weiterleitet und verarbeitet. Es kann grob in zwei Bereiche aufgeteilt werden: Das Zentrale Nervensystem (ZNS), das aus dem Gehirn, dem Rückenmark und der Retina besteht, sowie dem Peripheren Nervensystem, das aus den Sinnes-Neuronen und den Nerven besteht, die es mit dem ZNS verbinden.

Das Gehirn verarbeitet diese Informationen, die so von den Neuronen gesammelt und kommuniziert werden, und veranlasst Reaktionen in den unterschiedlichen Bereichen des Körpers.

Nervensystem		Funktion	Störung
Primär	Gehirn	• Zentrum des Nervensystems • Geschützt von den dicken Schädelknochen liegt es eingebettet in der zerebralen Gehirnflüssigkeit und ist vom Blutstrom durch die Gehirngrenze des Blutes abgeschnitten.	• Die hochsensible Struktur des menschlichen Gehirns macht es anfällig für eine große Anzahl unterschiedlicher Verletzungen und Erkrankungen.
Sekundär	Rückenmark	• Eine lange, dünne, trichterförmige Bündelung von Nervengewebe und unterstützenden Zellen, die vom Gehirn bis zu den tiefsten Wirbelsäulenbereichen reichen. • Seine Hauptaufgabe besteht in der Übermittlung von Signalen zwischen dem Gehirn und dem Rest des Körpers.	• Rückenmarksverletzungen führen zu einer Schädigung der Weißen Substanz, dem markhaltigen Gewebsbereich, der die Wahrnehmung und die motorischen Signale vom Gehirn transportiert.

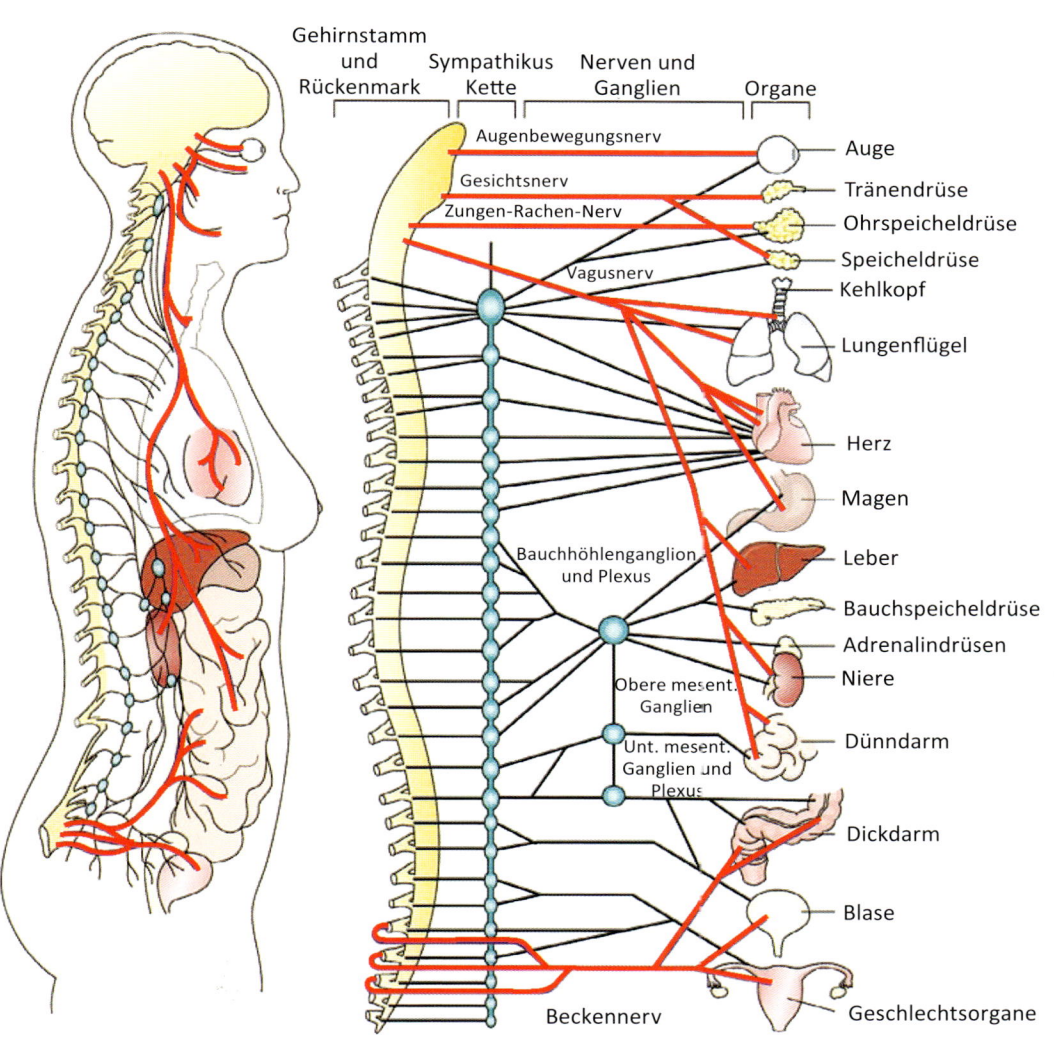

Gehirnstamm
und
Rückenmark

Sympathikus
Kette

Nerven und
Ganglien

Organe

Augenbewegungsnerv — Auge

Gesichtsnerv — Tränendrüse

Zungen-Rachen-Nerv — Ohrspeicheldrüse

— Speicheldrüse

Vagusnerv — Kehlkopf

— Lungenflügel

— Herz

— Magen

— Leber

Bauchhöhlenganglion
und Plexus — Bauchspeicheldrüse

— Adrenalindrüsen

— Niere

Obere mesent.
Ganglien — Dünndarm

Unt. mesent.
Ganglien und
Plexus — Dickdarm

— Blase

Beckennerv — Geschlechtsorgane

FALLGESCHICHTE EINER PATIENTIN, 76 JAHRE ALT

Sie war bekannt als Fall einer ischämischen Herzerkrankung, trug einen Herzschrittmacher, hatte Bluthochdruck und Diabetes mit einer Nierenfunktionsstörung. Sie hatte eine linksseitige Halbseitenlähmung erlitten und war dort vollständig gelähmt. Außerdem war sie desorientiert. Sie wurde auf einer Bahre in das Zentrum gebracht, war nicht in der Lage, zu stehen oder zu gehen, war allgemein sehr geschwächt und schwitzte stark. Mit ihrer linken Hand konnte sie nichts greifen. Sie fühlte ein Unwohlsein, wenn sie auf dem Rücken lag, und zog es vor, auf der linken Seite zu liegen. Sie hatte eine Diagnose von ventrobulbarer Läsion, fokalen Verletzungen des Basalganglions und einer linksseitigen Hemiparese. Sie hatte verkalkte Knoten in der Brust, eine rechtsseitigen Lungenerguss, einen Plaque-Infarkt in der Halsschlagader, chronisches Nierenversagen, linksseitige ventrikuläre Dysfunktion und einen mitralen und trikuspidalen Rückfluss. Sie hatte eine Uterus-Entfernung aufgrund von Myomen und vermehrter Blutung gehabt.

ERSTGESPRÄCH

Die Patientin war die älteste Tochter ihrer Herkunftsfamilie und war sehr streng erzogen worden. Sie entwickelte einen starken Willen, sprach gerne und viel und war sehr dominant. Ich merkte, dass sie von ihrer Familie nicht sehr verwöhnt worden war. Vor einem Jahr hatte sie ein kongestives Herzversagen gehabt, sie litt unter wiederkehrenden Infektionen des Schrittmachers und in ihrer Familie kam häufig Diabetes vor.

BEHANDLUNGSVORSCHLAG

Sie blieb vier Wochen lang und erhielt in dieser Zeit verschiedene ayurvedische Behandlungen: Shirodhara, Abhyanga, Nasyam, Thalam usw. Sie bekam auch verschiedene naturheilkundliche Behandlungen wie Fußreflexzonenmassage und Akupressur und wurde auf eine naturheilkundliche Nieren-Diabetes-Diät gesetzt. Im Yoga lernte sie stärkende Asanas, Atemtechniken und Entspannung. Sie bekam außerdem konstitutionelle homöopathische Medikamente sowie spezielle Heilmittel.

BEHANDLUNGSERFOLG

Wir bemerkten, dass sie sich zunehmend erholte, ihre Bewegungsfähigkeit zurückerlangte und sich ganz allgemein besser fühlte. Ihr Blutzucker normalisierte sich und ihre Insulinmenge konnte vermindert werden. Ihre Nierenwerte normalisierten sich auch. Als sie abreiste, konnte sie selbst laufen, ihr Händedruck hatte Kraft und sie war emotional stabilisiert und hatte Lust, mit Menschen zu sprechen.

Häufige Erkrankungen im Zusammenhang mit dem Nervensystem

Krankheitsbezeichnung	Migräne	
Beschreibung	Es ist ein neurologisches Syndrom, charakterisiert durch veränderte körperliche Wahrnehmungen, Kopfschmerzen und Übelkeit.	
Diagnosemethoden	CT des Kopfes, EEG	
Frühsymptome	**Behandlungsform**	**Behandlung**
Kopfschmerzen	Naturheilkunde	Yoga Nidra, Nadi Sodhana Pranayama
Übelkeit		Akupressur
Erbrechen	Ayurveda	Nasya
Lichtempfindlichkeit		Thalam
Benommenheit	Homöopathie	Akutmedikamente wie Gelsemium, Iris vers., Belladonna
Sehtrübung		Gegen akute Beschwerden: Schüssler-Salz Magn. Phosph.
Erkrankungsstadium	**Behandlungsform**	**Behandlung**
Durchfälle	Naturheilkunde	Akupunktur
Nackenschmerzen		Pranayama
Bauchschmerzen		
Hohe Temperatur	Ayurveda	Shirodara
Augenschmerzen	Homöopathie	Konstitutionsmittel
Gesichtskribbeln		
Geräuschempfindlichkeit		
Allgemeine Schwäche		

Krankheitsbezeichnung	Schlaganfall	
Beschreibung	Ein Schlaganfall ist der rapide Verlust von Gehirnfunktionen aufgrund von Störungen der Blutversorgung im Gehirn	
Diagnosemethoden	CT, MRT, Doppler Ultraschall, Laboruntersuchungen, Arteriographie, Befragung	
Frühsymptome	**Behandlungsform**	**Behandlung**
Starke Kopfschmerzen	Naturheilkunde	Akupunktur, Physiotherapie
Unfähigkeit, ein oder mehrere Gliedmaßen auf einer Körperseite zu bewegen		
Unfähigkeit zu sprechen oder Sprache zu verstehen	Ayurveda	Shirodhara, Nasya, Thalam und innere aurvedische Medikamente
Unfähigkeit, eine Seite des Sehfeldes zu sehen		Pizhikil
	Homöopathie	Akutmedikamente wie Arnika, Caust., Natrium sulph.
Krankheitsstadium	**Behandlungsform**	**Behandlung**
Verminderte Koordinationsfähigkeit	Naturheilkunde	
Gedächtnisverlust		Akupunktur
Sprach- und Sprechprobleme	Ayurveda	
Langsamkeit		Abhyanga
Atemprobleme	Homöopathie	Konstitutionsmittel

Was man tun und was man lassen sollte	
Ernährung	• Vitamin-B-reiche Nahrungsmittel wie Fleisch, Fisch, Leber, Eier, Kartoffeln, Bananen und Hülsenfrüchte • Wesentlich: Viel Obst essen!
Sport/Fitness	• Asanas, Pranayama und Meditation sind für ein gesundes Nervensystem äußerst wichtig.
Schlaf	• Mindestens sechs Stunden pro Nacht
Innere Einstellung	• Ein ruhiges und stressfreies Leben ist wichtig für ein gesundes Nervensystem.
Zuhause	• Schützen Sie sich vor jeder Art Stress – auch vor Lärm. • Heben Sie keine schweren Gegenstände hoch, indem Sie sich vorwärtsbeugen.
Arbeitsplatz	• Achten Sie auf Ihre Haltung am Schreibtisch. • Vermeiden Sie zu viel Stress.
Allgemeines	• Halten Sie Ihr Gehirn fit: Spielen Sie Puzzles, üben Sie Ihr Gedächtnis, lesen Sie, musizieren Sie, üben Sie eine Kunst aus oder tun Sie irgendetwas, das Ihr Gehirn beweglich hält. • Halten Sie Ihren Blutdruck und Ihre Cholesterinwerte niedrig • Wenn Sie Medikamente gegen Diabetes oder Bluthochdruck nehmen: Niemals auslassen! • Reduzieren Sie Ihren Konsum an gesättigten Fetten • Reduzieren Sie, wenn möglich, Ihr Gewicht • Kein Alkohol, keine Drogen, keinen Tabak • Achten Sie auf Ihre Körperhaltung bei allem, was Sie tun • Kontrollieren Sie Ihre Wut

Das Atemwegssystem

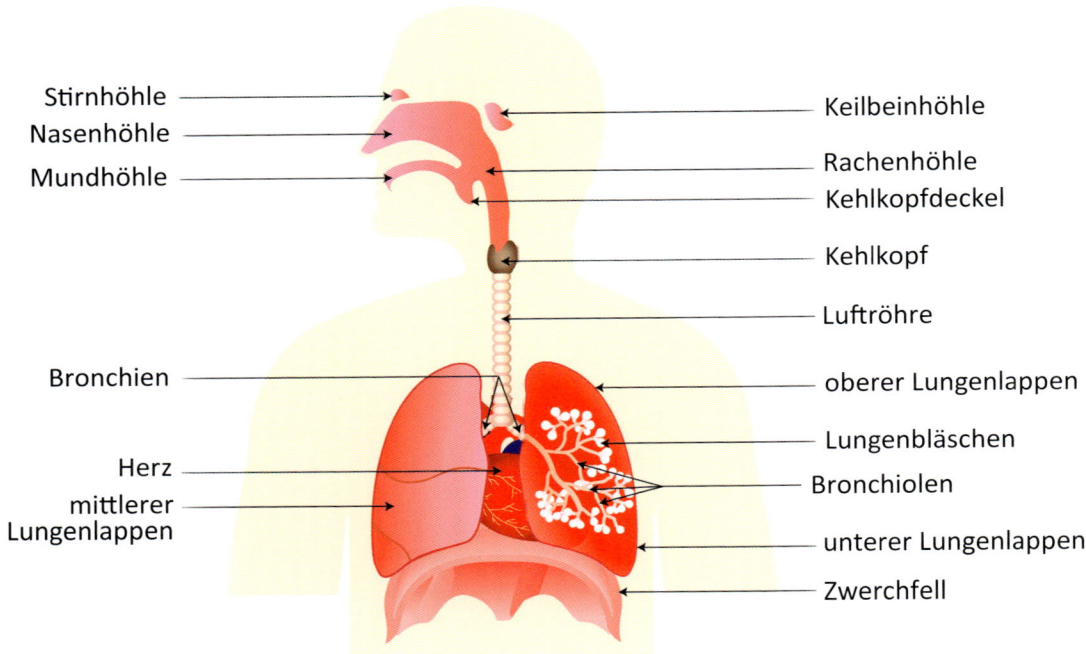

Stirnhöhle

Nasenhöhle

Mundhöhle

Keilbeinhöhle

Rachenhöhle

Kehlkopfdeckel

Kehlkopf

Luftröhre

Bronchien

oberer Lungenlappen

Lungenbläschen

Herz

Bronchiolen

mittlerer
Lungenlappen

unterer Lungenlappen

Zwerchfell

Das Atemwegssystem ist verantwortlich dafür, dass Gase in Ihren Körper gelangen und dass sie dort ausgetauscht werden. Seine vorrangige Aufgabe besteht darin, das Blut mit Sauerstoff zu versorgen und Kohlendioxid auszuscheiden.

Luftwege, Lungen und die Atemwegsmuskeln bilden die Bestandteile dieses Systems.

Die Atmung beginnt, wenn die Luft in die Nasenlöcher einströmt, durch die Nase, den Rachen und den Kehlkopf strömt, dann in die Luftröhre, dann in die rechtsseitigen und dann in die linksseitigen Bronchien, die sich in die Bronchiolen und dann in die Alveolen (Lungenbläschen) aufteilen. Der tatsächliche Sauerstoffaustausch findet nur in den Alveolen statt.

Atemwegssystem		Aufgabe	Störungen
Primär	Lungen	• Weiche schwammartige Organe • Gesunde Lungen haben eine rosige Farbe • Luftgefüllte knochige Höhlen	• Erscheint dunkel, wenn im Krankheitszustand • Die Elastizität der Lungenbläschen und Atemwegswände wird beeinträchtigt • Atemwegs-Kollaps kann vorkommen
Sekundär	Nebenhöhlen	• vier Paar Nebenhöhlen • luftgefüllte knochige Höhlen im Gesicht und im Schädel • Aufgabe: Erwärmung und Befeuchtung der Luft, Stimmresonanz und Erleichterung des Schädels	• Austrocknung der Feuchtigkeit in den Nebenhöhlen erzeugt Sinusitis (Nebenhöhlenentzündung) • Schmerzen oder Druck im Bereich der Nebenhöhlen • verstopfte Nase • dicker eitriger Ausfluss aus der Nase

Häufige Atemwegserkrankungen

Art der Erkrankung	Asthma	
Beschreibung	Luftwege sind verengt, entzündet und mit großen Mengen Schleim verklebt, Auslöser dafür ist eine überhöhte Reaktion auf einen oder mehrere Triggerfaktoren.	
Diagnosemethoden	Röntgen	
Frühsymptome	**Behandlungsform**	**Behandlung**
Laufende oder verstopfte Nase	Naturheilkunde	Kalter Brustwickel
Kratzender Hals, Halsentzündung		YOGA: Pranayama wie Nadishodana und Kriyas wie Jalaneti
Husten, besonders nachts	Ayurveda	Behandlungen wie Swedana, Snehana, Urovasti und innere Medikamente
Erschöpfung		Snehana
Keuchen, Fiepen	Homöopathie	Medikamente wie Arsenicum alb., Ant. Tart., Ipecacuanha, Kalium carb. Biochemische Salze wie Natrium sulph, Kalium mur.
Erkrankungsstadium	**Behandlungsform**	**Behandlung**
Atemnot	Naturheilkunde	Neutraler Brustwickel, heiße Arm- und Fußbäder, Akupunktur
Brustenge		Yoga: Pranayama
Zusammenziehen der Atemwege	Ayurveda	Snehapanam und Panchakarma wie Vamana.
Atemwegsentzündung	Homöopathie	Konstitutionsmittel

Art der Erkrankung	Sinusitis (Nebenhöhleninfektion)	
Beschreibung	Entzündung der Nasennebenhöhlen aufgrund evtl. einer Infektion	
Diagnosemethoden	Röntgen des Gesichts	
Frühsymptome	**Behandlungsform**	**Behandlung**
Ständige Erkältung	Naturheilkunde	Gesichtsdampfbad mit Tulasi
Schweregefühl im Kopf	Ayurveda	Dampfinhalation
Erschöpfung		Medikamente wie Thaleesapat-radi churnam, Bioshadi vadakam
Tränende Augen und Verstop-fung der Tränenkanäle	Homöopathie	Mittel wie Kali Bich, Rhus Tox., Hepar sulf. Schüsslersalze: Kalium mur.
Erkrankungsstadium	**Behandlungsform**	**Behandlung**
Starke Kopfschmerzen, besonders, wenn man sich nach vorne beugt	Naturheilkunde	Jalaneti
Dicker, gelblich-grüner Schleim	Ayurveda	Nasya
Fieber	Homöopathie	Konstitutionsmittel nach Konsul-tation eines Homöopathen
Schmerzen zwischen den Augen		
Verlust des Riechens		

LUNGENFIBROSE BEHANDELN – DER GANZHEITLICHE ANSATZ

Lungenfibrose ist eine Erkrankung, bei der es zu einer Vernarbung des Lungengewebes kommt. Die Krankheit wird verursacht durch eine Reaktion des Körpers auf Außenreize. Die Alveolen oder Luftbläschen unterstützen die Lungen darin, beim Einatmen reinen Sauerstoff aus der Luft aufzunehmen und beim Ausatmen das unreine Kohlendioxid abzugeben.

Wenn die Alveolen sich aufgrund von Reizstoffen entzünden und Narben auf dem Lungengewebe hinterlassen, um sich dadurch zu heilen, dann werden die Luftbläschen und das Lungengewebe nach und nach ersetzt durch fibröses Gewebe, das die Lungenbläschen davon abhält, Sauerstoff einzuatmen. Das Lungengewebe verhärtet sich, wodurch es zu Kurzatmigkeit kommt, außerdem zu chronischem trockenen Husten und einem Unwohlsein in der Brust. Eine Entzündung des Lungengewebes ist oft das erste Zeichen dieser Erkrankung.

Aufgrund der Vernarbung des Lungengewebes kommt es zu einer unzureichenden Sauerstoffversorgung im Blut und in den verschiedenen Körperbereichen. Die Atemkapazität des Patienten wird beeinträchtigt, und zwar bis zu dem Ausmaß, in dem das Lungengewebe vernarbt ist. Je stärker die Vernarbung, desto größer die Schwierigkeit beim Atmen. Wenn es nicht mehr genügend Sauerstoff im Körper gibt, kann man sich erschöpft, teilnahmslos und lethargisch fühlen.

Diejenigen, die für diese Erkrankung besonders anfällig sind, sind Menschen, die in Minen und manchen Arten von Fabriken arbeiten. Wenn man beispielsweise Asbest, Steinmehl oder Metallstaub einatmet, dann sind dies Reizstoffe, die bekanntermaßen zu Lungenfibrose führen. Dennoch ist in der Mehrzahl der Fälle die unmittelbare Krankheitsursache unbekannt.

DIAGNOSE

Eine sorgfältige Abklärung der Umwelt- und Arbeitsbedingungen des Patienten, seine Hobbies, der Konsum legaler und illegaler Drogen, Arthritis und Risikofaktoren, die das Immunsystem beeinflussen können, werden bei der Diagnose dieser Erkrankung helfen. Zusätzlich sollten Bluttests, Röntgenaufnahmen der Brust, bronchoalveoläre Spültests und eine Lungenbiopsie durchgeführt werden, je nach Krankheitsstadium. Eine Lungenbiopsie ist der wirkungsvollste Test für eine Lungenfibrose, bei der ein winziges Stück Lungengewebe entnommen und genau untersucht wird.

UND DIE BEHANDLUNG? – DER ALLOPATHISCHE ANSATZ

Nach Ansicht schulmedizinisch arbeitender Ärzte ist die Prognose für Patienten mit einer Lungenfibrose nicht sehr positiv. Sie glauben, dass die durchschnittliche Überlebensrate für Patienten, die an dieser Krankheit erkrankt sind, zwischen fünf und sieben Jahren nach der Diagnose liegt. Das herkömmliche Behandlungsverfahren besteht darin, dass man cortico-steroide Medikamente verabreicht, die natürlich Nebenwirkungen haben. Ärzte empfehlen, dass Patienten mit einer Lungenfibrose jährliche Grippeimpfungen sowie eine einmalige Impfung gegen Lungenentzündung bekommen sollten, da diese Erkrankung bei Patienten mit bestehenden Atemwegsproblemen lebensbedrohlich werden kann. Eine Lungentransplantation wird nur in sehr seltenen Fällen empfohlen.

DER NATURHEILKUNDLICHE ANSATZ

Der Ansatz der Naturheilkunde konzentriert sich darauf, was an der Lebensführung des Patienten verändert werden kann. Das bedeutet, eine gesunde Ernährung mit wenig Kohlehydraten und wenig Fett zu sich zu nehmen und regelmäßig Sport zu treiben. Rauchen, ja selbst passives Rauchen, sollte unbedingt vermieden werden, und der Patient sollte sich so weit wie möglich von Bereichen fernhalten, in denen hohe Konzentrationen von Industrieabgasen oder anderer Umweltverschmutzungen vorkommen.

Es wird empfohlen, dass die Betroffenen eine Therapie zur Körperreinigung vornehmen. Um das Gewebe zu regenerieren, wird Aloe-vera-Saft innerlich eingenommen. Es ist äußerst wichtig, sich regelmäßig untersuchen zu lassen, um den Krankheitszustand zu überwachen.

DER HOMÖOPATHISCHE ANSATZ

Da die Homöopathie den Menschen als Ganzes behandelt, ist es wichtig, die medizinische Geschichte des Patienten zu kennen, seinen körperlichen und geistigen Zustand, seine Familiengeschichte, seine Symptome, mit denen er kommt, die möglicherweise darunterliegende Pathologie und mögliche Ursachenfaktoren. Eine Tendenz, Disposition und Anfälligkeit für schlechte Gerüche müssen ebenfalls in Erwägung gezogen werden, damit man diese chronische Erkrankung behandeln kann. Nachdem man festgestellt hat, was die besonderen Symptome hervorgerufen hat, wählt der Arzt die Medikamente aus, die ihm entsprechend der Untersuchung und der Analyse des Falles geeignet erscheinen. Die Vorstellung dabei ist die, nicht nur den Patienten zu heilen, sondern sicherzustellen, dass die Gesundheit und das Wohlbefinden wiederhergestellt werden.

DER ANSATZ DES AYURVEDA

Die vier Säulen der Gesundheitserhaltung des Ayurveda sind Reinigung und Entgiftung, Linderung, Verjüngung und geistige sowie spirituelle Hygiene. Ernährung ist ein wichtiges Thema im Ayurveda, aber die besonderen Ernährungsvorschläge für den Patienten sind abhängig von der Erstuntersuchung des Patienten und ändern sich auch von Jahreszeit zu Jahreszeit.

Ayurvedische Behandlungen können Ernährungsveränderungen, Kräuterzubereitungen, Massage, Yoga, Meditation und Atemübungen wie Pranayama enthalten.

Was man tun und was man lassen sollte	
Ernährung	• Viel Obst und Gemüse essen. • Bockshornklee entspannt auf natürliche Weise die Bronchialmuskeln
Sport/Fitness	• Sport hilft, das Gewicht niedrig zu halten, was wiederum der Atmung zugutekommt. • Aerobic oder andere Herz und Kreislauf aktivierende Übungen helfen, mehr Sauerstoff einzuatmen. • Yoga und Pranayama sind die beste Art Sport für das Atemwegssystem.
Schlaf	• 8 – 10 Stunden sind ein Muss!!
Innere Einstellung	• Sorgen Sie dafür, dass Sie oft lachen können – das hilft, die Atmung zu erweitern und Stress zu vermindern. • Sorgen Sie für möglichst wenig Stress. • Techniken wie Yoga Nidra und Entspannungstechniken helfen dabei.
Zu Hause	• Achten Sie auf ein staub- und pollenfreies Umfeld. • Machen Sie Ihr Zuhause zu einer rauchfreien Zone. • Selbst Passivrauchen tut Ihnen nicht gut – bitten Sie um Rücksicht.
Arbeitsplatz	• Langes Sitzen in Räumen mit Klimaanlage sollten Sie vermeiden. • Achten Sie auf mögliche Umweltgifte in Ihrer Umgebung. • Kein Rauchen, bitte! • Vermeiden Sie Pollen, Staub, Hausstaubmilben • Achten Sie auf mögliche Allergien gegen Tiere.

Das Fortpflanzungssystem

Das weibliche Fortpflanzungssystem

Das Fortpflanzungssystem der Frau befindet sich im Beckenbereich und besteht aus Organen, die zusammenarbeiten, um die Menstruation, die Empfängnis, die Schwangerschaft und die Geburt eines Kindes zu ermöglichen.

Es besteht aus der Gebärmutter und der Vagina, die das Sperma empfangen, sowie aus den Eierstöcken, in denen die Eizellen produziert werden und heranreifen. In bestimmten Abständen wird eine Eizelle freigesetzt, die dann durch die Eierstöcke in die Gebärmutter wandert.

Fortpflanzungssystem		Aufgabe	Störungen
Primär	Gebär-mutter	• Ein hormonabhängiges Fortpflanzungs- und Sexualorgan • In der Gebärmutter entwickelt sich der Fötus während der Schwangerschaft.	• Die Gebärmutterwände können sich verdicken und erweitern. • Wenn die Gebärmutterauskleidung ungesund oder instabil wird, kann es die Einnistung beeinträchtigen. • Es kann zu einem hormonellen Ungleichgewicht kommen.
Sekundär	Eier-stöcke	• Eizellen-produzierendes Organ • Kommt immer paarweise vor. • Entspricht den Hoden beim Mann. • Normalerweise wechseln sich die Eierstöcke bei der Ausstoßung der Eizellen monatlich ab.	• Eierstockzysten können zu einer erschwerten Schwangerschaft oder sogar zu Unfruchtbarkeit führen. • Hohe Werte männlicher Hormone können zu Akne, vermehrtem Haarwuchs am Körper, zu einer Gewichtszunahme und zu unregelmäßiger Menstruation führen.

Bezeichnung der Erkrankung	Myome	
Beschreibung	Es handelt sich um gutartige Tumore, die aus den Muskelschichten der Gebärmutter wachsen. Sie machen oft keine Beschwerden und kommen häufiger bei Frauen mit Übergewicht vor.	
Diagnosemethoden	Ultraschall, MRI, Bauchspiegelung	
Frühsymptome	**Art der Behandlung**	**Behandlung**
Starke und schmerzhafte Menstruation	Naturheilkunde	T-Wickel und Bauchkompressen
Rückenschmerzen		YOGA: Alle Beckendrehungen, Baradwajasana, Vakrasana usw.
Unwohlsein im Bauch	Ayurveda	Kräuterabkochungen und Puder
Schmerzen beim Sex		Kräuter-Hüftbad
	Homöopathie	Medikamente wie Apis mel., Silicea, Aur. Mur. Nat.
Erkrankungsstadium	**Art der Behandlung**	**Behandlung**
Aufgeblähter Bauch	Naturheilkunde	Hüftbad, Beckenkompresse
Häufiges oder vermindertes Wasserlassen		Akupunktur
Unfruchtbarkeit	Ayurveda	Panchakarma Behandlungen wie Snehapanam, Vasti and Utharavasti
Fehlgeburten		Uthara Vasthi
Vorzeitige Wehen	Homöopathie	Konstitutionsmittel: Der Fokus liegt auf einem gesunden Zustand der Gebärmutter und der Gebärmutterschleimhaut

Bezeichnung der Erkrankung	Polyzystisches Eierstocksyndrom	
Beschreibung	Es ist eine der am häufigsten vorkommenden Hormonstörungen bei Frauen im fortpflanzungsfähigen Alter und kann zu Unfruchtbarkeit führen. Wird begleitet von unregelmäßiger Ovulation und einem zu hohen Anteil männlicher Hormone.	
Diagnosemethoden	Sonographie, Bauchspiegelung, Bluttests	
Frühsymptome	**Behandlungsform**	**Behandlung**
Unregelmäßige, geringe oder ausbleibende Menstruation	Naturheilkunde	Bauchkompressen, Beckenkompressen, T-Wickel, Akupunktur
Vermehrte Körperbehaarung		Akupunktur
Akne	Ayurveda	Medikamente wie Lodhradhi kashayam, Pushuanaga choornam
Stimme wird tiefer	Homöopathie	Mittel wie Pulsatilla, Calc. Iod., Thuja Biochemische Salze: Silicea, Kalium Iod.
Erkrankungsstadium	**Art der Behandlung**	**Behandlung**
Schütteres Haar auf dem Oberkopf, vermehrter Haarverlust	Naturheilkunde	Behandlungen wie Hüftbäder, Akupunktur, Beckenkompressen
Gewichtszunahme	Ayurveda	Entgiftungstherapien wie Udvarhanam, Snehapanam und Virechanna, begleitet von innerlich einzunehmenden Medikamenten
Depression	Homöopathie	Konstitutionsmittel
Unfruchtbarkeit		

FALLGESCHICHTE:

Patientin mit unerfülltem Kinderwunsch

ERSTGESPRÄCH UND SYMPTOMAUFNAHME

Dies ist der Fall einer Patientin aus dem Libanon. Sie war 36 Jahre alt, als sie zur Behandlung kam. Sie schien sehr nervös zu sein, emotional wenig belastbar und überaus sensitiv. Sie berichtete, dass sie abhängig vom Rauchen und Trinken war. Ihre Enttäuschung darüber, dass sie nicht in der Lage war zu empfangen, obwohl sie eine Östrogenbehandlung hinter sich hatte und künstliche Befruchtungen mit einer oder zwei Einpflanzungen in New York auch keine Schwangerschaft gebracht hatten, spiegelte sich in ihrer negativen Einstellung dem Leben gegenüber. Stress am Arbeitsplatz, die Unfähigkeit abzunehmen und, weit wichtiger, ihre Schuldgefühle, weil sie sieben Jahre lang die Pille genommen hatte (aus Angst, schwanger zu werden), was ihrer Ansicht nach zu ihrer Unfruchtbarkeit geführt hatte, war ein zusätzlicher Grund für ihre Niedergeschlagenheit. Sie klagte über Wassereinlagerungen und ein Gefühl von Aufgeblähtsein, unregelmäßigem Stuhlgang, Verstopfung, und sie zeigte Anzeichen für ein hormonelles Ungleichgewicht.

BEHANDLUNG

Ganz offensichtlich benötigte sie eine Be-

handlung, die sowohl ihren Körper als auch ihren Geist ansprach. Wir schufen deshalb einen Behandlungsplan, der Kräuterwickel, homöopathische und ayurvedische Medikamente, Hydrotherapie, Akupunktur und Aurikula-Therapie umfasste, um sie frei von ihrer Sucht zu machen und ihr gesamtes System zu transformieren und ihm einen neuen biologischen Rhythmus zu verleihen. Beratung, Massage und Körperwickel, die ihr helfen konnten, die emotionalen und geistigen Gedankenmuster und Erinnerungen loszulassen, die sich als Giftstoffe in ihrem physischen Körper manifestiert hatten, begannen nach einer vollständigen Entgiftung ihres Körpers. Das ayurvedische Verjüngungsprogramm wurde von Yoga, Walking, regelmäßiger Bewegung und Meditation begleitet, um sie in die Lage zu versetzen, ein normales Leben zu führen, statt sich in Drogenmissbrauch zu flüchten.

Am Ende ihres mehrwöchigen Aufenthalts zeigte sich durch die homöopathischen Medikamente und den Behandlungsplan eine Normalisierung ihres hormonellen Gleichgewichts.

ERGEBNISSE

Einen Monat, nachdem sie wieder zu Hause war, begannen die Folgen der Behandlung sich zu zeigen. Sie hatte mit ihrem Ernährungsplan, mit Yoga, Pranayama und dem Einnehmen der homöopathischen Medika-

mente zur Leberreinigung und zur geistigen Beruhigung weitergemacht, und innerhalb weniger Monate nach ihrer Rückkehr in die USA wurde sie zu ihrer großen Freude schwanger. Sie setzte die Medikamente nach und nach ab, und ihre Schwangerschaft verlief normal. Offensichtlich waren der Frieden und die Freude, die sie in sich selbst gefunden hatte, die Ursache für ihre Veränderungen.

Obwohl die meisten Patienten mit einer vielschichtigen Erkrankung kommen, ist es interessant zu bemerken, dass die ganzheitliche Diagnose und der Behandlungsplan oft auch alle anderen Gesundheitsthemen ansprechen und den ganzen Menschen heilen statt nur ein besonderes Problem. Die Behandlung scheint den Menschen wieder in einen Zustand der Harmonie von Körper, Geist und Seele zu versetzen.

Was man tun und was man lassen sollte	
Ernährung	• Nahrungsmittel mit hohem Calcium-Gehalt zu sich nehmen: Milch mit niedrigem Fettgehalt, Joghurt, Brokkoli, Lachs • Nahrungsmittel mit komplexen Kohlehydraten verzehren wie Vollkornbrot, frisches Obst, Gemüse
Sport/Fitness	• Sport ist ausschlaggebend, um ein gutes Körpergewicht zu erhalten
Schlaf	• Sorgen Sie für einen wirklich ruhigen Schlaf, dann werden Ihre Hormone ausgeglichen sein
Innere Einstellung	• Sorgen Sie für ein gutes Stressmanagement
Allgemeines	• Keine künstlichen Zucker • Wenig Koffein, möglichst kein Alkohol
Zu vermeiden	• Achten Sie darauf, dass Sie an Ihrem Arbeitsplatz keiner Strahlung ausgesetzt sind, ebensowenig Chemikalien, die negative Wirkungen auf Ihr Gesamtsystem haben können. • Rauchen Sie bitte nicht, da das Rauchen die Eierstöcke schädigt. • Vaginalinfektionen schädigen die Gebärmutter. • Vermeiden Sie ungeschützten Sex.

Das männliche Fortpflanzungssystem

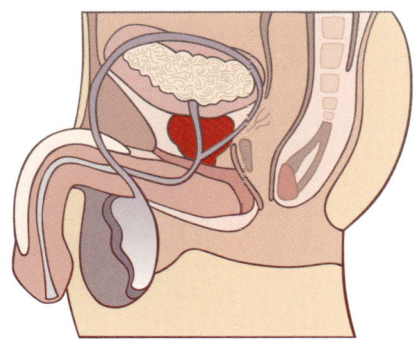

Das Fortpflanzungssystem eines Mannes ist verantwortlich für die Produktion, die Erhaltung und den Transport der Spermien (der männlichen Fortpflanzungszellen) und der schützenden Flüssigkeit, des Samens. Die Fortpflanzungsorgane stellen sicher, dass die Spermien während des sexuellen Verkehrs in den weiblichen Fortpflanzungsbereich entladen werden.

Verschiedene Organe des männlichen Fortpflanzungssystems sind für die Produktion und die Absonderung von Sexualhormonen verantwortlich, die ihrerseits das System selbst aufrechterhalten. Anders als das weibliche Fortpflanzungssystem befinden sich die meisten männlichen Fortpflanzungsorgane außerhalb des Körpers, wie beispielsweise der Penis, das Skrotum und die Hoden. Andere, zweitrangige Organe sind u.a. die Nebenhoden, ein langer, zusammengerollter Schlauch, der auf der Rückseite jedes Hodens ruht und die Spermienzellen, die in den Hoden produziert worden sind, weitertransportiert; außerdem der Samenleiter, eine Muskelröhre, der die Spermien zur Harnröhre transportiert und entweder Urin oder die Spermien nach außen aus dem Körper befördert, und Drüsen wie die Prostata oder die Harnröhrenzwiebeldrüse, die die Flüssigkeit für den Samenausstoß und die Befeuchtung bereitstellen.

Fortpflanzungssystem		Aufgabe
Primär	Hoden	Ovale Organe, die im Skrotum liegen und paarweise vorkommen Produzieren Testosteron, das wiederum Spermien herstellt
Sekundär	Skrotum	Loses, sackartiges Hautteil, das hinter und unter dem Penis hängt Enthält die Hoden Sorgt für eine ausgeglichene Temperatur zur Spermienproduktion
	Penis	Organ, das beim Sexualverkehr eingesetzt wird Enthält eine Vielzahl von empfindlichen Nervenendungen Beim Orgasmus ejakuliert das Organ Samen, das die Spermien enthält

FALLGESCHICHTE: ERKTIONSSTÖRUNGEN

Dies ist der Fall eines 30-jährigen Mannes, der zu uns wegen seiner hohen Cholesterinwerte, wegen Hautfurunkeln und Erektionsstörungen kam. Er bekam aufgrund seiner Cholesterinwerte eine kontrollierte Diät sowie allopathische Medikamente. Der Appetit und Durst des Patienten war normal. Sein Stuhlgang war gut, und er schlief auch gut, obwohl er manchmal schnarchte.

ERSTGESPRÄCH

Der Patient war ein künstlerischer Mensch, der Gedichte schrieb und Musik liebte. Er reiste gern, und seine Tätigkeit gab ihm auch die Möglichkeit dazu. Sein ganzes Leben hatte er meist in Hotels verbracht und war eine Art Einzelgänger. Er hatte Angst vor Konflikten und Konfrontationen, mochte keinen Streit in Beziehungen und versuchte alles, um ihnen aus dem Weg zu gehen.

Sieben Jahre zuvor hatte er seine Spermien auszählen lassen und es stellte sich heraus, dass er nur wenige Spermien hatte. Dafür hatte er homöopathische Medikamente bekommen. Vor zehn Jahren hatte er Rückenschmerzen entwickelt, hatte eine Mandelentzündung in der Kindheit gehabt und litt unter vermehrter Säurebildung.

Seine Familiengeschichte ergab Herzprobleme auf der Vaterseite, Eierstockzysten und Diabetes bei der Mutter und Bluthochdruck bei der Schwester. Es gab eine Menge Themen in der Familie zwischen der Mutter, der Schwiegermutter und seiner Ehefrau.

BEHANDLUNGSPLAN UND WIRKUNGEN

Wir empfahlen dem Patienten eine Mischung aus Beratung und homöopathischer Behandlung. Sein Zustand verbesserte sich sehr, seine Erektionsstörungen verbesserten sich, ebenso seine Cholesterinwerte. Seine Furunkel gingen zurück.

FALLGESCHICHTE: GUTARTIGE PROSTATA-VERGRÖSSERUNG

Dies ist der Fall eines 67-jährigen Mannes, der mit einer leichten Prostata-Vergrößerung von 4,2x4,9x3,8cm mit einem Nachleerungsvolumen von 20 ml zu uns kam. Er hatte auch Gallensteine, die zehn Jahre zuvor diagnostiziert worden waren, eine Unterfunktion der Schilddrüse und nahm Tyroxin 100mg. Er hatte einen Hörsturz im rechten Ohr gehabt und litt unter einer Schleimhautverdickung der Siebbein-Nebenhöhlen. Sein unterer Rücken schmerzte, insbesondere, wenn er irgendein Gewicht anhob, und er musste immer mit Stützkissen sitzen. Er hatte Schmerzen im Bereich der Genitalien und seine Haut hatte eine Tendenz, Narben zu bilden. Er nahm Tabletten gegen Bluthochdruck, hatte einen guten Appetit und trank ausreichend Wasser. Sein Stuhlgang war normal und regelmäßig und er schwitzte nicht zu viel. Er wachte morgens gegen drei Uhr auf, um zur Toilette zu gehen, und konnte hinterher nur schlecht wieder einschlafen.

ERSTGESPRÄCH

Der Patient war ein ehemaliger Bankmanager im Ruhestand und hatte eine sehr schwere Kindheit gehabt. Er kam aus einer finanziell sehr armen Familie und hatte als Kind sehr viele Verantwortlichkeiten und Pflichten. Er hatte die Gesamtverantwortung für die Familienfinanzen einschließlich der, die Schulden seines Vaters abzutragen und seine drei Schwestern gut zu verheiraten. Er ist eine sehr entscheidungsfreudige Persönlichkeit mit starkem Willen, seine Herausforderung zu bewältigen. Er ist sehr diszipliniert und von Natur aus sehr akribisch.

Er beschrieb, dass er während seiner Berufstätigkeit sehr oft sein Mittagessen ausließ, weil er keine Zeit dafür hatte. Die Familiengeschichte zeigte Narbenbildung bei seinem Vater und Dickdarmkrebs bei der Mutter. Die anderen Familienmitglieder waren nach wie vor bei guter Gesundheit.

BEHANDLUNGSEMPFEHLUNG UND WIRKUNG DER BEHANDLUNGEN

Der Patient erhielt eine ganzheitliche Behandlung. Er bekam homöopathische Medikamente und ayurvedische Behandlungen einschließlich einer besonderen Diät, Yoga und Atemübungen. Nach Abschluss der Behandlung zeigte die Nachuntersuchung, dass die Prostata-Vergrößerung deutlich zurückgegangen war und auch seine Beschwerden mit dem Wasserlassen hatten sich verbessert. Sein allgemeiner Gesundheitszustand und sein Wohlbefinden hatten sich deutlich verbessert.

Eine Prostata-Vergrößerung ist unter älteren Männern sehr verbreitet und wir haben viele solcher Patienten in unserer Praxis. Mit unserer Behandlung haben wir eine deutliche Verbesserung bei allen festgestellt, wenn sie homöopathische Medikamente, ayurvedische Behandlungen und eine naturheilkundliche Diät bekommen.

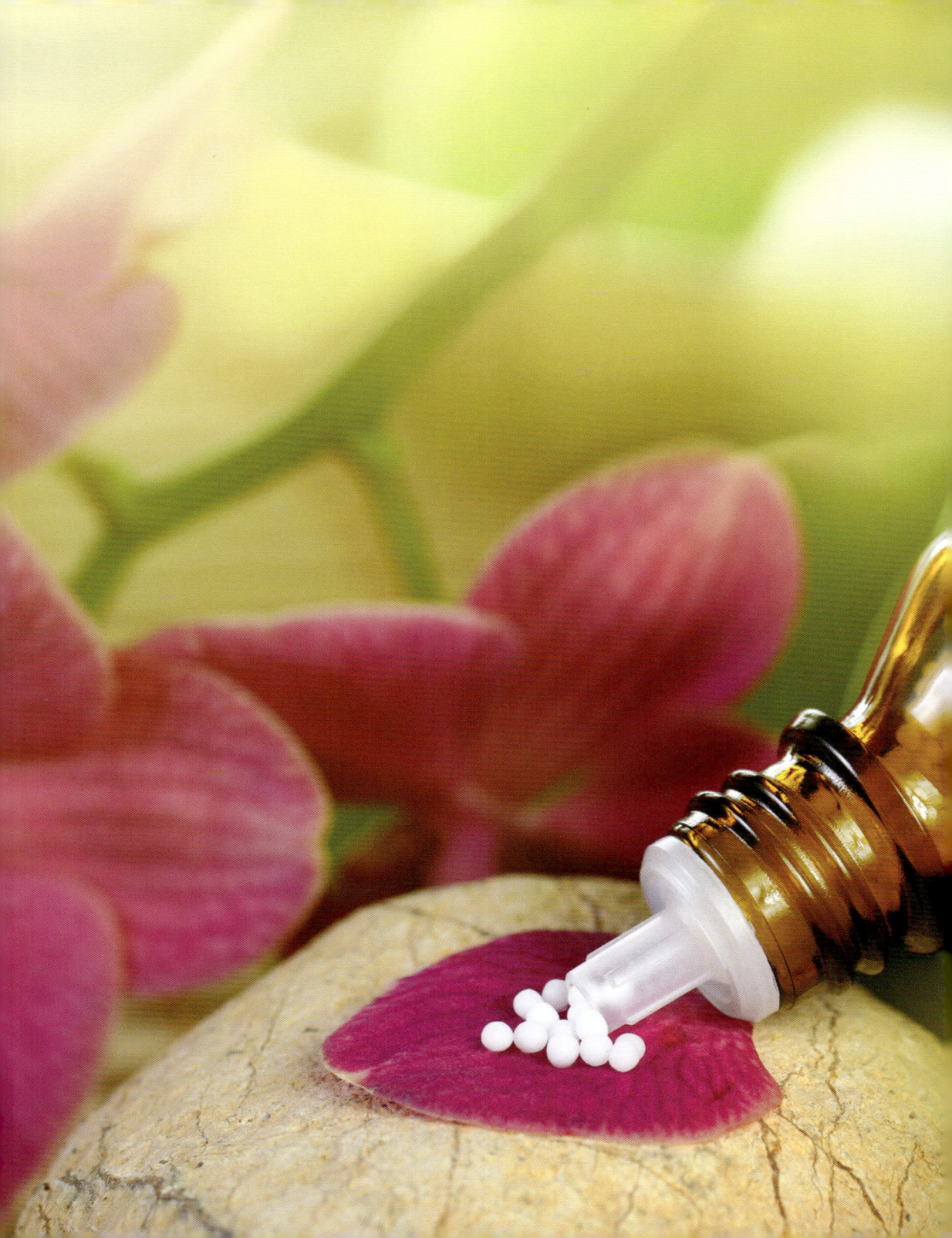

INDISCHE MEDIZINSYSTEME

8

Unter Alternativmedizin versteht man jede Form von medizinischer Praxis, die sich von konventionellen Heiltechniken, besonders der typisch westlichen Medizin unterscheidet. Beispiele für solche indischen Medizinsysteme sind Ayurveda, Homöopathie und Naturheilkunde.

Manche Ärzte und Heilpraktiker glauben, dass der Einsatz alternativer Therapien zusätzlich zu konventionellen Verfahren die Wirksamkeit der Behandlung erhöht. Dieser Ansatz wird als Komplementärmedizin bezeichnet. Beide Medizinsysteme haben darum ihren eigenen Platz in der Welt des Heilens. Die westliche Medizin ist notwendig in allen Notfällen, zum Beispiel, wenn es um chirurgische Eingriffe geht, aber bei allen chronischen Erkrankungen und wenn es um die Heilung nach einer Operation geht, sind ganzheitliche und alternative Therapien extrem nützlich.

Homöopathie

Die Homöopathie begann 1796 und wurde von Samuel Hahnemann entdeckt, der das Gesetz formulierte „Gleiches mit Gleichem heilen", was einem Naturgesetz entspricht. Hahnemann, ein deutscher Wissenschaftler, entdeckte die Wahrheit hinter diesem Gesetz, und in den 200 Jahren, die seither vergangen sind, ist es experimentell und klinisch bestätigt worden. In seinen eigenen Worten: „Das höchste Ideal der Heilung besteht darin, die Gesundheit schnell, sanft und dauerhaft wiederherzustellen, und die gesamte Krankheit in der kürzesten, sichersten und am wenigsten schädlichen Weise zu beseitigen und zu zerstören, und zwar entsprechend klarer und nachvollziehbarer Prinzipien". Auf solchen Prinzipien basiert die Wissenschaft von der Homöopathie.

Samuel Hahnemann war ein medizinisches Genie, dessen Gedankengänge seiner Zeit weit voraus waren. Es experimentierte mit sich selbst und setzte dabei Chinin ein, und die Ergebnisse brachten ihn dazu, sein „Gesetz der Ähnlichkeiten" zu formulieren. Er entdeckte auch das Prinzip des Einsatzes kleiner Dosierungen und führte eine Menge Experimente an sich selbst und mit anderen durch, wobei er winzigkleine Dosierungen einsetzte, die so genannten

„Prüfungen". Die moderne Homöopathie vertraut immer noch auf die Prüfungen, die von Hahnemann und seinen Nachfolgern entwickelt worden sind. Man glaubt ebenfalls, dass er die Vorstellung entwickelte, die Medikamente aufgrund der Persönlichkeit, der „Konstitution" des Patienten einzusetzen.

Die Prinzipien

A. Das Gesetz der Ähnlichkeiten oder das Gesetz der Heilung: Dieses Gesetz zeigt, dass das gewählte Heilmittel in der Lage ist, eine Reihe von Symptomen in einem gesunden Menschen zu provozieren, die denen ähneln, die man an einem Patienten beobachten kann, und das deshalb zu dem Prinzip des „Gleiches mit Gleichem heilen" passt.
Um ein Beispiel zu geben: Die Wirkungen, die eintreten, wenn man eine Zwiebel schält, sind denjenigen einer akuten Erkältung sehr ähnlich. Das Heilmittel, das man aus der roten Zwiebel herstellt, Allium cepa, wird darum eingesetzt, um die Art von Erkältung zu behandeln, deren Symptome denen ähneln, die wir bekommen, wenn wir eine Zwiebel schälen. Dies ist ein oft erprobtes und bewährtes Prinzip.

B. Das Gesetz des einzigen Mittels: Dieses Gesetz behauptet, dass zu einem bestimmten Zeitpunkt nur ein einziges homöopathisches Medikament verschrieben werden sollte. Diese Regel hilft, Verwirrungen zu vermeiden und potentielle Heilmittel-Interaktionen zu unterbrechen sowie den Behandler in die Lage zu versetzen, die Wirkung des Heilmittels auf den Patienten in ihrer Gesamtheit vollständig zu verstehen.

C. Das Gesetz der Minimaldosis: Das für den Patienten ausgewählte Medikament sollte in einer Minimaldosis verschrieben werden, damit es, wenn es verabreicht wird, keine toxische Wirkung auf den Körper ausübt. Es wirkt lediglich als Katalysator, um die bereits vorhandenen Abwehrmechanismen des Körpers zu stimulieren und zu stärken. Die Dosierung braucht nicht häufig wiederholt zu werden.

Als medizinisches System ist die Homöopathie äußerst wissenschaftlich, logisch, sicher, schnell und extrem wirkungsvoll, um zu heilen. Sie bietet langfristige bis vollständige Heilungen von Erkrankungen, da sie die Krankheit an der Wurzel angeht.

Die Heilmittel werden aus natürlichen Substanzen und nach präzisen Vorgaben hergestellt, und sie arbeiten so, dass sie die körpereigenen Heilkräfte anregen.

Eine Erkrankung beeinflusst Körper und Geist und stört auf diese Weise den Gesamtorganismus. Deshalb glaubt die Homöopathie nicht daran, dass man unterschiedliche Medikamente für unterschiedlich beeinträchtigte Körperbereiche geben sollte, sondern zieht es vor, ein einziges Konstitutionsmittel zu finden, das die gestörte Balance zwischen dem Geist und dem Körper des Patienten als ganzheitliches System wiederherstellen kann.

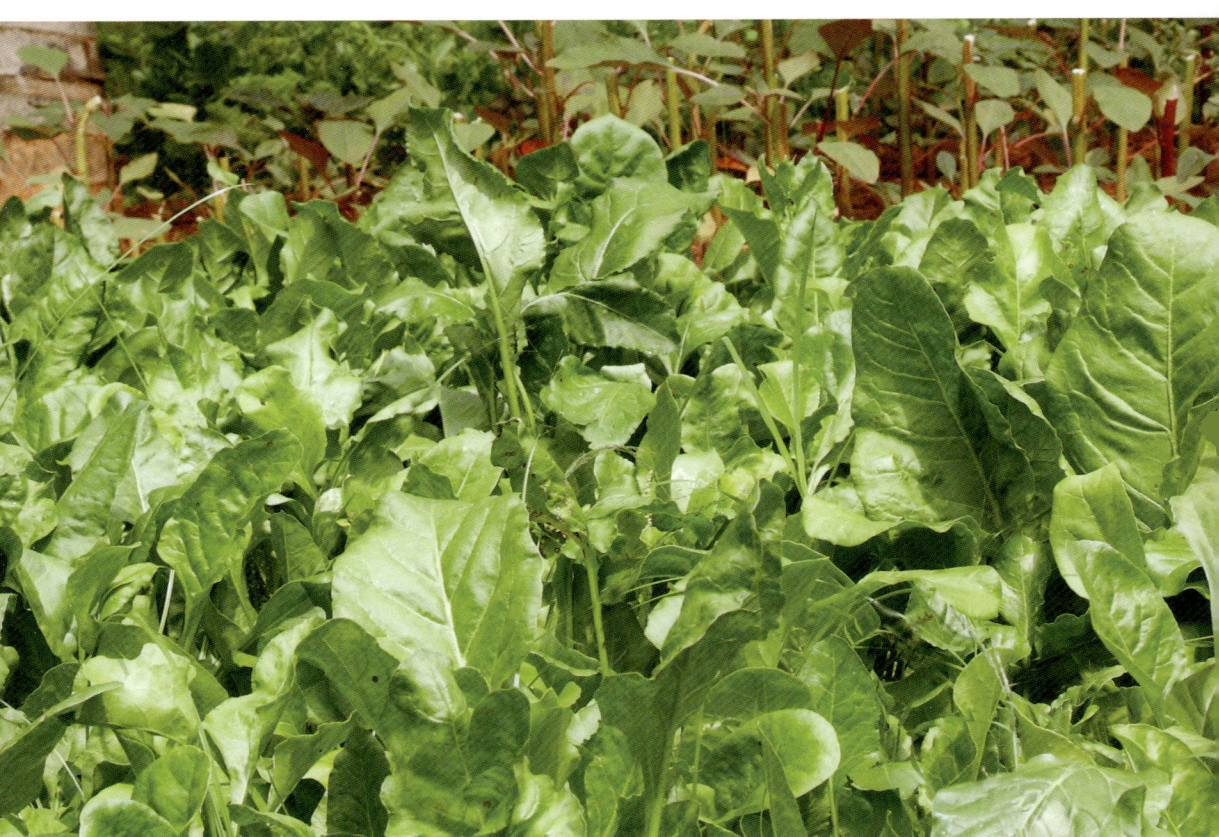

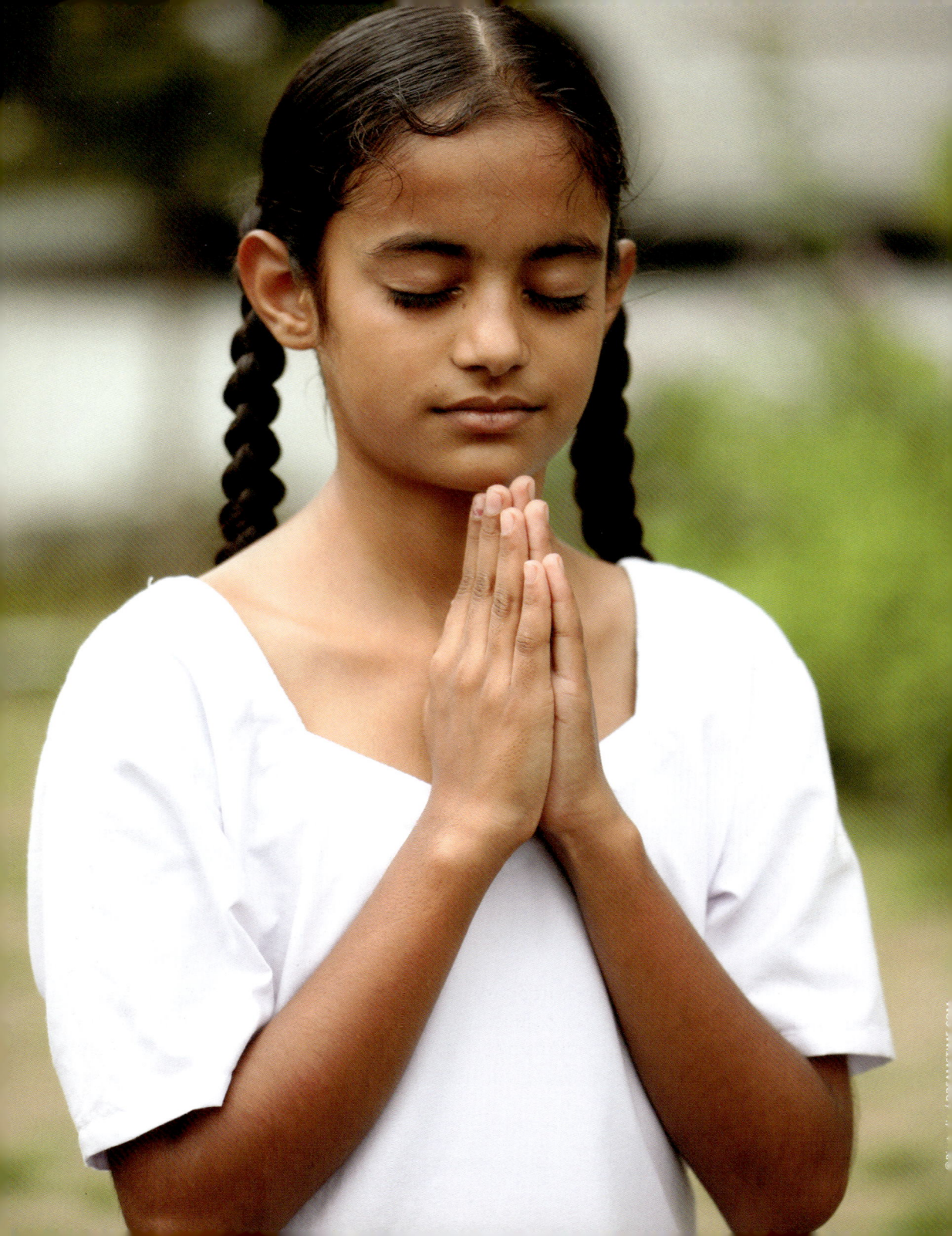

Kinder und Homöopathie

Die meisten Kinderkrankheiten, wie Erkältung, Husten, Fieber, Übelkeit, Durchfall, Ruhr, Koliken, Mandelentzündung, Bronchitis, Asthma, Masern, Windpocken, Mumps, Zahnwuchsprobleme usw., reagieren sehr gut auf homöopathische Medikamente, wenn sie rechtzeitig gegeben werden.

Homöopathie hat auch eine sehr gute Wirkung, wenn sie eingesetzt wird, um charakterlichen und Verhaltensproblemen in Kindern zu begegnen, wie beispielsweise Reizbarkeit, Bockigkeit oder Halsstarrigkeit, Wutanfälle, Phobien und Ängste, Zerstörungswut, Daumenlutschen, Nagelbeißen oder Bettnässen. Sie wird auch angewandt bei Kindern mit Entwicklungsproblemen, seien diese nun körperliche oder geistige Entwicklungsverzögerungen. Sie haben keinerlei Nebenwirkungen. Sie beeinträchtigen weder die Verdauung noch verursachen sie Allergien oder Schäden, selbst wenn man sie über lange Zeit einnimmt. Da die homöopathischen Mittel im Geschmack süß sind, nehmen Kinder sie gerne ein.

Das soll nicht bedeuten, dass Homöopathie bei Kindern besser wirkt. Aber sie ist ein bewährtes, sicheres und wirksames Medizinsystem für verschiedene akute und chronische Krankheiten, bei Kindern ebenso wie bei Erwachsenen. Homöopathische Medikamente haben ihre Wirksamkeit bei der Behandlung akuter Erkrankungen wie Erkältungen und Husten, ernsthaften Magenentzündungen, Fieber, Schmerzen und schmerzhaften Zuständen bewiesen. Abgesehen davon werden homöopathische Medikamente bekanntermaßen und höchst erfolgreich auch bei chronischen Erkrankungen eingesetzt.

Krankheiten wie allergischer Schnupfen, Asthma, Reizdarm, Migräne, Myomen, Hämorrhoiden, chronischen Rückenschmerzen usw. sind alle schon erfolgreich von homöopathischen Ärzten auf der ganzen Welt behandelt worden.

Der einzigartige Ansatz, der bei der Zubereitung homöopathischer Medikamente angewandt wird, stellt sicher, dass das Endprodukt nur noch die „dynamisierte Heilkraft" des Heilmittels enthält. Durch ein besonderes Herstellungsverfahren, das „Potenzierung" genannt wird, werden mehr als 2500 homöopathische Heilmittel aus Pflanzen, Tieren, Mineralien und/oder chemischen Präparaten hergestellt. Dadurch sind die Heilmittel mit ihrer extrem genauen Dosierung ungiftig, absolut harmlos und bringen eine sichere und gesicherte Heilung. Homöopathische Heilmittel sind dynamische Vermittler, die die körpereigene Energie beeinflussen.

Eine der weitreichenden Erkenntnisse von Hahnemann über die Existenz lebendiger, spezifischer ansteckender Mikroorganismen war seine Verallgemeinerung, dass diese die Ursache für den größten Teil aller wahren Krankheiten darstellten. Er nahm nun die Gesamtmasse der krankmachenden Erscheinungen, eliminierte als Erstes all die zahlreichen Symptome und Krankheiten, die in ansonsten gesunden Menschen lediglich lokal, vorübergehend und funktionell vorkommen und nicht-spezifischen Ursachen geschuldet sind, wie Diätfehlern oder Fehlern in der Lebensführung, mechanischen Verletzungen, übertriebenen Strapazen oder Schwelgereien, emotionalen Exzessen usw. Dies, so meinte Hahnemann, seien keine wahren Krankheiten, sondern reine Indispositionen, die unter normalen Umständen von allein wieder verschwinden würden, wenn die Ursache beseitigt würde oder wenn man sich um korrigierende Hygienemaßnahmen, richtige Ernährung, eine bessere Einstellung oder mechanische Maßnahmen bemühen würde. Sie bräuchten normalerweise keine Medikamente.

Unter diese Klasse von Fällen kann man viele der sogenannten

Arbeitserkrankungen zählen, die dadurch verursacht werden, dass gesunde Menschen krankmachenden Einflüssen ausgesetzt sind, die entweder ihrer Umgebung oder Berufswahl innewohnen, seien es nun ungesunde Gebäude, Dämpfe oder Chemikalien, denen man ausgesetzt ist, die Aufnahme von Mineralien wie Blei oder Kupfer usw. Die Behandlung solcher Krankheiten erfordert gewöhnlich nichts weiter, als dass man die Ursache der Krankheit entfernt und, in manchen Fällen, ein Gegenmittel gegen die Giftstoffe verabreicht, sei es nun ein chemisches oder durch dynamische Prozesse hergestelltes Mittel.

Es ist wichtig für einen Homöopathen, zu wissen, wann und wo Akutheilmittel am besten eingesetzt werden. Die Wahl des richtigen Heilmittels beinhaltet, ein Mittel zu finden, das in seinem Ausdruck dem

Konstitutionelle Heilmittel

Homöopathische Heilmittel werden nicht der Krankheit des Menschen entsprechend verordnet, sondern seiner Konstitution entsprechend. Beispiel: Ein Mensch kann Kopfschmerzen haben, aber diese Kopfschmerzen können auf hundert verschiedene Ursachen zurückgehen. Ein Homöopath konzentriert sich nun nicht auf die Erscheinungsform der Krannkheit, sagen wir Arthritis, Bronchitis oder Krebs, sondern auf alle mentalen, emotionalen und körperlichen Aspekte des Patienten. Jeder Patient wird als ein einzigartiges Wesen betrachtet.

Menschen ähnelt, dem es verschrieben wird. Naturheilkundliche Medikamente haben nämlich, wie Menschen, ihre ganz eigenen Ausdrucksformen. Nicht zwei sind gleich. In der Homöopathie gibt es Tausende verschiedener Heilmittel. Ein Heilmittel auszuwählen, das dem Patienten wirklich ähnelt, bedeutet, dass man die einzigartige Ausdrucksform der Gesundheit des Patienten in der Tiefe verstanden hat.

Die klassische konstitutionelle Homöopathie ist darum von ihrer traditionellen Entwicklung her eine ganzheitliche Heilkunst, die auf das Bild der Symptome eines Menschen schaut, wobei psychologische, emotionale, körperliche und erbliche Informationen über den Menschen mit einbezogen werden. Der Arzt muss deshalb eine ausführliche Fallgeschichte aufnehmen, durch die er einen Einblick in die Gesamtheit seiner Symptome erhält.

Dann kommt es zu einem Prozess der Repertorisierung – des Studiums der möglichen Heilmittel für die Ganzheit der Symptome und der Auswahl des idealen Heilmittels, was die verschiedenen Aspekte des Organon-Prinzips zusammenbringt. Das Endergebnis ist ein Konstitutionsmittel für einen ganz einzigartigen Menschen. Dieses Konstitutionsmittel muss jedoch immer wieder überprüft und später je nach Konstitution angepasst oder mit weiteren Heilmitteln ergänzt werden. Ein Heilmittel, das auf diese Weise gefunden wird, unterstützt den konstitutionellen Aspekt des Menschen und ist eine entscheidende Hilfe zur Heilung der Erkrankung.

Das aber bedeutet, dass eine homöopathische Behandlung im hohen Maße individuell ist. Hahnemann riet, dass man zu jeder gegebenen Zeit einem Patienten zunächst nur ein einziges Heilmittel verabreichen sollte, nämliche dasjenige, das die größte Ähnlichkeit mit seiner Erkrankung besitzt.

Wenn man sie auf sorgfältige Weise auswählt und anwendet, dann kann eine homöopathische Konstitutionsbehandlung eine tiefgreifende Heilreaktion einleiten. Sie kann extrem wirksam sein, um chronische und Langzeitprobleme zu behandeln. Sie versucht, die körperliche und emotionale Konstitution des Patienten anzugehen. Sie geht zu den Wurzeln des Problems und versucht nicht nur sie zu bedecken. Sie stärkt das Abwehrsystem des Körpers, hilft bei der Beseitigung zahlreicher Gesundheitsprobleme und vermehrt sein Gefühl von Wohlbefinden und Glück.

Ein homöopathischer Arzt ist der einzige Arzt, der ein wirklicher Hausarzt für die ganze Familie sein kann.

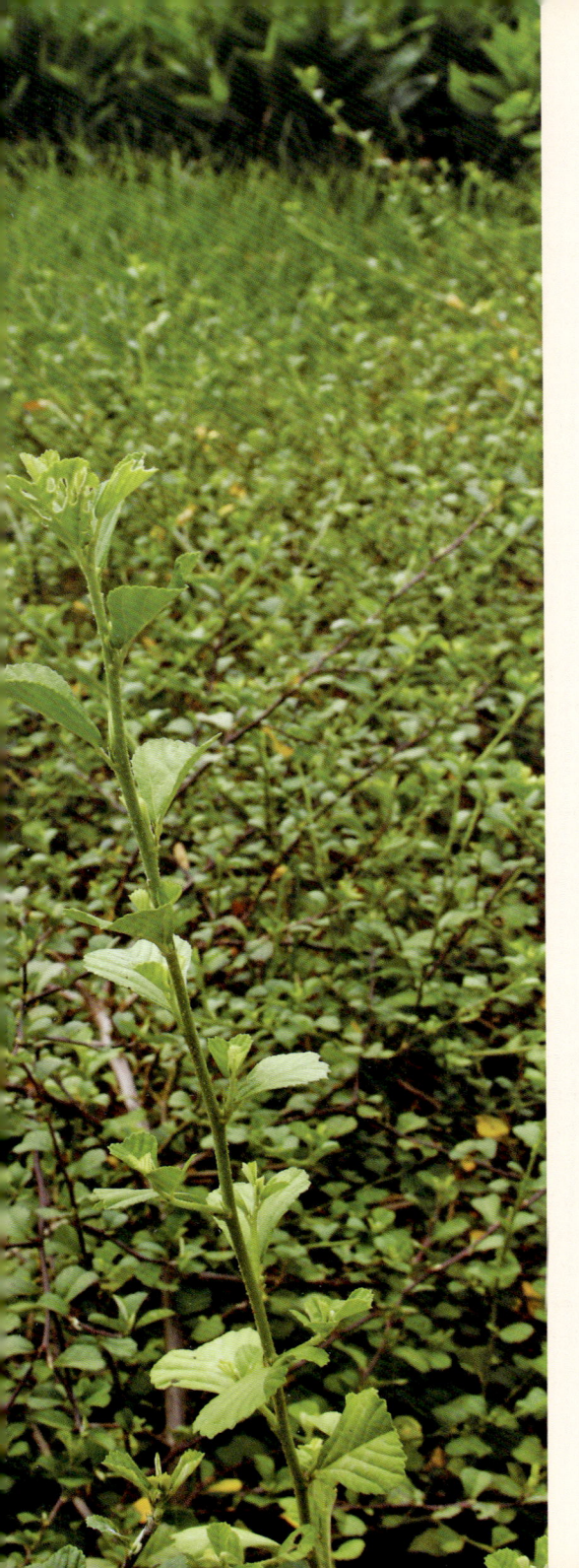

Akutheilmittel

In der Homöopathie wird derjenige Aspekt oder Teil der Behandlung, der eine Krankheit behandelt, die einen abrupten Beginn hatte und sofortige Aufmerksamkeit benötigt, eine „akute" Behandlung genannt, die eine „Akutverschreibung" oder ein „Akutheilmittel" benötigt. In diesem Fall bezieht sich das Wort „akut" vor allem auf die Geschwindigkeit des Ausbruchs und auf den selbstbegrenzenden Charakter der Krankheit und nicht so sehr auf die Schwere der Erkrankung.

Erkältungen, Halsentzündungen, Insektenstiche, Schnitte, Schürfwunden, Erbrechen, Durchfall, Fieber oder Muskelschmerzen sind alles Beispiele für Erkrankungen, die eine Akutverschreibung benötigen. Ähnlich ist es bei einem Menschen, der in einer akuten Krise ist, sei es nun, dass er einen ernsthaften Unfall hatte oder ein emotionales Trauma erlitten hat oder dass er unter einer virulenten Infektion wie einer echten Grippe leidet.

Die Behandlung in all diesen Fällen ist ein Akutmittel. Kein Heilmittel ist ausschließlich und von Natur aus ein Akutmittel. Ein Heilmittel wird akut oder chronisch eingesetzt, je nachdem, welches Behandlungsziel der Homöopath damit verfolgt und wie er es anwendet. Die Heilmittel, die in der Akuthomöopathie verschrieben werden, sind darauf ausgerichtet, die innere Fähigkeit des Körpers zu stimulieren, sich selbst zu heilen, und nicht darauf, die Symptome zu unterdrücken. Akutverschreibung kann innerhalb gewisser Grenzen bei den Patienten zu Hause vorgenommen werden.

Ayurveda

Ayurveda, was wörtlich die Wissenschaft bzw. das Wissen vom Leben bedeutet, ist das traditionelle, ganzheitliche Heilsystem Indiens. Von einigen Wissenschaftlern als die Mutter aller Heilsysteme bezeichnet, datiert sein Ursprung etwa 5 000 Jahre zurück. Das darin enthaltene Wissen ist angeblich Weisen im Zustand tiefster Meditation übermittelt worden. Es wurde in den Veden aufgenommen und später in der Caraka Samhita (etwa 1500 vor Christus), in der Sushruta Samhita (etwa 300-400 vor Christus) und in der Ashtanga Hrdyam, die gemeinsam bis heute die Grundlage der Prinzipien des Ayurveda bilden, wie es immer noch praktiziert wird. Diese Texte enthalten eine enorme Menge an Information über den Umgang mit zahlreichen Krankheiten. Spätere Texte und Forschungen ergänzten und vervollständigten diese Grundlagen des Wissens.

Als die Briten nach Indien kamen, wurden diese medizinische Systeme, die im indischen Volk traditionell verankert waren, von den Regierenden aktiv unterdrückt, und die westliche Medizin wurde aktiv und offiziell gefördert. Das indische Medizin-System wurde als zweitklassig gebrandmarkt, man sagte, es werde hauptsächlich von eingeborenen Behandlern und nur von den Armen des Volkes genutzt. Nach 1947 jedoch (dem Jahr der Unabhängigkeit Indiens, Anm. d. Übersetzerin) bekam Ayurveda einen Teil seiner Seriosität zurück, wie man an der großen Anzahl der Schulen für ayurvedische Medizin sehen kann, die überall im Land errichtet wurden. Aber Ayurveda gilt immer noch als zweitklassiges System der Gesundheitsbehandlung in Indien, obwohl mehr und mehr Behandelnde ayurvedische Praktiken in ihre Heilformen aufnehmen.

Mitte der 70er Jahre dann wurde Ayurveda im Westen populär, als indische Lehrer sie zusammen mit Meditation und Yoga mitbrachten. Die drei Bestandteile Yoga, Meditation und Ayurveda wurden als Lösung bekannt, um die Gesundheit wiederherzustellen und, vielleicht noch wichtiger, um die Gesundheit durch eine Harmonie von Körper, Geist und Seele zu erhalten.

Heutzutage gibt es allopathische und ayurvedische Behandler, die zusammenarbeiten, um eine integrierte Gesundheitsversorgung für ihre Patienten bereitzustellen. Die Nützlichkeit ayurvedischer Heilmittel zur Verminderung des Risikos von Herz-Kreislauf-Erkrankungen, einschließlich des Bluthochdrucks, der Cholesterinwerte und der Stressreaktion, sind alle gut dokumentiert und auch von allopathischen Behandlern anerkannt. Einige Krebspatienten, die

> Ayurveda heilt nicht die Krankheit eines Menschen, es heilt vielmehr den Menschen, der die Krankheit hat.

alternative Behandlungsformen zu einer Chemotherapie suchen, haben auch von dem Einsatz ayurvedischer Behandlungen profitiert. Ayurveda ist ebenso bekannt dafür, dass es gewisse Infektionskrankheiten behandeln kann.

Ayurveda ist sehr wirksam, wenn es darum geht, die Gesundheit wiederherzustellen und den Alterungsprozess durch das Abfangen und Auflösen freier Radikaler, durch eine Immunmodulation, durch eine Modulation der Neurotransmitter im Gehirn und durch hormonelle Behandlungswirkungen aufzuhalten.

Auyrveda geht davon aus, dass ein Mensch dann erkrankt oder an einer Krankheit leidet, wenn er nicht mehr in Harmonie mit seiner Umgebung lebt. Wenn wir schädlichen menschengemachten oder natürlichen Vorkommnissen in unserer Umgebung ausgesetzt sind, dann werden unser Körper, unser Geist und unsere Seele durch diesen Verlust der Balance geschwächt. Jede Schädigung in unserer inneren Umwelt erzeugt einen Zustand von Unruhe. Die Bakterien, die Viren, die Pathogene in unserer

Umgebung beeinflussen unsere Körpersysteme und unterbrechen den Energiefluss in die verschiedenen Körperbereiche. Der Schmerz und das Unbehagen, die wir empfinden, ist der Weg, den unser Körper wählt, um uns auf einen Zustand des Ungleichgewichts oder des Unbehagens aufmerksam zu machen und uns darauf hinzuweisen, uns nach innen zu wenden. Die Behandlung für die Erkrankung besteht deshalb darin, Bedingungen herzustellen, die diese Harmonie und dieses Gleichgewicht wieder erzeugen können.

Um dies zu tun, besteht der erste Schritt darin, uns nach innen zu wenden, sagen die Behandler des Ayurveda. Nur dann werden wir die Faktoren entdecken, die unsere Disharmonie verursachen. Wenn wir sie einmal entdeckt haben, dann können wir die notwendigen Veränderungen in unserem Lebensstil vornehmen, die eine Heilung begünstigen.

Da jeder Mensch, jedes Auftreten einer Krankheit und jede Disharmonie einzigartig sind, müssen sie auch unterschiedlich behandelt werden. Es gibt nicht eine Behandlung oder ein Heilmittel, das für alle Menschen mit denselben Symptomen passt, keine „einheitliche Regel", die auf alle Menschen anwendbar ist. Alle Empfehlungen und Behandlungen beziehen sich daher auf die Konstitution eines einzelnen Menschen, auf seine derzeitigen Beschwerden und auf die Jahreszeit.

Die drei Doshas

Nach den Lehren von Ayurveda hat jeder von uns eine besondere Konstitution, die aus der Kombination der drei Doshas, den subtilen Körperenergien besteht:

VATA
Ermöglicht die Bewegung der Nährstoffe in die Zellen des Körpers.

PITTA
Ermöglicht die Verdauung und die Verstoffwechselung dieser Nährstoffe.

KAPHA
Ermöglicht den Zusammenhalt des Körpers durch die Befeuchtung und Erhaltung der Zellstruktur.

Unser Energiesystem enthält alle drei Doshas, aber eins von ihnen ist unsere vorrangige Energie, dann folgt eine zweite und die dritte ist eher nachrangig. Diese Grundenergien, die in Myriaden von Kombinationen vorkommen, sind für unsere Individualität verantwortlich und machen uns zu dem, was wir sind, sie zeigen an, wo unsere Stärken liegen und wo unsere Anfälligkeiten sein könnten. Das Übermaß oder der Mangel in unserem erstrangigen und/oder zweiten Dosha und das Vorhandensein von Umweltgiften aufgrund unserer Lebensweise kann eine Dysbalance in unserer Zellfunktion verursachen, die wir gewöhnlich als Krankheit wahrnehmen. Jeder von uns hat eine ganz einzigartige Art und Weise, diese Dysbalance zum Ausdruck zu bringen, als Erkrankung oder Unwohlsein im physischen Körper, im Geist oder in unserer Umwelt.

Wir kommunizieren mit unserer Umwelt durch unsere fünf Sinne und diese Kommunikationen, oder besser Impressionen, werden in unserem Geist als Gedanken registriert. Diese Impressionen können eine Farbe sein, ein Geräusch, eine Kombination von Farben oder Geräuschen oder Farben und Geräusche mit unterschiedlichen Schwingungsfrequenzen. Sie werden zu uns projiziert durch unsere Kleidung, durch unsere Ernährung, durch unsere Wohnungen oder unsere Erlebnisse bei der Arbeit, durch unsere Interaktion oder unsere passive Aufnahme von Vorstellungen, Meinungen, die wir durch die verschiedenen

Medien erhalten, durch unsere Selbstreflexion oder durch klar definierte Quellen, von denen wir annehmen, dass sie außerhalb unserer Kontrolle liegen.

Eine ayurvedische Behandlung erfordert den „bewussten" Einsatz verschiedener Reize, um das richtige Umfeld bereitzustellen, damit das Heilmittel übertragen werden kann, wobei die Konstitution des Patienten und die Symptome herangezogen werden, um die Dysbalance zu verstehen, die sie zum Ausdruck bringen. Diese Reize regulieren dann, was wir durch unsere fünf Sinne aufnehmen.

Um nun eine optimale gesunde Umwelt herzustellen, bietet Ayurveda eine Behandlungsgruppe an, die man oft als die „Fünf-Sinne-Therapie" bezeichnet: eine Kombination aus Diät, Kräutern, Düften, Farben, Meditation und Yoga, zusammen mit speziellen Reinigungstechniken, die jedem Menschen in seinem oder ihrem Prozess helfen, ihre Gesundheit wiederzufinden.

Auf ähnliche Weise spielen auch innere Bilder eine wichtige Rolle, wenn man das Gleichgewicht von Geist und Körper wiederherstellen will. Bilder werden als Reize eingesetzt, wobei man auf ihren Inhalt achtet und wie der einzelne Mensch diesen vor dem Hintergrund seiner früheren Annahmen wahrnimmt. Beispielsweise sind gewalttätige Bilder verstörend und aufwühlend, während angenehme Szenerien eine gewisse geistige Ruhe hervorrufen. Von den Millionen von Eindrücken, die wir jeden Tage aufnehmen, beeinflusst derjenige besonders stark die Harmonie unseres Körpers und unseres Geistes, der besonders aus den anderen hervorsticht.

Die ayurvedische Massage ist eine der bekanntesten Aspekte dieses Medizinsystems. Denn der Körper und der Geist werden insbesondere durch den Berührungssinn genährt. Die riesengroße Oberfläche unserer Haut, wenn man sie einmal als ein Gefäß für eine Vielzahl von Energien sieht, absorbiert die heilenden Eigenschaften der speziellen Öle, die während einer Massage benutzt werden. Diese Massage, die angreifend oder beruhigend und lösend sein kann, kräftig oder sanft, setzt ganz bestimmte Handbewegungen ein, um bestimmte Druckpunkte zu stimulieren, die ihrerseits verschiedene Organe oder Drüsen im Körper aktivieren oder die Stimmung des Menschen heben. Die Öle und Cremes, die benutzt werden, sind vorher erhitzt oder gekühlt worden, je nachdem, was der Mensch benötigt. Massage ist eine Heiltherapie, aber sie ist auch für jeden eine angenehme Erfahrung, denn sie macht die Haut weich, beruhigt die Nerven und löst Erschöpfung.

Im Ayurveda gibt es besondere Reinigungsprozeduren, die man Panchakarma nennt und durch die akkumulierte Giftstoffe und Nahrungsrückstände, die nicht mehr für ein harmonisches Leben benötigt werden, aus dem Körper entfernt werden. Diese ayurvedischen Behandlungen sind so abgestimmt, dass sie sicherstellen, dass die feinstofflichen Körperenergien ins Gleichgewicht kommen.

Viele Krankheitsfälle sind das Ergebnis von psychologischen Themen, wie beispielsweise emotional traumatisierenden Erfahrungen. Diese unangenehmen Erinnerungen sind im Körper als Giftstoffe gespeichert und manifestieren sich als Krankheiten. Behandlungen, bei denen Kräuterextrakte, Pasten und Öle auf dem Körper aufgebracht werden, helfen dabei, diese Erinnerungen, die sich in verschiedenen Körperbereichen abgelagert haben, wieder zu lösen und auszuscheiden. Die besonderen Dharas – medizinische Öle, die über einen gewissen Zeitraum präpariert worden sind und dann auf den Kopf, die Stirn aufgebracht oder über den ganzen Körper massiert werden, wirken auf das zelluläre Gedächtnis, das im eigenen Unbewussten oder im Geist vorhanden ist. Nach mindestens sieben bis längstens 28 Tagen sollten all diese Giftstoffe aus dem Körper entfernt worden sein.

Ein vollständiges Body-Mind-Entgiftungsprogramm besteht aus einem Einlauf, der eine körperliche Reinigung des Dickdarms und der Leber einleitet, aus Beratungen und Medikamenten, die dabei helfen, den Geist zu entgiften, und dann schließlich, um den Einfluss des Traumas zu entfernen, werden ayurvedische Behandlungen angewandt. Das hat einen tiefen Einfluss auf den Geist und das Unbewusste, und wenn man das eine Zeitlang fortsetzt, dann, so wird gesagt, kommen Dinge an die Oberfläche, die man vollkommen vergessen hatte, und man ist dann in der Lage, sich mit den Traumata zu beschäftigen. Sie können sogar in Ihren Träumen erscheinen. Auf diese Weise sind Sie jedoch in der Lage, sie zu lösen und bewusst loszulassen, sodass sie Ihr Verhalten und Ihre Gesundheit nicht länger negativ beeinflussen.

Seit wir sicher wissen, dass alte Erinnerungen nach oben drängen, weisen wir unsere Klienten auf die positiven Wirkungen dieser Therapieform hin. Wir raten ihnen, ihren Kummer anzuschauen und zu lösen, damit er in Zukunft ihren Geist und ihren Körper nicht mehr negativ beeinflusst. Wenn sie sich dagegen daran festhalten, dann erzeugen sie so eine neue schwächende Wirkung, die ihre Harmonie beeinträchtigt.

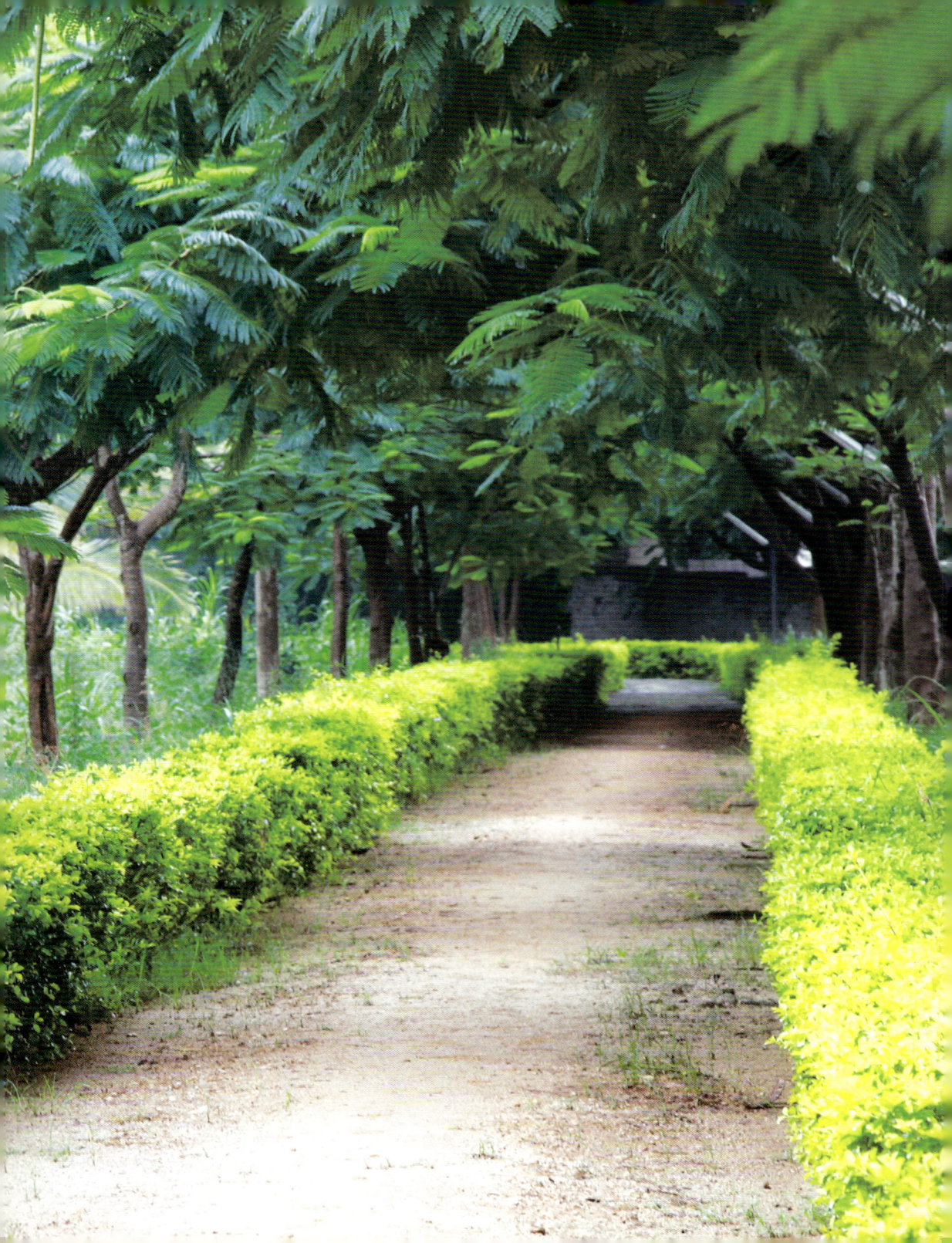

Panchakarma

Wie schon der Name sagt, bedeutet „Pancha" im Sanskrit „fünf" und „Karma" bedeutet die therapeutischen Maßnahmen, also bedeutet „Panchakarma" fünf Arten von therapeutischen Maßnahmen. Sie werden zur Reinigung des Körpers vorgenommen, was nach Ansicht des Ayurveda notwendig ist, bevor man mit irgendeiner anderen Art Therapie beginnt. Diese Therapie umfasst fünf grundlegende Arten fortgeschrittener Behandlungen zur Entleerung des Dosha und zum Abtransport giftiger Materialien aus dem Körper. Es ist also vor allem ein körperliches Entgiftungsprogramm.

Variationen dieser Therapien beinhalten Kräutermassagen unterschiedlicher Art, feuchte Umschläge, Dampfbäder, äußerliche Ölanwendungen, Basti (medizinische Einläufe), Virechana (Reinigung durch Kräuter), Vamana (Erbrechen durch Kräuter) oder Nasya (Einbringen von Öl durch die Nase). Diese Praktiken sind extrem hilfreich, um tiefsitzende Krankheiten zu lösen, und sie sind sehr nützlich, um bei guter geistiger und körperlicher Gesundheit zu bleiben.

Nasya ist eine der Panchakarmas, die im Ayurveda erwähnt werden. Dabei geht es um einen Prozess, bei dem ein Heilmittel durch die Nasenlöcher in den Körper gebracht wird. Wenn diese Technik sorgfältig und regelmäßig angewandt wird, dann werden die Augen, die Nase und die Ohren eines Menschen dauerhaft in guter Verfassung sein. Während Nasya Karma alles Unbehagen von Erkrankungen wie Nasennebenhöhlenentzündung, Kopfschmerzen, Nasenerkrankungen, Schnupfen und andere Beschwerden löst, verstärkt es auch die Aktivität dieser Sinnesorgane und beugt so entsprechenden Erkrankungen vor. Hippokrates, der „Vater der Medizin", betonte ganz richtig die Bedeutung der Nahrung durch das Sprichwort „Deine Ernährung wird deine Medizin sein". Man könnte dies auch andersherum sagen: „Deine Medizin sei deine Ernährung". So wird die große Bedeutung der jeweiligen Ernährungsweise noch einmal deutlich.

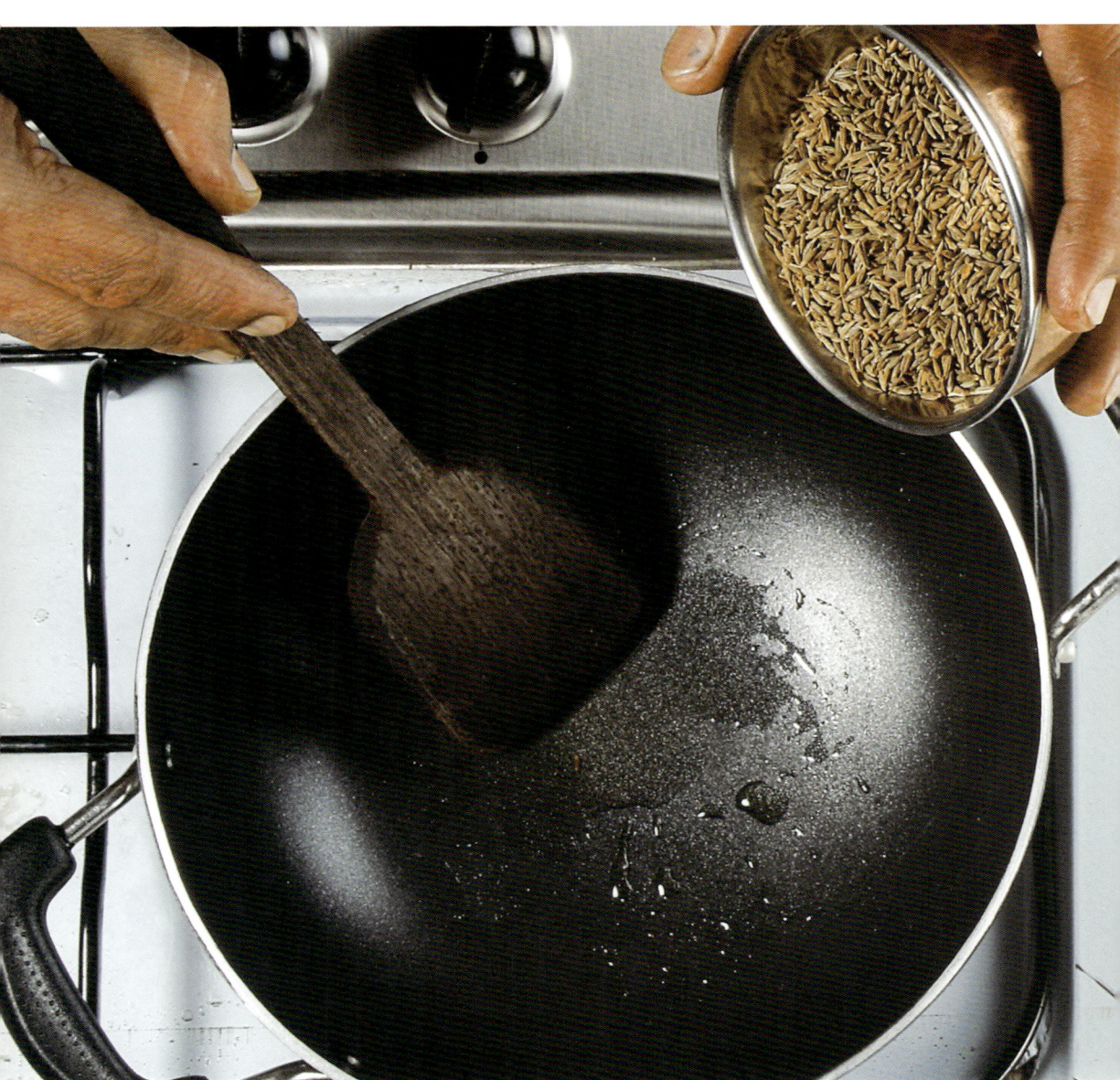

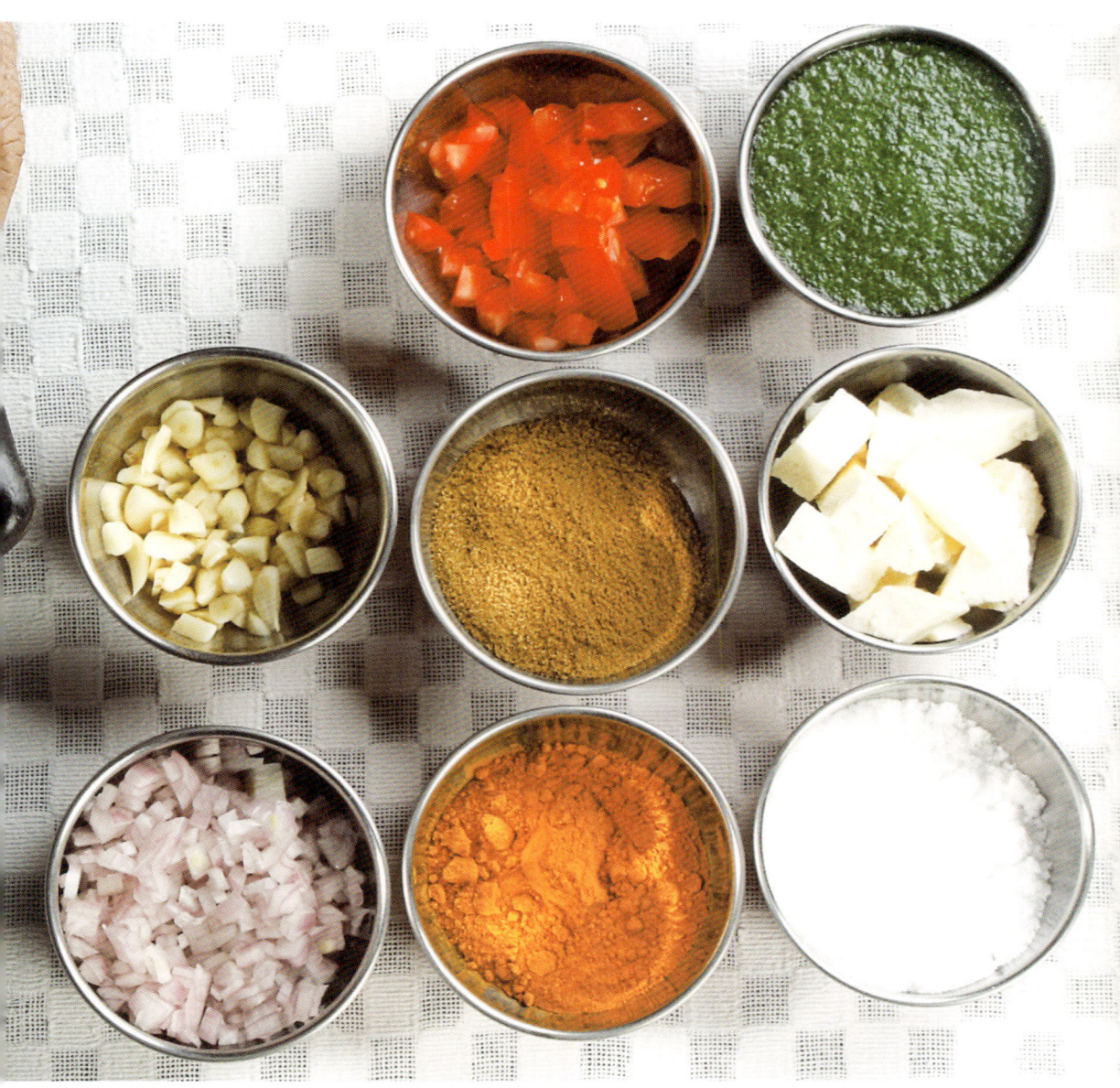

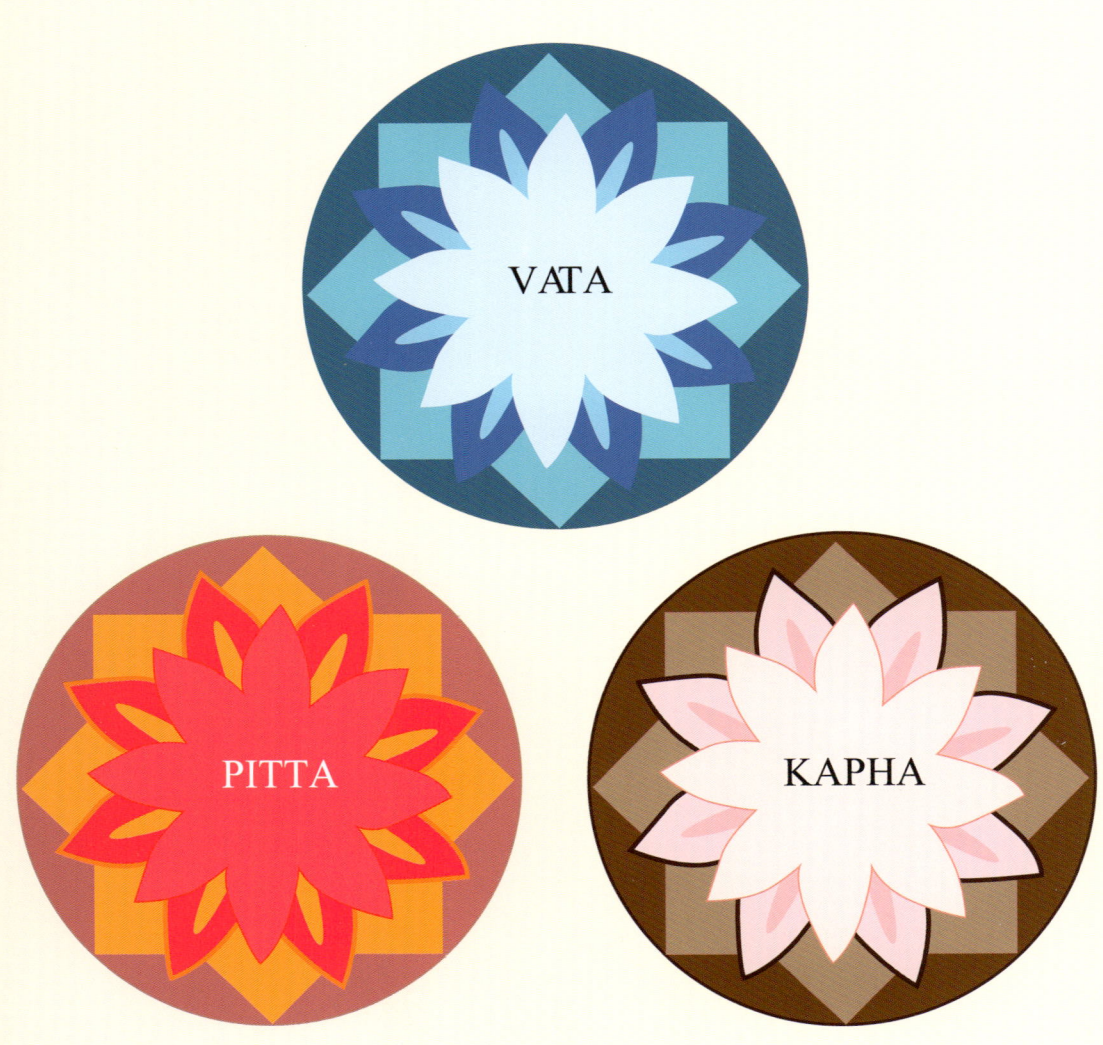

Energietyp	Bestehend aus	Verbunden mit	Verantwortlich für diese Körperfunktionen	Wenn im Gleichgewicht, Förderung von	Wenn im Ungleichgewicht, verursacht Folgendes
VATA	Raum und Luft	Bewegung	Atmung, Blinzeln, Muskel- und Gewebebewegung, Herzpulsieren, Bewegung im Zytoplasma und in den Zellwänden	Kreativität, Flexibilität	Angst, Unruhe
PITTA	Feuer und Wasser	Stoffwechselsystem	Verdauung, Aufnahme von Nährstoffen, Assimilation, Ernährung, Stoffwechsel, Körpertemperatur	Verständnis, Intelligenz	Wut, Hass, Eifersucht
KAPHA	Erde und Wasser	Körperstruktur, Muskel-Skelett- System (Knochen, Muskeln, Sehnen)	Bringt Wasser in alle Körperbereiche, befeuchtet Gelenke, macht die Haut glatt, hält das Immunsystem aufrecht	Liebe, Ruhe, Vergebung	Gier, Eifersucht, Anhaftung

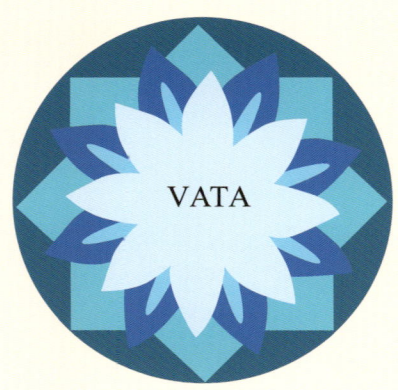

VATA	Die Energie der Bewegung
Körperliche und psychologische Eigenschaften einer Vata-Persönlichkeit	• Klug, beweglich, kreativ • Ruhelos, wachsam und aktiv • Versteht schnell, aber vergisst genauso schnell wieder • Mangel an Willenskraft und oft instabil • Wenig Toleranz, Selbstvertrauen und Mut oder Tapferkeit • Tendenz zur Ängstlichkeit, nervös und immer in Sorge • Verdient viel Geld, aber gibt auch viel aus • Wenig organisatorische Fähigkeiten
Faktoren, die zu einem Ungleich-gewicht führen können	• Veränderungen der Jahreszeit • Hektisches Reisen, besonders mit dem Flugzeug • Laute Geräusche • Kontinuierliche Stimulation durch Drogen, Zucker und Alkohol • Aufenthalt in der Kälte oder Aufnahme von kalter Nahrung • Mangel an gleichbleibenden Strukturen
Ernährungs-gewohnheiten	Liebt zusammenziehende Nahrungsmittel wie Salat und Gemüse

VATA	Die Energie der Bewegung
Körperfunktion	Wenig Urinausscheidung Kleiner, trockener, harter Stuhl
Konstitution	Die Konstitution wird balanciert durch saure und salzige Geschmacksrichtungen
Häufige Krankheiten	• Alle, die mit dem Element Luft in Verbindung stehen, wie Lungenentzündung, Emphysem, Arthritis • Erkrankungen wie Gasentwicklung im Darm, Tics, unwillkürliche Muskelzuckungen, schmerzende Gelenke, trockene Haut und Haar, Nervenerkrankungen, Verstopfung, geistige Verwirrung • Vata tendiert dazu, im Alter zuzunehmen, was sich durch Austrocknung und Faltenbildung der Haut zeigt.

Zur Vata-Balance	• Ernährung:
	  - 50 % Vollkorn: Vollkornmüsli, Vollkornbrot, Vollkornkekse
	  - 20 % Proteine: Eier, Milchprodukte, Geflügel, Fisch, Rindfleisch, Tofu, schwarze und rote Linsen
	  - 20 – 30% frisches Gemüse
	  - nach Bedarf: 10 % Obst
	• Bewahren Sie eine feste Tagesstruktur, um Ihre Energie zu erden
	• Achten Sie darauf, dass Sie immer warm und gelassen sind
	• Vermeiden Sie rohe Nahrung, keine kalte Nahrung essen!
	• Nur warme Gerichte, gerne gut gewürzt
	• Dampfbäder, Luftbefeuchter und Feuchtigkeit im Allgemeinen sind hilfreich

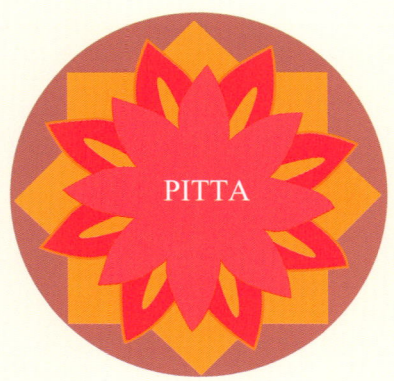

PITTA	Die Energie der Verdauung und des Stoffwechsels
Körperliche und psychologische Eigenschaften eines Pitta-Menschen	• Der Körper ist mittelgroß und gut gebaut, mit rötlicher oder kupferfarbener Haut. • Hat manchmal viele Sommersprossen und Leberflecke • Die Haut ist warm und hat weniger Fältchen als bei einer Vata-Haut. • Das Haar ist seidig und wird oft vor der Zeit grau oder dünnt aus. • Die Augen sind mittelgroß und die Bindehaut ist feucht. • Die Nase ist scharf und die Nasenspitze tendiert zur Rötung. • Hände und Füße sind immer warm. • Pitta-Menschen besitzen viele Feuereigenschaften. • Warmer Körper • Durchdringende Vorstellungen, einen scharfen Intellekt, aufmerksam und von schneller Auffassungsgabe • Können sehr aufgeregt werden, sind schnell aggressiv und aufbrausend, tendieren zu Eigenschaften wie Hass, Wut und Eifersucht, wenn das Dosha nicht im Gleichgewicht ist • Pitta-Menschen haben eine verminderte Toleranz für Sonnenlicht, Hitze oder harte körperliche Arbeit. • In der äußeren Welt sind Pitta-Menschen gerne Führungspersönlichkeiten und Planer, und sie streben nach materiellem Wohlstand. Sie zeigen gerne ihren Reichtum und ihren Besitz.

PITTA	Die Energie der Verdauung und des Stoffwechsels
Faktoren, die Ungleichgewicht hervorrufen können	• Sommer ist die Zeit der Hitze und darum die Pitta-Jahreszeit. Sonnenbrand, Hitzepickel und Reizbarkeit sind häufig. Diese Art von Pitta-Störungen tendiert dazu, sich zu beruhigen, wenn das Wetter kühler wird. • Öl, Hitze, Beweglichkeit und Flüssigkeit im Übermaß verstärken alle Pitta auf nicht so gute Weise.
Ernährungs-gewohnheiten	Starke Verdauung, guter Stoffwechsel und guter Appetit. Sie lieben scharfe Gewürze und kalte Getränke.
Konstitution	Die Konstitution wird balanciert durch süße, bittere und zusam-menziehende Geschmacksrichtungen.
Körperfunktionen	• Große Mengen Urin und Stuhl, der dazu tendiert, gelblich und weich zu sein • Schwitzt schnell • Guter Schlaf, in ausreichender Menge
Häufige Erkrankungen	• Pitta-Menschen haben oft Krankheiten, die mit dem Feuerprin-zip zusammenhängen, wie z.B. Fieber, Entzündungskrankheiten und Augenkrankheiten. • Häufige Erkrankungen sind auch Hautausschläge,Gefühle von Brennen, Geschwürbildung, Fieber, Entzündungen oder Reizun-gen wie Bindehautentzündung, Darmentzündung, Halsentzün-dung.
Um Pitta zu balancieren	Ernährung: - 50% Vollkorn: Vollkornbrot, Vollkornmüsli, gekochtes Getreide - 20% Proteine, aus Hülsenfrüchten (außer Linsen), Tofu, Hüttenkäse, Ricotta, Frischmilch, Eiweiß, weißes Fleisch wie Hühnchen und Pute, Shrimps, Kaninchen, Wild - 20-30 % Gemüse - 10 % Obst • wenig Salz, lieber wenig gewürztes, kühlendes Essen • Vermeiden: starke Hitze, Öl, Dampf • Pitta-Menschen sollten ihren Sport eher gegen Abend oder am frühen Morgen machen.

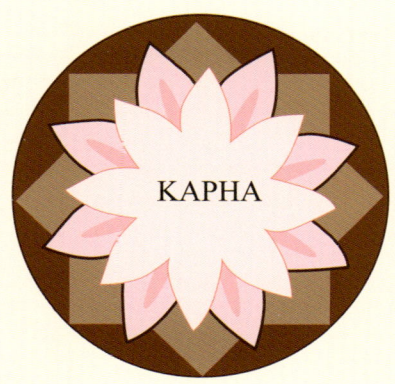

KAPHA	Die Energie der Befeuchtung
Körperliche und psychische Eigenschaften von Kapha-Menschen	• Sie sind gesegnet mit Stärke, Durchhaltevermögen und Ausdauer. • Sie haben einen liebevollen, süßen Charakter, sind geerdet und stabil. • Die Haut ist eher fett und sehr glatt. • Körperlich tendieren Kapha-Menschen dazu, Gewicht anzusetzen, und haben einen langsamen Stoffwechsel. Sport mögen sie nicht. • Sie haben eine eher dicke Haut und ihre Körper und Muskeln sind gut ausgeprägt. • Ihre Augen sind groß, dunkel und anziehend, mit langen Wimpern und Augenbrauen. • Sie sind ruhig, tolerant und bereit zu vergeben. • Sie haben eine Tendenz dazu, lethargisch zu werden. • Sie verstehen langsam, aber ihr Langzeitgedächtnis ist ausgezeichnet. • Wenn sie aus dem Gleichgwicht sind, dann tendieren Kapha-Menschen zu Gier, Neid, Anhaftung und Besitzstreben. • In der äußeren Welt hilft ihnen ihre Fähigkeit zur Erdung und Stabilität, Geld zu verdienen und es auch zu bewahren.

KAPHA	Die Energie der Befeuchtung
Faktoren, die zu einem Ungleichgewicht führen können	• Der Winter ist die Zeit der größten Kapha-Akkumulation, deshalb ist es in dieser Jahreszeit besonders wichtig, den Ratschlägen zur Ernährung und zum Lifestyle zu folgen. • Kapha kann bei zunehmendem Mond verstärkt wahrgenommen werden, zumal es auch Studien zufolge in dieser Zeit vermehrt zu Wassereinlagerungen kommt.
Ernährungs-gewohnheiten	Kapha-Menschen tendieren zu süßen, salzigen oder fettigen Speisen.
Konstitution	Sie können sich jedoch mit bitteren, zusammenziehenden und scharfen Speisen balancieren.
Körperfunktionen, die typisch für Kapha sind	• Kapha-Menschen haben eine schwere Verdauung, ihre Ausscheidungen tendieren dazu, weich, blass und ölig zu sein. • Durchschnittliches Schwitzen. • Der Schlaf ist tief und eher verlängert.
Häufige Erkrankungen	• Krankheiten, die im Zusammenhang mit dem Wasserprinzip stehen, wie Schnupfen, Nebenhöhlenentzündungen und andere Erkrankungen, die mit Schleim zu tun haben • Trägheit, Übergewicht, Diabetes, Wassereinlagerungen und Kopfweh sind sehr verbreitet.

Um Kapha zu balancieren	• Ernährung:
	  - 30-40 % Vollkorn, Roggenkekse, trockene Cerealien wie Müsli sowie gekochter Getreidebrei
	  - 20 % Protein: Hühnchen, Pute, gekochte und pochierte Eier, Kaninchen, geringe Mengen Ziegenmilch, viele Hülsenfrüchte (einschließlich Kichererbsen, Azukibohnen, Pintobohnen, schwarze Bohnen, rote Linsen, weiße Bohnen, getrocknete Erbsen und Schwarzaugenbohnen)
	  - 40-50% frisches Gemüse, viel Salat
	  - 10 % frisches oder getrocknetes Obst
	• Viel Sport, bleiben Sie aktiv.
	• Schwere, fettige, ölige Nahrungsmittel vermeiden, lieber leicht und eher trocken essen.
	• Vermeiden Sie Milchprodukte.
	• Vermeiden Sie gekühltes Essen und Trinken.

In unserem Leben können wir nicht immer die Umstände, die Situationen und Herausforderungen kontrollieren. Dennoch gibt es bestimmte Bereiche, in denen wir vollständig oder zumindest teilweise frei sind, Entscheidungen zu treffen, die uns wieder in Harmonie versetzen und uns ins Gleichgewicht bringen können, was beispielsweise unseren inneren Lebensstil betrifft, unsere Ernährung und Fitness, die Wahl unseres Arbeitsplatzes, unser persönliches Verhalten, unsere Süchte, stressreiche Beziehungen und viele andere Faktoren, die uns entweder mehr ins Gleichgewicht oder weiter weg von einer inneren Balance bringen können.

Da die ayurvedische Medizin sehr wirkungsvoll ist und am besten wirkt, wenn der Geist im Frieden und der Körper in einem entspannten Zustand ist, sind Yoga und Meditation zwingend notwendig, da sie Stress reduzieren und das Immunsystem des Körpers in eine harmonische Funktion versetzen.

ALLOPATHIE ODER AYURVEDA?

Man sollte hier nicht den Fehler machen, zu meinen, dass Ayurveda und Allopathie einen unterschiedlichen Heilansatz haben und dass deshalb ein Medizinsystem besser ist als das andere. Die Rolle, die Ayurveda spielt, ist wichtig, weil sie uns ein tieferes Verständnis für den Körper und den Prozess vermittelt, durch den wir optimal gesund werden können, und um unser System davor zu bewahren, in ein Stadium zu kommen, in dem man zu einem medizinischen Notfall wird! Allopathie andererseits konzentriert sich auf die Symptome einer Krankheit und ist besonders wirksam, wenn es um eben so einen medizinischen Notfall geht, der einen operativen Eingriff oder andere unmittelbare Methoden, wie Steroide oder starke Dosierungen eines Medikaments, notwendig macht, um die Krankheit durch Unterdrückung und Kontrolle der krankmachenden Faktoren zu stoppen, die ein Chaos in unserem Körpersystem anrichten. Die unglückselige Folge allopathischer Medizin ist, dass sie immer Nebenwirkungen hat und dass die Giftigkeit, die sie hervorbringt, negative Einflüsse auf andere Körperbereiche hat, selbst wenn sie den erkrankten Bereich heilt. Dieses Behandlungssystem steht in direktem Gegensatz zu Ayurveda, das sich dafür einsetzt, dass das Leben durch eine Energiebalance von Körper, Geist und Seele unterstützt werden muss, um sich selbst gegen Erkrankungen zu verteidigen.

Während also Ayurveda nicht als Ersatz für eine allopathische Behandlung aufgefasst werden sollte, ist es wahrhaftig empfehlenswert für die Zeit nach einer Operation, um den Körper wieder in seinen natürlichen Gleichgewichtszustand zu versetzen.

Wenn wir uns nicht wohlfühlen, dann sagt uns unsere Intuition, dass wir medizinische Hilfe in Anspruch nehmen sollten. Wir suchen vielleicht einen Arzt auf und werden aufgefordert, eine Anzahl von Untersuchungen durchführen zu lassen, oder man sagt uns, dass wir nichts Ernsthaftes haben, und dann ignorieren wir die Symptome – bis sie bleiben. Dann gehen wir erneut hin, wenn sie nach und nach schlimmer werden. Während wir selbst in diesem Stadium noch nicht wirklich krank sind, sind wir schon ganz sicherlich in einem Zustand des Ungleichgewichts; und unser Körper und unser Geist macht uns dies ganz klar durch Signale wie Schmerzen, Taubheit oder andere Symptome.

In diesem Anfangsstadium haben wir nun die Wahl, unsere Heilung und unser zukünftiges Wohlbefinden in die eigenen Hände

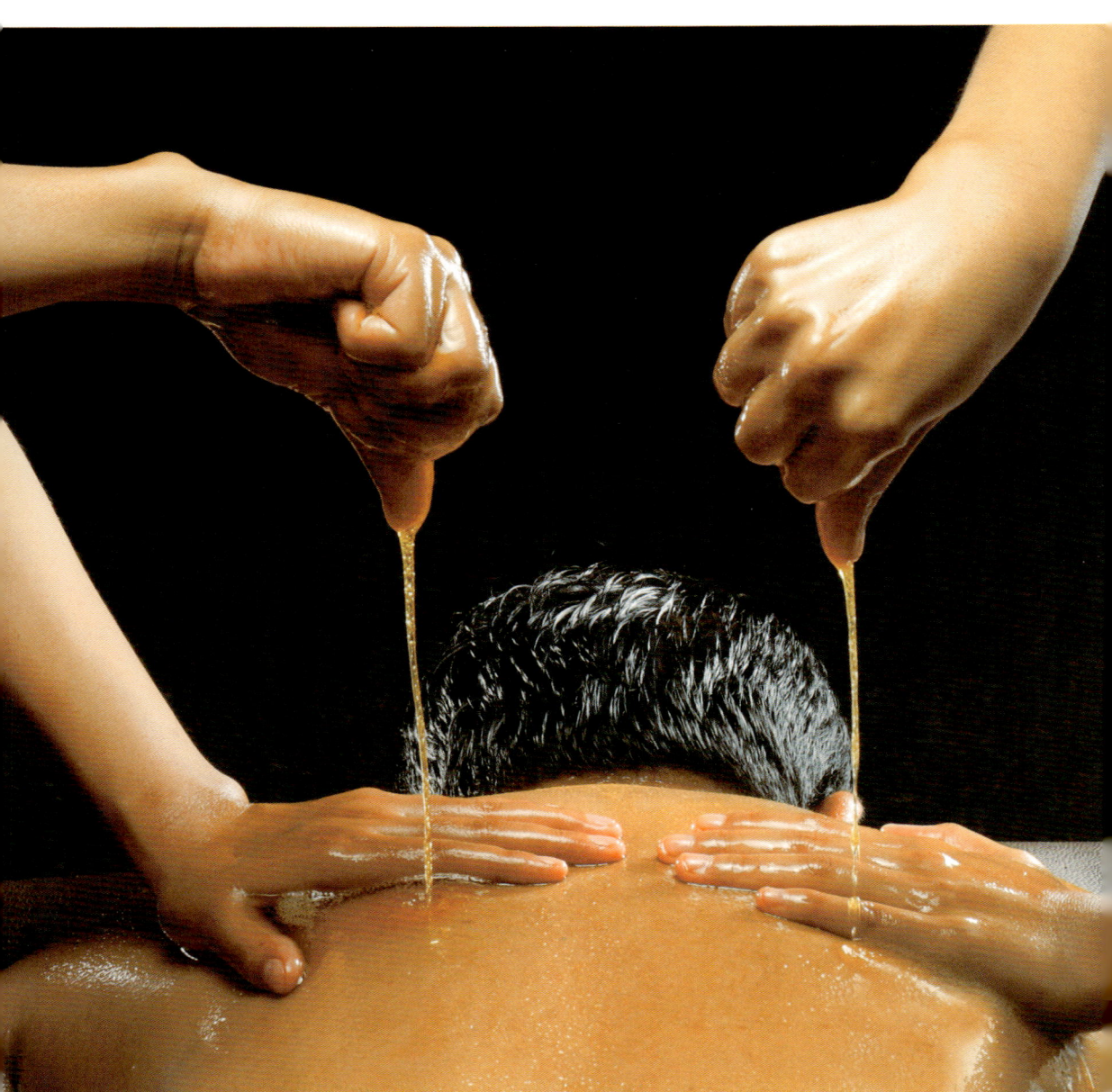

zu nehmen und Ayurveda einzusetzen. Wir können einen Experten aufsuchen, den Rat, die Unterstützung und die heilenden Kräfte eines erfahrenen, wohlbekannten ayurvedischen Behandlers in Anspruch nehmen, um unsere inneren Heilkräfte zu stimulieren und unser Immunsystem zu stärken, damit wir unsere innere Harmonie wieder herstellen können.

Alle anderen alternativen naturheilkundlichen Komplementärtherapien basieren ebenfalls auf diesem fundamentalen Prinzip, auch wenn sie vielleicht ihr Augenmerk auf einen anderen Körperbereich legen, um so die Krankheit zu identifizieren, oder wenn sie unterschiedliche Behandlungsmethoden anwenden, um den Patienten zu verjüngen und zu heilen. Viele Heilsysteme wie die Homöopathie oder die Polarity-Therapie haben eigentlich ihre Wurzeln im Ayurveda.

Ayurveda ist die Heilseite von Yoga, und Yoga ist die spirituelle Tradition, aus der Ayurveda hervorgegangen ist. Durch Yoga bereitet man den Körper und den Geist für die Erkenntnis des Selbst, die Einheit mit dem Göttlichen vor. Ayurveda unterstützt diese spirituelle Reise, indem es den Körper und den Geist in einen Zustand des Gleichgewichts und Wohlbefindens versetzt und für deren Erhaltung sorgt. Indem er die Weisheit des Ayurveda einsetzt, kann ein Yogaübender geeignete Asanas (Haltungen), Pranayamas (Atemtechniken) und Mantras (heilige Laute) wählen, die punktgenau zu ihrer oder seiner Konstitution passen, um Gesundheit wiederherzustellen oder zu erhalten. Die Wege von Yoga und Ayurveda sind so eng miteinander verbunden, dass man sich nur schwer eins ohne das Wissen des anderen vorstellen kann.

Yoga

Das Wort „Yoga" kommt aus dem Sanskritwort „Yuj", was die Vereinigung des individuellen Selbst mit dem universellen Selbst bedeutet. Es kommt aus Indien als ein Mittel, den Zustand des Menschen zu verbessern, indem es die Mitglieder einer Gemeinschaft heilt. Es wurde von Generation zu Generation durch mündliche Tradition weitergegeben, genau wie dies beim Ayurveda oder bei anderen alten indischen Heiltraditionen der Fall war. Diese wurden den Rishi-Weisen im Zustand tiefer Meditation vermittelt.

Yogische Praktiken wurden in den Hinduismus und in andere östliche Traditionen wie den Buddhismus aufgenommen und zu einem Schlüsselelement für die Aufrechterhaltung der Harmonie zwischen Körper, Geist und Seele gemacht. Yoga wurde von Gurus unterichtet, die als Lehrer oder spirituelle Führer betrachtet wurden.

Die Rig Veda, der früheste heilige Hindutext, erwähnt diese Praktiken. Robert Schneider und Jeremy Fields schreiben: „Yoga-Asanas wurden als erstes von den alten vedischen Texten vor tausenden Jahren beschrieben, und man sagt ihnen nach, dass sie auf unmittelbare Weise die innere Intelligenz des Körpers beleben".

Das Atharva Veda spricht ebenfalls über Yoga im Sinne einer Disziplin oder eines „Jochs". Die Forschung, die von den Vratyas (einer Gruppe umherziehender Asketen) durchgeführt wurde, ergab, dass sie wirkungsvoller singen konnten, wenn sie ihren Atem kontrollierten. Dies legte den Grundstein zur Ausbildung der Atemkontrolle, des Pranayama, im Yoga.

Die Upanishaden enthalten eine detaillierte Erläuterung des Konzepts und der Terminologie, und die Maitrayaniya Upanishad stellt Yoga als eine Folge von sehr spezifischen Anweisungen vor, denen man folgen soll.

Dieses Yoga wurde gern als Shadanga-Yoga bezeichnet – was die Verbindung folgender sechs Elemente bedeutet:
* Atemkontrolle (Pranayama)
* Rückzug der Sinne (Pratyahar)
* Meditation (Dhyana)
* Konzentration (Dharana)
* Überprüfung (Tarka) und
* Ekstase (Samadhi)

Andere Yogasysteme

Die Veden beschreiben eine Vielzahl von Wegen, um Yoga, die Vereinigung mit dem Göttlichen, zu erreichen. Globales Pranayama etwa ist ein Yogasystem, in dem Liebe und Hingabe und die Hinwendung zu Gott besonders betont werden. Manche Menschen nehmen externe Hilfsmittel in Anspruch, um ihr Gebet und ihre Meditation intensiver zu machen, wie beispielsweise Bilder von Heiligen oder Vorbildern, aber auch Chanten oder Mantras. Dann wiederum gibt es eine große Anzahl von Menschen, die die Namen Gottes besingen, um ihr Bewusstsein zu erhöhen und die Umgebung mit reiner Energie aufzuladen. Denjenigen, denen es schwerfällt, sich während der Meditation zu konzentrieren, sind Gebete und Chanten eine große Hilfe.

Die neun Yogaformen sind:
- *Sravana (von Gott hören)*
- *Kirtana (zum Ruhm Gottes singen)*
- *Smarana (Gottes Namen erinnern und diese als reale Gegenwart fühlen)*
- *Padasevana (Gott dienen)*
- *Archana (Gott verehren)*
- *Vandana (Niederwerfung)*
- *Dasya (die Haltung eines Dieners kultivieren)*
- *Sakhya (die Haltung eines Freundes kultivieren)*
- *Admanivedana (Hingabe des Selbst)*

Pranayama

Pranayama ist der vierte Schritt in der acht Schritte umfassenden Yogaphilosophie, die man Ashtanga-Yoga nennt. Wenn man einer richtigen Atemtechnik folgt, dann bringt man mehr Sauerstoff ins Blut und ins Gehirn und kann auf diese Weise Prana, die Lebensenergie, lenken und leiten. Pranayama geht Hand in Hand mit den Asanas, den Haltungen des Yoga.

KARMA Yoga

Karma bedeutet handeln und die Folgen einer Handlung. Um Gott durch diese Yogaform zu verwirklichen, sollte man sich zu selbstlosem Dienen und Handlungen verpflichten, die das Gute in einem selbst und in anderen unterstützen, während man die reinen Begierden in sich behält. Diese Yogaform verstärkt das Bestreben, nach göttlichen Regeln zu leben.

KARMA YOGA IN UNSERER ZEIT

Die Praxis des Karma Yoga versetzt uns in die Lage, in Harmonie mit uns selbst und mit der Welt um uns herum zu leben. Albert Einstein hat dies auf besonders schöne Weise zum Ausdruck gebracht: „Der intuitive Geist ist ein heiliges Geschenk, und der rationale Geist ist sein getreuer Diener. Wir haben jedoch eine Gesellschaft geschaffen, die den Diener verehrt und die das Geschenk vergessen hat." Wenn wir mit einer heiteren Haltung arbeiten, geführt von unserer inneren Stimme, und das tun, für das wir am besten geeignet sind, dann lernen wir eine Harmonie und einen inneren Frieden kennen, den die, die nur streben und kämpfen, niemals erreichen werden.

JNANA Yoga

Das Ziel von Jnana Yoga besteht darin, unablässig zu wissen, zu erforschen und „zu wissen und zu verstehen". Der Weg führt zur Befreiung, indem man sich Wissen aneignet, nicht durch Rituale oder Zeremonien. Er erfordert dauerhaftes Studium und beständiges Nachfragen. Das Studium der Schriften ermöglicht es, Erleuchtung durch diese sieben Schritte zu erfahren:

- *Vivek – die Fähigkeit der Unterscheidung*
- *Vairagya – die vollständige Aufgabe aller Anhaftung an materielle Güter*
- *Dam-shamadi sampatti – die Verwirklichung der sechs Tugenden*
  - *Sham: den Geist kontrollieren*
  - *Dam: die Sinne kontrollieren*
  - *Uparati: die Sinne zurückziehen*
  - *Titiksha: Toleranz üben*
  - *Shraddha: Vertrauen in den Guru und in die Schriften haben*
  - *Samadhan: auf einen Punkt gerichtete Konzentration*
- *Mumukshutva – ein tiefstes Verlangen nach Befreiung*
- *Shravan – das Empfangen der Lehren durch einen Guru*

- *Manan – das empfangene Wissen im Innern bewegen*
- *Samadhi – die Vervollkommnung der gedankenfreien, meditativen Trance*

MANTRA Yoga

Mantra Yoga nutzt Meditation als Werkzeug, wobei ein Wort oder ein kurzer Satz wieder und wieder gechantet wird, bis der Yogi seine Gedanken und Emotionen transzendiert. Mantras sind Worte, kurze Sätze oder Silben, die mit Achtsamkeit wiederholt und sehr bewusst eingesetzt werden, um bestimmte Ziele zu erreichen. Die Bedeutung und der Rhythmus zusammengenommen bringen den Geist sicher in einen meditativen Zustand. Sie besitzen auch – je nachdem, welches man chantet – ein sehr unterschiedliches Heilungspotenzial und werden deshalb in besonderen Situationen eingesetzt. Manchmal werden Mantras auch eingesetzt, um Umstände zu verändern. Damit Mantras wirksam sind, ist es von ausschlaggebender Bedeutung, die Worte auf korrekte Weise zu formen und auszusprechen.

KUNDALINI Yoga

Das Kundalini-Yoga-System ist auffallend anders als die meisten anderen reliösen Systeme der Welt. Es fordert kein zölibatäres Leben, sondern lässt sexuelle Gefühle und sexuellen Kontakt zu, wobei die sexuelle Erfahrung als Mittel zur Erleuchtung gesehen wird.

Es werden auch yogische Asanas und Übungen praktiziert, um die Kundalini zu erwecken, die Energie, die schlafend an der Basis der Wirbelsäule ruht. Sie erhebt sich dann durch die Chakras, die Energiezentren (die verschiedenen endokrinen Drüsen entsprechen,) bis zum obersten Punkt des Kopfes (dem Hypothalamus) und setzt dabei Hormone frei, die Stress reduzieren und innere Harmonie und Stabilität fördern.

PURNA Yoga

Dem Purna Yoga, auch Integraler Yoga genannt, wird nachgesagt, dass er eine Zusammenstellung der traditionellen Yogasysteme Indiens ist. Er gibt Yoga eine positive and dynamische Form, die drei Ebenen der Integration umfasst: die Integration des Inneren, die Integration der menschlichen Psyche mit ihrer äußeren Umgebung und die Integration der Psyche mit ihrem höchsten spirituellen Urgrund.

Patanjali, der Autor des Yoga Sutra, trat für einen achtfachen Pfad des Yoga, die acht Glieder oder Stadien des klassischen Yoga, ein, die zusammengenommen als „Ashtanga Yoga" bekannt sind. Sie umfassen:

- *Yama – moralisches Verhalten, Beachtung ethischer Werte*
- *Niyama – gesunde Gewohnheiten entwickeln: z. B. Reinheit, Studium, Toleranz*
- *Asana – körperliche Haltungen und Übungen*
- *Pranayama – Atemtechniken, um den Atem zu kontrollieren und zu regulieren*
- *Pratyahara – den Rückzug der Sinne und ein innerer Abstand, um eine wirkungsvolle Meditation sicherzustellen*

- *Dharana – der Aufbau von Konzentration, indem man sich eine bestimmte Zeitlang auf ein Objekt fokussiert*
- *Dhyana – Meditation über etwas oder nichts, unbegrenzte Dauer*
- *Samadhi – das Erreichen höhere Bewusstheit und der Verlust des Gefühls für ein individuelles Selbst und das Betreten eines Zustands höchster Seligkeit vereint mit dem Absoluten*

RAJA Yoga

Als ein bedeutender Zweig des Yoga ist Raja Yoga eine Lösung aus einer Hand für eine vollständige und ganzheitliche Heilung. Als selbstinitiierende Technik aktiviert er im Menschen eine gute Gesundheit, indem er die psychologischen und biochemischen Prozesse im Körper als Ganzes zu einer Einheit bringt, wobei alle Bereiche der menschlichen Existenz (körperlich, mental, emotional, intellektuell, die Tätigkeit betreffend, gesellschaftlich und spirituell) angesprochen werden. Er hilft, emotionale und mentale Konflikte zu entschärfen, und kann dauerhaften Frieden und Zufriedenheit vermitteln.

HATHA Yoga

Patanjalis Konzept, sich ausschließlich auf Meditation und nicht auf den Körper zu konzentrieren, wurde modifiziert, wobei rituelle Praktiken eingeführt wurden, die den Körper und den Geist gesund erhalten sollten. Dies führte zur Entwicklung des Tantra Yoga, und diese ganzheitlichen Praktiken bildeten die Grundlage, auf der Hatha Yoga entstand.

Swami Swatmaram schrieb im 15. Jahrhundert die Hatha Yoga Pradipika, eine spirituelle Schrift, die in allen Einzelheiten die Hauptasanas, Pranayamas, Mudras und Bandhas beschreibt, die man heute als Yogapraktiken kennt. Hatha Yoga ist der körperliche Teil der Yogapraxis. Er legt die Betonung auf Asanas, Pranayama und Dhyana (Meditation). Er zielt darauf ab, die unterschiedlichen Energieströme im Körper auszugleichen und den Körper zu trainieren, um vollkommene körperliche Gesundheit, Gleichgewicht und Stärke zu erreichen, damit der Geist sich auf die Meditation und auf spirituelle Erleuchtung konzentrieren kann.

Hatha Yoga ist ein vollständiges Fitnessprogramm und kann deshalb ebenso wie andere Fitnessprogramme Endorphine im Gehirn freisetzen. Die Haltungen reichen von einfach bis kompliziert, von leicht bis extrem herausfordernd. Jede Bewegung im Yoga ist geplant und soll kontrolliert werden, damit man sicherstellt, dass sie den Geist und den Körper vitalisiert. Die Übungen zielen darauf ab, verspannte Muskeln zu entspannen, die inneren Organe zu tonisieren und die Flexibilität zu erhöhen. Wenn man sie zusammen mit Atemtechniken praktiziert, dann stimulieren Hatha-Yogahaltungen das Herz-Kreislauf-System, das Verdauungssystem, das Nervensystem und das endokrine System des Körpers.

Yoga wird heute als Mittel eingesetzt, um körperliche Gesundheit und Fitness zu erreichen, ebenso wie geistige Belastbarkeit und inneren Frieden, um Stress abzubauen und die Konzentration zu verbessern. Er wird von medizinischen Behandlern als Anti-Stress-Mittel und als komplementäre Therapie bei manchen Krankheiten und Erkrankungen eingesetzt, vor allem als Mittel der Entspannung, des Stressabbaus, um die Lungenkapazität zu vergrößern, um den muskulären Tonus zu stärken, die körperliche Durchhaltekraft zu vergößern und den Sauerstoffgehalt im Blut anzuheben. In den meisten Yogaformen werden die Abfolgen der Übungen eine gewisse Zeitlang in statischer (unbewegter) Form gehalten. Die Haltungen werden meist von geeigneten Atemtechniken begleitet.

Die bekanntesten Formen dieser Yogapraxis sind:
- Ashtanga Yoga, das Serien sehr fordernder Haltungen enthält, wobei darauf geachtet wird, dass man sie mit kontrollierten Atemformen kombiniert, die Stärke und Flexibilität aufbauen.
- Bhakti Yoga, eine Form der Meditation
- Hatha Yoga setzt körperliche Haltungen und Atemkontrolle ein, um das richtige Gleichgewicht zwischen Körper und Geist zu erzeugen und die körperliche und geistige Gesundheit zu verbessern
- Iyengar Yoga ist eine langsame Form von Yoga, bei der man die einzelnen Haltungen deutlich länger hält, um Stärke und Flexibilität aufzubauen.

Swami Sivananda, der mehr als 200 Bücher über Yoga und Yogaphilosophie geschrieben hat, tritt dafür ein, dass man fünf Prinzipien des Yoga beachten sollte:

- Savasana, die richtige Entspannung
- Asana, die richtige Haltung
- Pranayama, die richtige Atmung
- Die richtige Ernährung
- Dhyana, Meditation

Wenn Sie mit Yoga beginnen wollen	
Vorsichts-maßnahmen	• Fragen Sie Ihren Arzt, ob Sie Yoga machen dürfen, um fit zu bleiben. Das wird davon abhängen, welche Krankengeschichte Sie mitbringen und welches Fitness-Stadium Sie erreichen wollen. • Suchen Sie einen ausgebildeten Yogalehrer auf und bitten Sie ihn, Ihnen die Grundlagen des Yoga zu erläutern. Informieren Sie Ihren Lehrer darüber, welche Medizingeschichte Sie haben, sagen Sie ihm auch, was Ihr Arzt Ihnen empfohlen hat. • Fangen Sie mit einfachen Haltungen an, die für Anfänger geeignet sind.
Geistige und körperliche Eigenschaften, die notwendig sind	• Es gibt keine Altersbegrenzung für Yoga. Sie müssen nur die Technik wählen, die Ihren Möglichkeiten entspricht. • Praktizieren Sie niemals Yoga, wenn Sie Alkohol getrunken oder bewusstseinsverändernde Drogen genommen haben. • Es gibt keine Diät- oder Fastenvorschriften, die für einen Beginn von Yoga notwendig sind. Sie müssen auch nicht gleich aufhören zu rauchen, Vegetarier werden oder radikal den Yoga-Empfehlungen folgen.
Yogaübungen und wann man sie am besten macht	• Die beste Zeit, um Yoga zu üben, ist der Morgen vor dem Frühstück. Wenn Sie aufgewacht sind, gehen Sie zur Toilette, duschen Sie, wenn Sie möchten, dann beginnen Sie den Tag mit Ihrer Struktur oder Ihrer Yogapraxis. Sie verjüngt und revitalisiert den Körper für den vor Ihnen liegenden Tag. • Der zweitbeste Zeitpunkt für Ihre Yogapraxis ist der frühe Abend, zum Sonnenuntergang. • Ansonsten auch als Letztes vor dem Schlafengehen, damit Sie wirklich gut schlafen. Achten Sie dann aber darauf, dass Sie nicht zu viele stimulierende Übungen praktizieren, bevor Sie ins Bett gehen. • Aber im Grunde können Sie immer Yoga machen, wann es für Sie möglich ist. • Sie können immer Yogahaltungen (Asanas) üben, außer, wenn Sie gerade gegessen haben (geben Sie sich wenigstens zwei Stunden Zeit danach). Sie können üben, wann immer Ihr Körper sich steif fühlt, angespannt, erschöpft oder aufgedreht.

Wenn Sie mit Yoga beginnen wollen	
Yogaübungen und wann man sie am besten macht	• Ihre Yogapraxis sollte mit Asanas beginnen, gefolgt von Atemübungen und zum Schluss Meditation. • Pranayamas (Atemübungen) können Sie zu jeder Tageszeit ausführen, ausgenommen unmittelbar nach Mahlzeiten. Sie können Sie immer machen, auch wenn nicht der Raum oder die Zeit für Asanas (Haltungen) ist und wenn Sie sich angespannt oder müde fühlen. • Pranayama ist ein notwendiges Werkzeug, bevor Sie meditieren. • Sie können zu jeder Tageszeit meditieren, wenn Sie sich gleichzeitig wach und entspannt fühlen. Meditieren Sie nicht nach Mahlzeiten, wenn Sie schläfrig oder innerlich aufgedreht sind.
Ort	• Wählen Sie einen ruhigen, sauberen Ort. Am besten in der Natur. • Wenn Sie in einem Raum sind, dann öffnen Sie die Fenster, damit genug Sauerstoff da ist. • Stellen Sie sicher, dass genügend Platz da ist, damit Sie sich bewegen können. • Üben Sie auf einer Matte, damit Sie zusätzlichen Schutz für Ihre Bodenübungen haben.
Equipment	• Tragen Sie lockere, bequeme Kleidung, die Sie nicht einengt. • Tragen Sie möglichst keine Socken und auch keine Schuhe. • Legen Sie Ihre Brille beiseite und legen Sie auch Ihre Uhr sowie Ihren Schmuck ab.
Dauer	• Idealerweise sollten Sie jeden Tag Yoga üben, solange es für Sie möglich ist. • Ihre Praxis sollte nicht weniger als 15 Minuten Haltungen und 15 Minuten Atemübungen/Meditation umfassen.
Yoga und Ihr Tag	• Üben Sie nur mit leerem Magen. • Essen Sie nicht zwei bis drei Stunden vor einem Workout. Wenn das nicht geht, nur einen leichten Snack eine Stunde vor dem Üben. • Trinken Sie eine halbe Stunde vor dem Üben ein Glas Wasser.

Wenn Sie mit Yoga beginnen wollen	
Beachten Sie Ihre Grenzen	• Üben Sie nur Asanas (Haltungen) und Atemübungen, die besonders für Anfänger ausgewiesen sind. • Wenn eine Haltung für Sie zu schwer ist, dann fragen Sie Ihren Yogalehrer. • Ein bisschen Muskelkater nach Ihrer ersten Yogastunde ist normal. Er sollte jedoch verschwinden, wenn Ihr Körper sich daran gewöhnt hat. Intensiver Schmerz ist nicht normal. • Ein bisschen Kribbeln in Armen und Beinen ist normal. Wenn das Kribbeln zu stark ist, dann bedeutet das, dass Sie zwischen den Haltungen nicht lange genug ruhen oder dass Sie die Haltungen zu lange gehalten haben.
Atem	• Atmen Sie immer durch die Nase, es sei denn, Ihr Yogalehrer weist Sie anders an. Denken Sie immer daran: „Die Nase zum Atmen, den Mund zum Essen." • Wenn es Ihnen schwerfällt, durch die Nase zu atmen, üben Sie die Nasenreinigung mit einem Neti-Kännchen und/oder fragen Sie Ihren Arzt.
Übungen für eine kurze Praxis	• Selbst wenn Sie nur kurz üben – Sie sollten immer eine Atemübung einschalten, immer einige Haltungen einnehmen und immer eine Meditation üben. • Eine sehr kurze Sitzung sollte einige Aufwärmhaltungen und einige Atemübungen beinhalten, wie Savasana (auf dem Rücken liegen), im Schneidersitz sitzen und die Hände auf die Knie legen und/oder den Nacken von einer Seite zur anderen rollen.
Achtsamkeit	• Während Ihrer Übungssitzung seien Sie die ganze Zeit bewusst. Nehmen Sie wahr, was Sie da tun. • Gehen Sie langsam und vorsichtig voran. Führen Sie die Anweisungen Ihres Yogalehrers aus. • Überanstrengen oder zwingen Sie sich niemals. Ruhen Sie zwischen den Haltungen. Erinnern Sie sich an die goldene Regel: „Wenn es weh tut – STOPP!"
Nutzen	• Yoga wird Ihren Körper tonisieren und stärken, Ihre Flexibilität und Ihr körperliches Gleichgewicht verbessern, und er wird Ihnen ein Gefühl der Ruhe und des Friedens bringen.

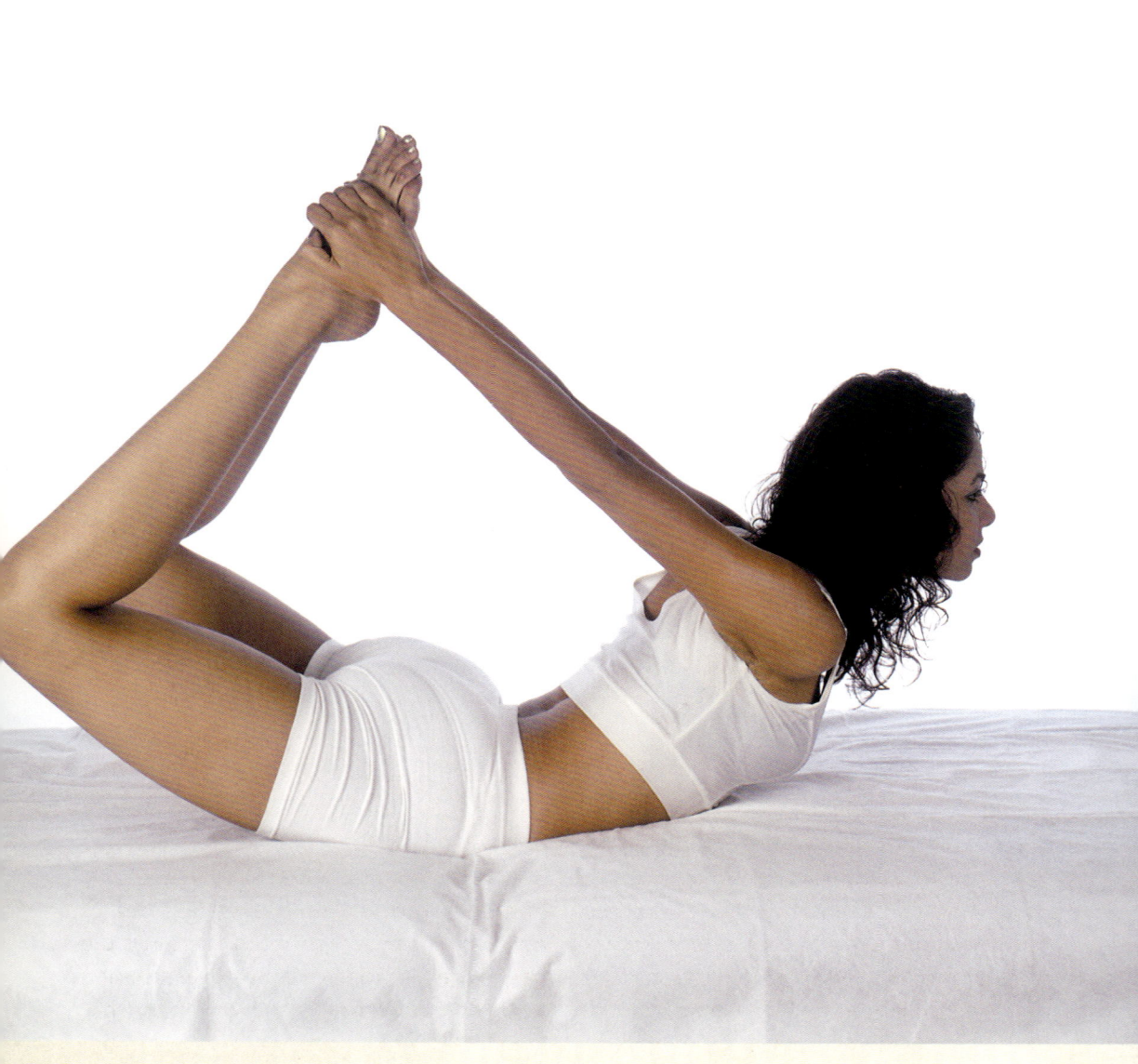

Yoga für Frauen

Yoga ist heutzutage ein sehr populärer Fitness-Workout für Frauen, da er nicht viel erfordert: Alles, was man braucht, ist genug Platz, um eine Matte auszurollen und die Arme zur Seite auszustrecken, und dann kann man schon anfangen.

Der psychologische Nutzen der Praxis ist ebenso groß wie die körperlichen Veränderungen. Die Übungen machen den Frauen bewusster, wo ihre Kraft und wo ihre Schwäche liegt, während sie gleichzeitig Stress vermindern, die Elastizität vergrößern, die Koordinationsfähigkeit verbessern und den Bewegungsradius erweitern. Yoga ist ein guter Workout für das Herz-Kreislauf-, das Atem- und das Durchblutungssystem, und er ist besonders wirksam, um Schmerzen im unteren Rücken zu lindern, die bei Frauen vor der Menstruation und während der Schwangerschaft sehr häufig vorkommen.

Einige Frauen sagen, dass eine regelmäßige Yogapraxis ihren Menstruationszyklus reguliert, die praemenstruelle Spannung vermindert und dadurch, dass er die Bauchmuskeln stärkt, auch schmerzhafte Magenkrämpfe vermindert. Frauen nach den Wechseljahren finden auch, dass Yoga ihnen hilft, Hitzewallungen und Panikattacken zu reduzieren, unter denen viele leiden.

Während der Schwangerschaft helfen sanfte Asanas der werdenden Mutter, fit zu bleiben, ohne das Baby dadurch zu sehr zu belasten. Yoga hält das Herz stark, den Blutdruck aber niedrig, und wenn die werdende Mutter Angst vor der bevorstehenden Geburt hat, dann wird Yoga ihr helfen, mit diesem Stress umgehen zu können.

Kinder und Yoga

Yoga kann eingesetzt werden, um Kinder zu stärken, indem es in ihnen die notwendige körperliche, geistige und emotionale Durchhaltekraft aufbaut, um mit den sozialen und kulturellen Herausforderungen umzugehen, mit denen sie möglicherweise zu tun haben. Diese können durch den Einfluss von Altersgenossen, Fernsehen, nationalen und internationalen Idolen kommen, die sie manchmal in Konflikt mit ihrer Familie, ihrer Gemeinschaft oder religiösen Praktiken oder auch ihren eigenen Vorstellungen bringen. Yoga baut das Immunsystem auf und stärkt es, sodass der Körper besser vorbereitet ist, um die negativen Wirkungen des meist urbanen Lifestyles und der schlechteren Umweltbedingungen, denen wir sogar schon als Kinder ausgesetzt sind, besser auszugleichen. Yoga hilft Kindern dabei, ein besseres Körperbewusstsein, mehr Selbstkontrolle und eine bessere Koordinationsfähigkeit zu entwickeln.

Neben den körperlichen Vorteilen, die Yoga bringt, ist gezeigt worden, dass Yoga einen beruhigenden Effekt bei hyperaktiven Kindern hat, ebenso bei denjenigen, die ein auffällig negatives Verhalten zeigen. Er hilft den Kindern, ein besseres Gedächtnis zu entwickeln, bessere Konzentrationsfähigkeit und mehr Willenskraft. Er ist ausgezeichnet, um Durchhaltevermögen und Stabilität aufzubauen, besonders bei solchen Kindern, die gern Sport treiben oder Mannschaftssportarten betreiben. Er stärkt die kindlichen Muskeln, verlängert die Wirbelsäule und bewirkt eine gute Haltung. Yoga ist nachweislich gut für eine Verbesserung der Verdauung und des Kreislaufs und unterstützt dabei, Giftstoffe aus dem Körper zu entfernen.

Positive Wirkungen von Yoga

Yoga ist nachgewiesenermaßen wirkungsvoll bei Krankheiten wie dem Down Syndrom, der Hirnfunktionsstörungen (Cerebral Palsy), Autismus und ADHS (Hyperaktivität). Auf körperlicher Ebene sind Yoga und die Reinigungspraktiken äußerst wirkungsvoll bei verschiedenen Störungen. Er wirkt besonders in folgenden Bereichen:

Verstärkt die Beweglichkeit in Gelenken, Sehnen und Bändern

Yoga-Asanas strecken die verschiedenen Gelenke des Körpers, selbst diejenigen, die man nur selten bemerkt. Auch scheinbar „unscheinbare" Yogapositionen, die nichts damit zu tun zu haben scheinen, wirken auf bestimmte Körperbereiche in einer miteinander verbindenden Art und Weise. Diese Haltungen arbeiten harmonisch zusammen, um eine Situation zu erzeugen, in der relativ leicht eine größere Elastizität erreicht wird.

Erhöht die Wirksamkeit der Organe

Yoga ist die vielleicht einzige Aktivität, die alle inneren Drüsen und Organe des Körpers massiert, einschließlich der Prostata und der Schilddrüse, die sonst nur selten von außen stimuliert werden. Diese Stimulation und Massage der Organe erhöht deren Arbeitsfähigkeit.

Körperbewusstsein

Eine der vielleicht am wenigsten bekannte oder wertgeschätzte positive Wirkung von Yoga ist, dass dadurch im Übenden mehr Bewusstsein für möglicherweise drohende

Gesundheitsschäden oder Infektionen entsteht. Dies wiederum versetzt einen Menschen in die Lage, präventiv Maßnahmen zu ergreifen.

Indem es die Muskeln und die Gelenke streckt und die verschiedenen Organe massiert, stellt Yoga sicher, dass die verschiedenen Körperbereiche optimal mit Blut versorgt sind. Dies wiederum unterstützt dabei, Giftstoffe aus allen Winkeln, aus jeder Ecke zu entfernen, und gleichzeitig die Extremitäten mit Nährstoffen zu versorgen. Der Nutzen ist leicht sichtbar durch eine Verzögerung des Alterungsprozesses und eine erstaunliche Lebensenergie.

Tonisierung der Muskeln

Muskeln, die schwach, schlaff oder überanstrengt sind, werden durch Yoga wiederholt stimuliert, dass jede Überanstrengung gelöst und Schlaffheit verbessert wird.

Fördert die Harmonie von Körper, Geist und Seele

Die körperlichen Vorteile sind eigentlich nur „Nebenwirkungen" dieser kraftvollen Praxis. Was Yoga wirklich vermag, ist, eine Harmonie von Geist, Körper und Seele herzustellen, die sich zusammen zu wirklichen Quantensprüngen summiert. Es ist anerkannt und nachgewiesen, dass

es der Geist ist, der Menschen in die Lage versetzt hat, wirklich außergewöhnliche körperliche Leistungen zu vollbringen, was zweifelsfrei die Verbindung zwischen Körper, Geist und Seele beweist. Bei all der Verwirrung, dem Stress und den Konflikten, die unseren Geist in Unruhe versetzen und in der materiellen Umgebung zu finden sind, können wir manchmal unsere Tätigkeiten nicht zu unserer vollen Zufriedenheit ausführen. Yoga hilft auf erstaunliche Weise dabei, den Geist wieder in eine synchrone Zusammenarbeit mit dem Körper und der Seele zu bringen, sodass eine Harmonie zwischen allen Bereichen unserer körperlichen, hormonellen und emotionalen Systeme wiederhergestellt werden kann.

Die meditativen Übungen des Yoga unterstützen, eine emotionale Balance durch inneren Abstand herzustellen, sodass man in die Lage versetzt wird, zum Zeugen dessen zu werden, was sich um uns herum abspielt. Dies wiederum bringt eine erstaunliche Ruhe und eine positive Haltung, was für die körperliche Gesundheit von enormem Vorteil ist.

Die alten Yogis praktizierten Yoga und Meditation, um das höchste Ziel der Erleuchtung zu erreichen. Dafür meditierten sie endlos, tagelang. Um das zu tun, mussten sie extrem fit sein und die Fähigkeit haben, sich mit beinahe nichts am Leben zu erhalten. Yoga schenkte ihnen vollkommene Fitness, und Meditation wiederum schenkte ihnen die Stärke und den Willen, ihre Asanas auf wirksame Weise zu üben – ein überaus positiver Kreislauf von Ursache und Wirkung.

Diese von beiden Seiten symbiotische Beziehung half ihnen auf ihrem Weg. Heute, wo wir uns auch mit unserer Spiritualität wiederverbinden, aber die Harmonie zwischen Körper, Geist und Seele oft vergessen, können die uralten und immer wieder überprüften Yogapraktiken zu einem sicheren und funktionierenden Weg ins Nirvana werden.

Yoga ist nachgewiesenermaßen wirkungsvoll bei Krankheiten wie dem Down Syndrom, Hirnfunktionsstörungen (Cerebral Palsy), Autismus und ADHS (Hyperaktivität).

NATURHEILKUNDE

Naturheilverfahren sind ein uraltes Heilsystem ohne Medikamente. Dieses System wurde früher Hunderte von Jahren lang in beinahe jedem Haushalt praktiziert. Es wurde in erster Linie als Präventivmaßnahme gegen Krankheiten und nicht so sehr als Heilweise eingesetzt. Naturheilkunde kann auf sichere Weise ohne Nebenwirkungen verwendet werden, sie ist kostengünstig und äußerst wirkungsvoll in der Behandlung chronischer und solcher Fälle, die keinen operativen Eingriff brauchen, sowie bei Lifestyle-Erkrankungen und psychosomatischen Leiden.

Vincent Priessnitz wird der „Vater der Naturheilkunde" genannt. Nach seiner Philosophie besteht unser Körper aus fünf großen Elementen: Erde, Wasser, Feuer, Luft und Äther oder Raum. Die naturheilkundlichen Behandlungen sind aus diesen Elementarbereichen hervorgegangen.

Erde oder Schlamm wird für Schlammbäder, Packungen, Kompressen und für direkte Anwendung eingesetzt. Die Behandlungen mit Wasser nennt man Hydrotherapie. Hier wird Wasser in unterschiedlichen Formen, Temperaturen und Modalitäten eingesetzt, als Bäder, Wickel, Duschen, Abspritzungen, Eintauchungen und Packungen.

Die Heilkraft der Sonne (Heliotherapie) und der Farben (Chromotherapie) werden allein oder in Kombinationen wie bei Schwefelbädern, Bädern mit Wegerich, farbangereicherte Öl- und Wasser-Anwendungen, Bädern im Freien usw. angewandt. Die Heilkraft von Magneten (Magnetotherapie) wird bei magnetisierten Ölanwendungen, magnetisiertem Wasser und bei Elektromagnetismus eingesetzt.

Das Element Luft kommt bei Spaziergängen im Freien, bei Freiluftbädern, Atemübungen wie Pranayama usw. vor.

Das Element Raum zeigt sich beim Fasten. Dies hilft, Raum in unserem System zu erzeugen. Die unterschiedlichen Arten der Fastentherapie sind langes Fasten, kurzes oder unterbrochenes Fasten, Saftfasten, Monodiätfasten usw. – je nach Dauer und Art der Nahrungsaufnahme.

Dieses System geht davon aus, dass die Menge der Giftstoffe der wichtigste Grund für Erkrankungen ist und dass daher in der Ausscheidung dieser Giftstoffe der beste Weg zur Heilung liegt. Giftstoff-Anhäufung, wie bereits gesagt, geschieht aufgrund falscher Ernährungsgewohnheiten, Bewegungsmangel, negativen Gedanken und Gefühlen usw.

Das System geht weiterhin davon aus, dass der Patient der wichtigste Verantwortliche für sein Wohlbefinden ist und dass der Behandler dem Patienten lediglich dabei helfen kann, die geeigneten naturheilkundlichen Methoden für den Heilprozess zu finden, indem er die dazu notwendige Information bereitstellt und ihm Rat erteilt. Diese Ansicht gründet auf der Überzeugung, dass jeder Mensch die eingeborene natürliche Macht hat, sich selbst zu heilen. Die meisten naturheilkundlichen Ärzte setzen dazu eine große Bandbreite an Therapien und Techniken ein, die im Zusammenhang mit Ernährung, Kräutermedizin, Homöopathie und Akupunktur stehen, sowie natürliche Kuren auf der Basis von Diät, Licht, Wasser, Kräutern und Luft.

Heutzutage sind die naturheilkundlichen Behandler (in Indien, die Übersetzerin) vorwiegend Grundversorger, die Informationen und Ratschläge zu einer großen Bandbreite alternativer und komplementärer Therapien geben, darunter Homöopathie, Ernährungszusätzen auf der Basis von Vitaminen und Mineralien, traditioneller chinesischer Medizin, Entspannungstechniken und Kräuterpräparaten.

Naturheilkunde als Heilsystem geht in seinen philosophischen Wurzeln zurück auf die Medizinschule der Vitalkräfte im alten Griechenland (etwa 400 v. Chr.)

Dr. Benedikt Lust, ein deutscher Einwanderer, führte die Naturheilkunde dann offiziell 1902 in Indien ein. Sie umfasste eine große Bandbreite an naturheilkundlichen Therapien wie beispielsweise die Hydrotherapie, die er in sein naturheilkundliches Behandlungssystem einschloss. Obwohl die Praxis der Naturheilkunde nach 1940 zurückging, hat sie inzwischen erneut ihre Anhänger gefunden, und mehr und mehr Menschen wählen sie heutzutage als Alternative zum allopathischen Medizinsystem, das in ihrer Wahrnehmung extrem teuer geworden ist und auf die Behandlung der Krankheit statt auf die Erhaltung der Gesundheit abzielt und das außerdem den Patienten mit seinem „erkrankten Teil" gleichsetzt, statt ihn als ganzen Menschen zu sehen.

Dieser Ansatz, den man auch „zurück zur Natur" nennen könnte, ist das Ergebnis einer wachsenden Bewusstheit, dass allopathische Medizin kontrolliert und unterdrückt, statt zu kurieren und zu heilen. Die Umweltverschmutzung, die zunehmende Verschlechterung der Lebensbedingungen, die zusammengenommen dazu führen, dass viele neue Krankheiten entstehen, außerdem der zunehmende Einfluss der Frauen im Bereich der Gesundheit – all dies hat zu einer erneuten Zunahme natürlicher Heilmethoden geführt. Der Fokus liegt heute dabei darin, im Prozess von Diagnose und Therapie den ungesunden Lebensstil des Patienten zu verändern und dabei seine sozialen, wirtschaftlichen, umweltbezogenen und persönlichen Lebensumstände mit einzubeziehen. Und was noch wichtiger ist: Die ideologischen und menschlichen Grundsätze der naturheilkundlichen Medizin und anderer alternativer Medizinsysteme bestätigen erneut den Glauben der Patienten an den Adel der medizinischen Profession, den die Menschen unglückseligerweise verloren haben.

Soforthilfen der Naturheilkunde:

- *Trinken Sie 8-10 Gläser Wasser täglich.*
- *Ernähren Sie sich salzarm, ohne viel Fett und ohne scharfe Gewürze.*
- *Essen Sie viel Gemüse und Obst.*
- *Treiben Sie wenigstens 30 Minuten Sport täglich.*
- *Machen Sie einmal die Woche einen Saftfasten-Tag.*
- *Üben Sie täglich Entspannung und Meditation.*
- *Pressen Sie Wattepads mit Rosenwasser oder kalte Teebeutel oder geriebene Gurken/Kartoffeln auf Ihre Augen, um sich erfrischt zu fühlen.*
- *Machen Sie sich selbst Gesichtspackungen aus Gemüse, Obst usw., wenigstens einmal die Woche.*
- *Kalte Wickel aus einem Handtuch oder ein Gelpack auf Augen und Bauch für 15 Minuten helfen, Ihre Gesundheit zu verbessern.*

Die Prinzipien

- **Die Ursachen finden und behandeln (Tolle Causam):** Einige der Ursachen haben vielleicht mit dem Lebensstil des Patienten zu tun, mit seiner Arbeit, seinen Lebensbedingungen zu Hause, seiner gesellschaftlichen und/oder körperlichen Umgebung, und sie manifestieren sich in seiner Einstellung, seinen Ansichten und seinen Verhaltensmustern. Wenn all diese einmal erkannt und verstanden worden sind, dann begünstigt oder entfernt der naturheilkundliche Behandler die Ursachen und Symptome, statt sie einfach zu unterdrücken. Es ist ganz wichtig, im Kopf zu behalten, dass in manchen Situationen diese Symptome das Ergebnis des Versuches des Körpers sind, sich selbst zu verteidigen, anzupassen oder zu heilen, und man muss ihnen deshalb ihren natürlichen Lauf lassen.

- **Als Wichtigstes: Nicht verletzen (primum non nocere):** Der Arzt darf jederzeit nur solche Hilfsmittel, Techniken und medizinischen Substanzen einsetzen, die „natürlich" sind und in Übereinstimmung mit dem inhärenten Heilprozess der Natur und des menschlichen Körpers stehen.

- **Der Arzt als Lehrer:** Es ist wichtig, jederzeit und über alle Fragen, die den Gesundheitszustand des Patienten betreffen, eine offene Kommunikation herzustellen.

- **Den ganzen Menschen behandeln:** Alle Faktoren, die den Körper, den Geist und die Seele des Patienten betreffen, müssen in Betracht gezogen werden, um eine richtige Diagnose zu stellen und dann einen Behandlungsplan vorzuschlagen, der die Harmonie auf körperlicher, mentaler, emotionaler und spiritueller Ebene für den Patienten wiederherstellen soll.

Der naturheilkundliche Behandler ist mit der dafür notwendigen medizinischen Ausbildung ausgestattet und hat sich die professionelle Ethik so zu eigen gemacht, dass er die Gesundheiterhaltung und Krankheitsvorbeugung als vorrangiges Ziel der Heilung an die oberste Stelle setzt. Das Umfeld des Patienten und sein Lebensstil sind Schlüsselkomponenten für die möglichen Risikofelder des Patienten, in denen er seinen balancierten Gesundheitszustand verliert. Es liegt in der Verantwortung des Behandlers, den Patienten so zu beraten und zu unterstützen, dass er geeignete Veränderungen vornehmen kann, um auf täglicher Basis diesen idealen Gleichgewichtszustand zu erhalten.

Ihr erster Besuch bei einem Arzt für Naturheilkunde wird normalerweise beinhalten, dass Sie viel über Ihren Hintergrund und Ihren Lebensstil erzählen – was auch bedeutet, dass Sie über Ihre Ernährung, über Ihre Lebensgewohnheiten, über Ihre Stressfaktoren, über Ihre Medizingeschichte bis zum gegenwärtigen Zeitpunkt, über die Medizingeschichte Ihrer Familie und über Ihre Umweltgegebenheiten sprechen. Dem wird sich eine körperliche Untersuchung anschließen, um all die Symptome zu erkunden, von denen Sie berichtet haben, und schließlich wird eine notwendige Liste von Laboruntersuchungen angefertigt, die für die weitere Behandlung durchgeführt werden müssen.

Wenn einmal eine detaillierte Medizingeschichte vorliegt und der Lebensstil des Patienten, sein geistiges „Make-Up", seine inneren Einstellungen und sein Weltbild feststehen, dann wird eine Diagnose erstellt, die von einem Behandlungsplan gefolgt wird.

Einige allgemeine Behandlungen, die ein naturheilkundlicher Arzt einsetzt, sind die folgenden:

- Ernährungsberatung und Rat zum Thema Essgewohnheiten
- Kräutermedizin und Nahrungsergänzungsmittel
- homöopathische Mittel
- Akupunktur
- Hydrotherapie
- körperliche Behandlung: Berührung, heiße und kalte Kompressen, Elektrotherapie und Ultraschall, um Muskeln, Knochen und Wirbelsäule zu behandeln
- Entgiftung
- spirituelle Hilfen, wobei der Glaube und die innere Einstellung des Patienten genutzt werden, um den Heilungsprozess anzukurbeln
- psychologische Hilfen wie Geführtes Imaginieren, Hypnose oder andere Beratungsmethoden, die dabei unterstützen können, gewünschte Veränderungen in den Schlafgewohnheiten, bei der Ernährung oder beim Sport vorzunehmen, sich von süchtigmachenden Stoffen loszusagen sowie gesunde Bewegungsformen für sich zu finden.

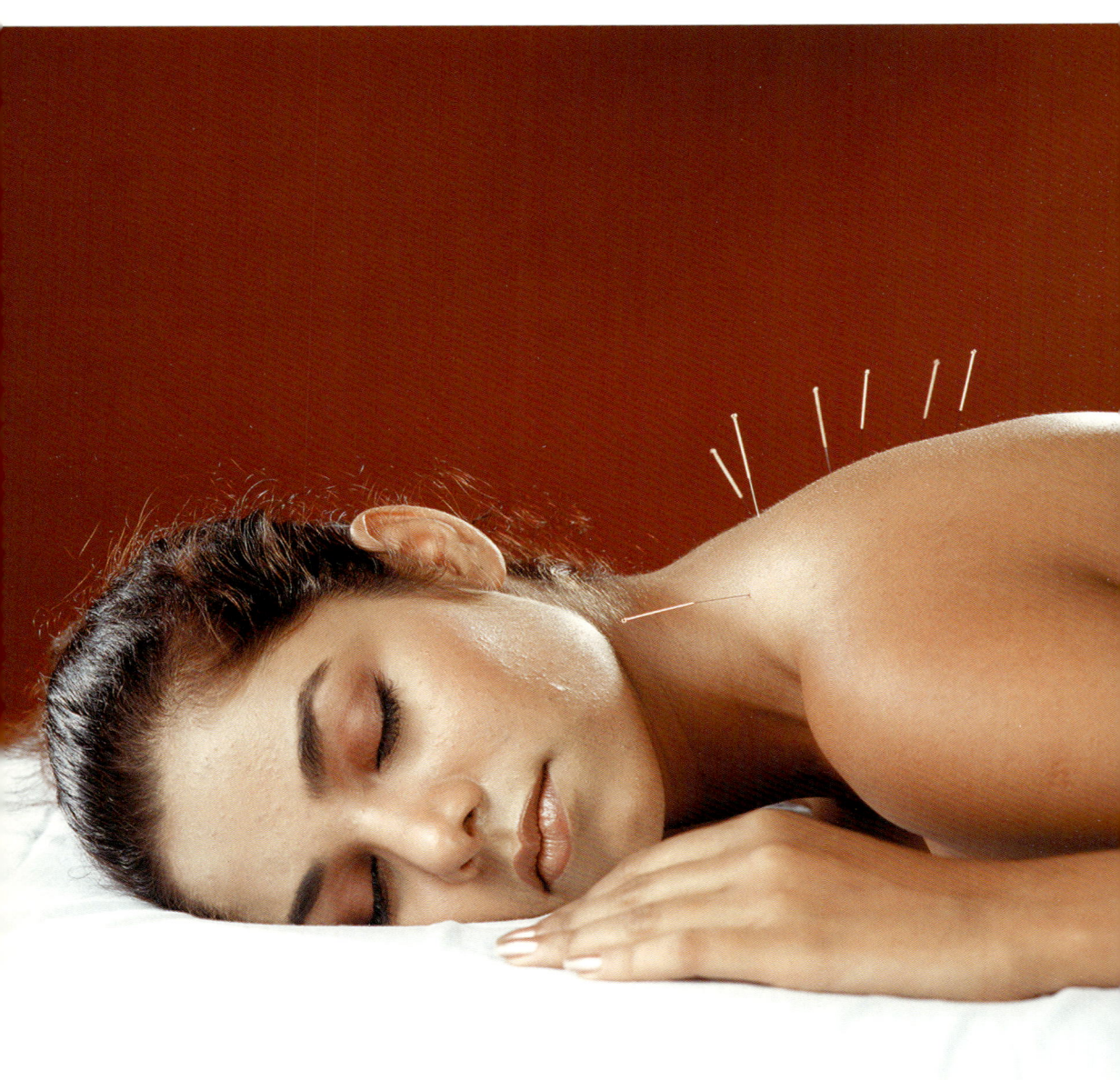

> **Akupunktur**
> Akupunktur ist eine Technik, feine
> Nadeln in spezifische Körperpunkte einzuführen, um
> Schmerzen zu lindern oder therapeutische Prozesse in Gang zu
> setzen. Das Wort Akupunktur kommt von den lateinischen Worten
> „acus" (Nadel), und „pungere" (einstechen). Nach der traditionellen
> chinesischen medizinischen Theorie befinden sich Akupunktur-
> punkte auf so genannten Meridianen, durch die die
> Vitalkraft fließt.

KRANKHEITEN, DIE GUT AUF NATURHEILKUNDE ANSPRECHEN

Da die Naturheilkunde viele ganzheitliche medizinische Praktiken und Techniken miteinander verbindet, ist sie sehr erfolgreich darin, sowohl akute als auch chronische Erkrankungen zu behandeln, von Arthritis über Ohrentzündungen, HIV, Asthma, kongestives Herzversagen bis zu Hepatitis.

Alle Informationen über die bisher verschriebenen Medikamente und frühere naturheilkundliche Behandlungen müssen dem Naturheilkundler unbedingt mitgeteilt werden, um negative oder schädliche Reaktionen auf die Behandlungen zu vermeiden. Engmaschige Überwachung ist ratsam, da hohe Dosierungen natürlicher Kräuter und Ergänzungsmittel auch toxische Wirkungen auf den menschlichen Körper haben können oder eine schädliche Wechselwirkung mit allopathischen und anderen Medikamenten hervorrufen können.

Alle Veränderungen, sei es im Bereich der Ernährung, der körperlichen Bewegung, der verschriebenen Medikamente oder bei anderen Behandlungsvorschlägen, sollten niemals eigenmächtig, sondern nur in Absprache mit dem naturheilkundlichen Arzt vorgenommen werden.

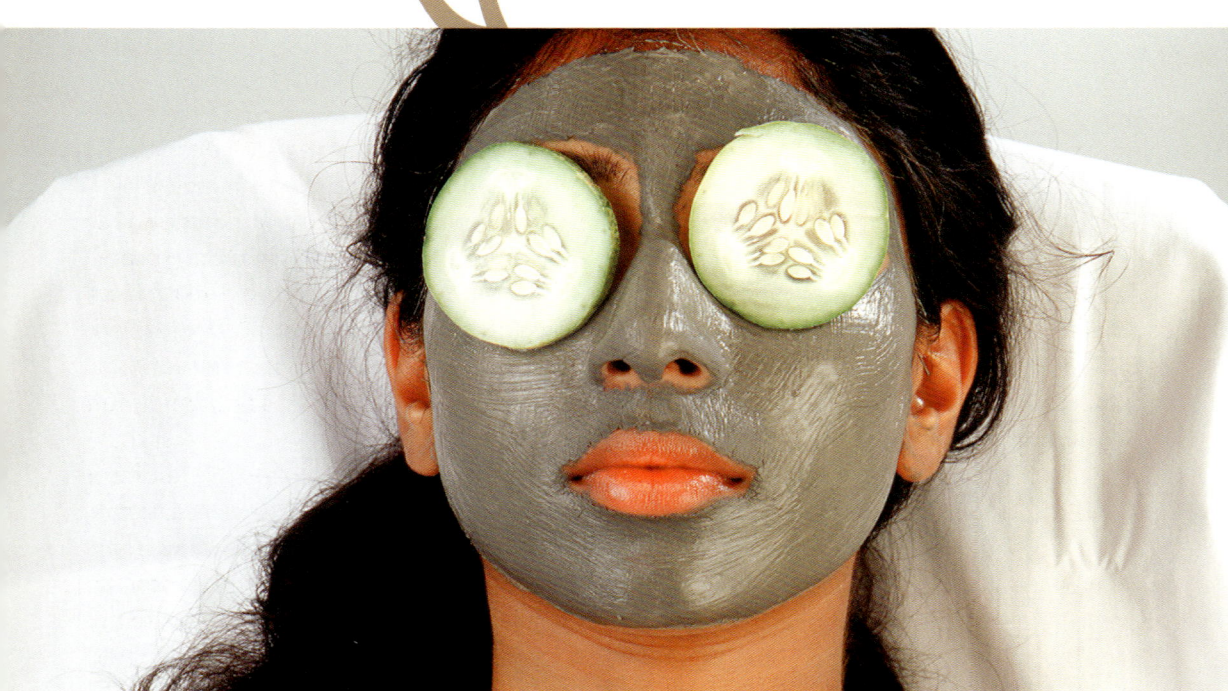

Schlamm-Therapie

Mineralien und Spurenelemente, die im Schlamm zu finden sind, besitzen bekanntermaßen wohltuende und heilende Eigenschaften. Da der Schlamm Feuchtigkeit über einen langen Zeitraum bewahrt, hat die Anwendung einer Schlammpackung einen kühlenden Effekt auf den Körperteil, auf den sie appliziert wird.

Den richtigen Arzt finden

Die Naturheilkunde hat heutzutage – ebenso wie die meisten anderen alternativen Therapien – noch nicht den Ruf und die Popularität, die die allopathische Medizin unter der Allgemeinbevölkerung genießt. Die meisten Behandler haben kleine Einzelpraxen oder sind Teil eines „Gesundheitszentrums", das die öffentliche Haltung der Naturheilkunde gegenüber spiegelt – ein „letzter Zufluchtsort", nachdem die allopathische, konventionelle Medizin nicht mehr weiterhelfen kann und der Patient den ersehnten Zustand von Gesundheit und Wohlbefinden nicht erlangt hat.

Hinzu kommt, dass es bisher auch keine vereinheitlichten akademischen Standards oder keinen klar etablierten Verhaltenscodex gibt, der dieser medizinischen Fachrichtung einen legalen, annehmbaren Status verleihen würde.

Jeder Patient trägt deshalb selbst die Verantwortung dafür, vor einer Behandlung herauszufinden, ob der betreffende Naturheilkundler ein akademisch ausgebildeter Arzt mit einem überzeugenden Hintergrundwissen und viel Erfahrung in der Naturheilkunde ist.

Da dies nicht leicht zu ermitteln ist, sind hier einige Fragen, die man stellen kann, wenn man nach einem qualifizierten naturheilkundlichen Arzt sucht:

- Hat der Behandler einen formalen Titel, eine Urkunde oder irgendeine andere akademische Qualifikation?
- Ist der Titel oder die Urkunde staatlich anerkannt oder gilt sie wenigstens bei den Fachverbänden als Qualifikationsnachweis?
- Ist der Ruf der Institution, die ihm diese Urkunde verliehen hat, in Fachkreisen glaubwürdig?
- Wie ist sein eigener Ruf? Wie offen beantwortet er/sie im Erstgespräch die obigen Fragen?
- Fühlen Sie sich durch sein Eingehen und seine Behandlungsart sicher und gut aufgehoben?
- Fühlen Sie sich als Patient respektiert und vermittelt Ihnen der Behandler das Gefühl, dass Sie selbst derjenige sind, der letztlich für die Erhaltung Ihrer Gesundheit und für die Wiederherstellung eines Geist-Körper-Seele-Gleichgewichts verantwortlich ist und dessen Haltung deshalb respektiert werden muss?
- Hat der Behandler Interesse daran, Ihnen Hinweise über den Zustand Ihrer Erkrankung oder Gesundheit zu geben, mit dem Sie gekommen sind, und erläutert er Ihnen ausführlich, welchen Behandlungsplan er für Sie vorsieht? Steht das, was er sagt, in Übereinstimmung mit dem, was Sie selbst über die Grundformen von Naturheilkunde gelesen haben?

Die Entgiftungs-Diät

Entgiftung

Entgiftung ist der Prozess der Neutralisierung oder Ausscheidung von Toxinen (Giftstoffen) aus dem Körper. Die Toxine werden chemisch in weniger schädliche Einzelbestandteile transformiert und über den Stuhl oder den Urin ausgeschieden.

Was sind Toxine?

In unserem Körper spielen sich andauernd biochemische Reaktionsvorgänge ab, die beispielsweise unsere Nahrung aufspalten oder Gase einsetzen. Während dieser Prozesse werden viele biochemische Stoffe, Gase und Abfallprodukte freigesetzt. Der Körper besitzt einen eingebauten Mechanismus, diese Abfallprodukte, die Toxine, auszuscheiden. Dies ist ein kontinuierlicher Prozess und eine gewisse Toxinmenge wird regelmäßig ausgeschieden. Aber ein kleiner Teil bleibt in unserem System – entweder im Darm oder in den Schleimhäuten der Nasennebenhöhlen oder in den verschiedenen Körperzellen. Hinzu kommt, dass Toxine auch durch unseren Lifestyle weniger abgebaut werden und im Körper bleiben.

Auch die Umweltverschmutzung kann neben der Art unserer Nahrungsaufnahme zu Toxizität führen. Die Luft wird durch schädliche Abfallprodukte von Fabriken, Fahrzeugen und Zigarettenrauch verschmutzt. Das Wasser wird duch Haushalts- und Industrieabfälle, die die Wasserlebewesen beeinträchtigen, verschmutzt. Der Boden wird durch chemische Düngemittel und die Rodung verändert, sodass die Vegetation, die früher den pH-Wert des Bodens aufrechterhielt, nicht mehr vorhanden ist. All dies führt zu einer Produktion von Lebensmitteln minderer Qualität und das wiederum zu einer Anhäufung von Toxinen.

Unsere moderne Ernährung enthält wesentlich mehr raffiniertes Mehl, weißen Zucker, Konservierungsstoffe und Zusätze als früher. Ihr fehlen Ballaststoffe und Mikronährstoffe. Die meisten Nahrungsmittel haben einen hohen Anteil gesättigter Fettsäuren, die schädlich für das Herz sind. Und auch die allgemeine Nahrungsmittelqualität ist niedrig, da vielfach chemische Düngemittel und genetische Züchtungen eingesetzt werden.

Eine Entgiftungs-Diät versucht, die Menge der aufgenommenen chemischen Zusätze so niedrig wie möglich zu halten. Sie bietet Nahrungsmittel an, die Vitamine, Nährstof-

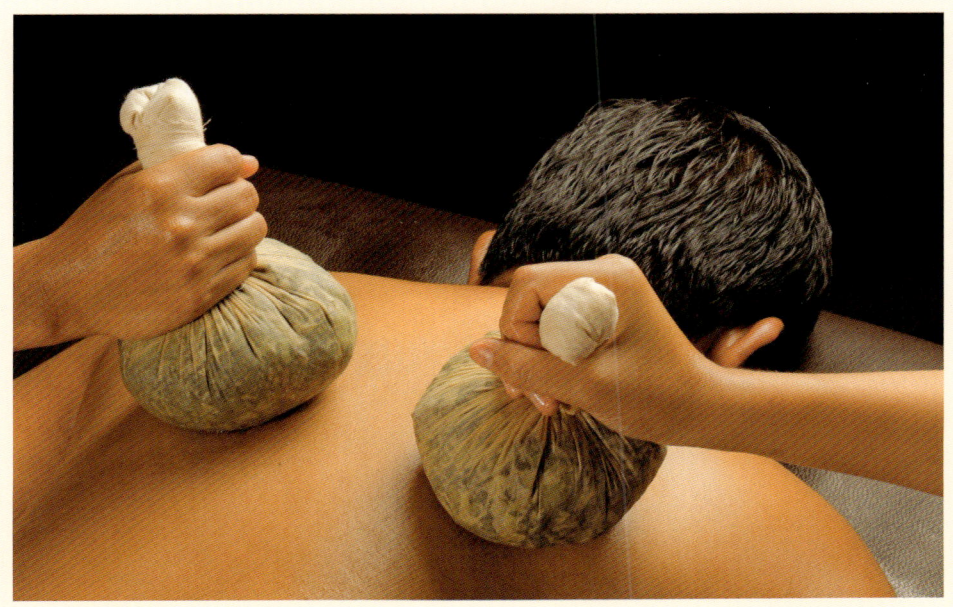

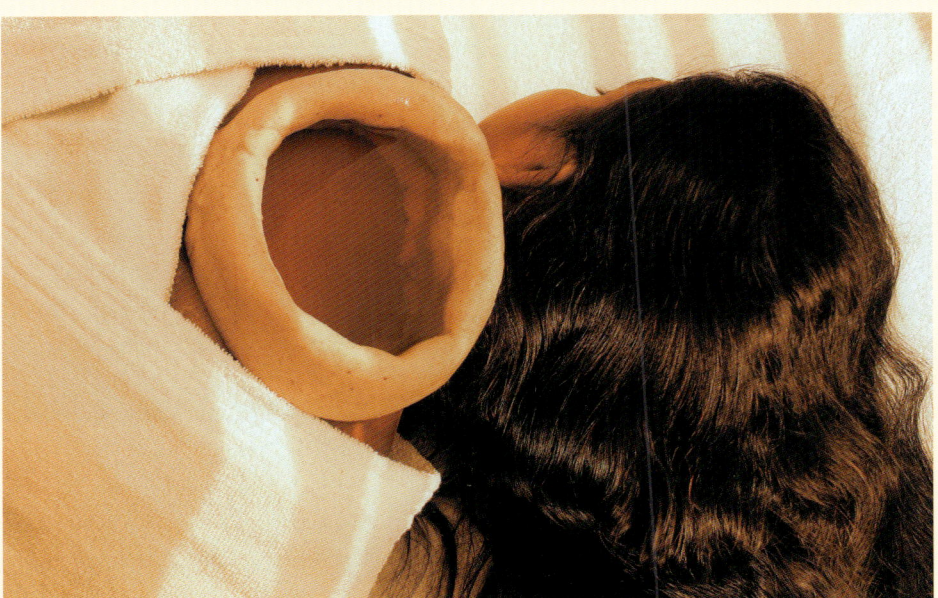

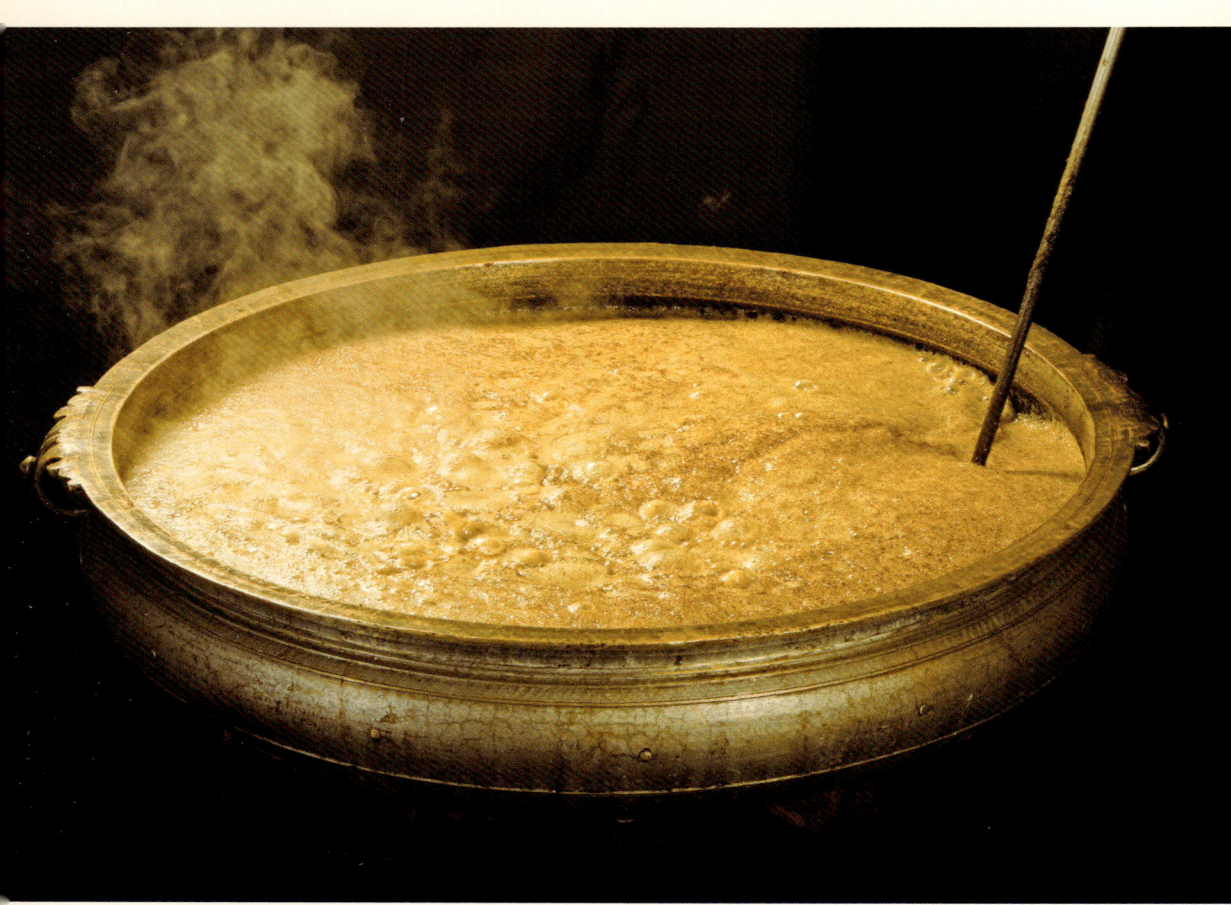

fe und Antioxydantien bereitstellen, die der Körper zur Entgiftung braucht und die einen hohen Anteil von Ballaststoffen und Wasser enthalten, um durch eine Erhöhung der Häufigkeit von Stuhlgängen oder Urinausscheidung die Toxine aus dem Körper zu ziehen und auszuscheiden.

Wie man selbst seinen Körper entgiften kann

Sie sollten vor allem biologisch angebaute Nahrungsmittel zu sich nehmen, die viel frisches Obst und Gemüse, unraffiniertes Mehl und Vollkorn enthalten. Trinken Sie eine ausreichende Menge Wasser, nehmen Sie naturbelassene Öle, Nüsse und Trockenfrüchte zu sich. Bereiten Sie Ihre Nahrung, wenn möglich, selbst zu, das verhindert, dass Ihr Körper Toxine ansammelt. Das Einfrieren von rohen oder gekochten Nahrungsmitteln sollten Sie nach Möglichkeit einschränken, aber gekochte Nahrung sollte sofort eingefroren werden, wenn sie Zimmertemperatur erreicht, um die Bildung schädlicher Bakterien zu verhindern. In den Veden heißt es dazu: „Sarva rogah mala vasaha; langhanam paramoushadham", was bedeutet, dass alle Krankheiten durch die Akkumulation von Giftstoffen entstehen, sodass das Fasten die höchste Form der Krankheitsbehandlung ist.

Die Reinigung beginnt

Gemüse und Obst von verschiedener Farbe, Hülsenfrüchte und Magermilch sowie die daraus gewonnenen Produkte sind wertvolle Bestandteile Ihrer Nahrung. Sie stellen die notwendigen Vitamine, Mineralien und Spurenelemente bereit.

Obwohl man oft versucht, einen gesunden Lebensstil durch Ernährung und regelmäßige körperliche Bewegung aufrechtzuerhalten, ist man dadurch vor der Gefahr einer Toxinakkumulation keineswegs sicher. Denn Toxine tendieren dazu, sich in jeder und allen Zellen unseres Körpers anzulagern und nur manche werden regelmäßig ausgeschieden. Das liegt daran, dass die Energie in unserem Körper auch für andere Aufgaben eingesetzt wird. Deshalb wird empfohlen, dass der Mensch die Arbeitslast des Körpers von Zeit zu Zeit vermindert, um dem Verdauungssystem eine Ruhephase zu gönnen und diese Energie zu nutzen, um den Körper zu entgiften.

Wenn man dem Verdauungssystem eine Pause gönnt, dann können das Herz, die Lungen, der Dickdarm, die Haut usw. effektiver arbeiten. Die Nahrungsstoffe, die man durch Obst, rohes Gemüse usw. aufnimmt, unterstützen den Körper bei der Bildung neuer Zellen und Gewebestrukturen. Es gibt ein allgemeines Gefühl von Wohlbefinden, das sich auch im Geist widerspiegelt. Man fühlt sich ruhiger und entwickelt eine positivere Haltung sowie gesunde Gedanken.

Die Diät während eines solchen Reinigungsprozesses wird in drei Teilabschnitte aufgeteilt:

Ausscheidung: Wasser, dünne Obstsäfte und leichte Flüssigkeiten unterstützen bei der Ausscheidung von Toxinen, indem die Belastung des Verdauungssystems auf ein Minimum reduziert wird.

Beruhigung: Nach der Ausscheidung sollte man Früchte oder gehaltvolle Säfte konsumieren, die den Verdauungsapparat beruhigen.

Aufbau: Dieser Teil der Diät beinhaltet die Aufnahme von rohen und gedämpften Gemüsen und Früchten. Sie unterstützen den Körper dabei, Zellen sowie Gewebe zu reparieren und neue zu bilden. Rohe Nahrung besteht aus löslichen und unlöslichen Fasern. Die löslichen Fasern bilden ein Gel, das die Bildung von Cholesterin-Plaques verhindert. Die unlöslichen Fasern fegen sozusagen die Darmwände aus. Die Mikronährstoffe, Ca+, Na+, Mg, usw., die in der Rohkost enthalten sind, stärken das Herz und das Nervensystem. Man kann dazu Chappatis, Reis, Mungbohnenbrei usw. essen, die den Körper auf eine weitere normale Nahrungsaufnahme vorbereiten.

Wasser bildet das Hauptelement bei der Funktion verschiedener Organsysteme unseres Körpers. Während einer Reinigung wird die Wasseraufnahme erhöht, sodass man wenigstens zwei Liter Wasser pro Tag zu sich nimmt – zusätzlich zu anderen Flüssigkeiten.

Einläufe sind ein Muss und sollten während dieser Reinigungsperiode täglich angewandt werden, um den Druck auf den Darm zu vermindern, und das könnte den Darm träge machen. Viel Ruhe ist ebenso empfehlenswert während dieser Entgiftungsphase, um die Energie zu bewahren. Mildes Yoga oder Walking kann jedoch praktiziert werden.

Man sollte gute Bücher lesen, gesunden Gesprächen lauschen und sich spirituellen Gedanken hingeben, um den Geist während der Reinigung zu beruhigen.

Kohlehydrate und Fette sind die Hauptenergielieferanten unseres Körpers. Sie sind praktisch eine konzentrierte Energieform. Wenn man aber dem Körper zu viel dieser Energiequellen zuführt, dann hat er keine Möglichkeit mehr, sie selbst zu nutzen. Die gespeicherte Energie aus diesen Nahrungsstoffen wird also während der Reinigung von den verschiedenen Körpersystemen aufgebraucht.

Eine solche Diät hilft ganz allgemein bei der Entgiftung. Selbst Menschen mit Diabetes können diese Diät versuchen, wenn sie nicht von Insulin abhängig sind. Ebenso können Menschen mit einer milden oder moderaten Übersäuerung sie problemlos ausführen. Gewichtsverlust ist eine der von vielen Menschen erwünschten weiteren Wirkungen dieser Diät.

Empfohlene Basis-Reinigungsdiät

Reinigungs-Diät – die Basis

Tag 1	• Sie dürfen Hülsenfrüchte, wie gekochte rote Linsen oder Mungbohnen, gekochtes Gemüse, Obst und Salate essen. • Flüssigkeiten, wie Suppen, Obst- und Gemüsesäfte, Kräutertees, Buttermilch, dürfen Sie trinken. • Eier und Kohlehydrate sind nicht zulässig. Sojaprodukte, Hüttenkäse und Pilze dürfen gegessen werden.
Tag 2	• Nur Salate, Obst und Flüssigkeiten. Gekochte Mungbohnen, rote Linsen oder andere gekochte Hülsenfrüchte sind zulässig, aber keine gekochten Gemüse
Tag 3	• Nur Flüssigkeiten
Tag 4	• Wie Tag 2
Tag 5	• Wie Tag 1

Zu Beginn wird eine Darm-Hydrotherapie oder ein Einlauf durchgeführt, dies wird täglich wiederholt.

Tage 1-4: Flüssigkeitsfasten.
Während dieser Tage sollte täglich morgens ein Einlauf mit lauwarmem Wasser durchgeführt werden. Danach nehmen Sie Flüssigkeiten, wie Suppen, Buttermilch, Obst- und Gemüsesäfte, Kräutertees, zu sich.

Tage 5 and 6: Nur Obst und Flüssigkeiten.

Tage 7 and 8: Rohe Salate, Sprossen usw. zusammen mit Früchten und Flüssigkeiten. Danach werden gedämpfte Gemüse dazu genommen, Mungbohnenbrei, Chappatis usw. für weitere zwei Tage.
Aufbau der normalen Nahrung über 3-4 Tage.

Dieses Diät-Muster ist in hohem Maße entgiftend und bewirkt zudem einen substantiellen Gewichtsverlust.

Intensive Reinigungsdiät

Sie heilt Störungen wie Gasentwicklung im Darm, Verstopfung oder Magenprobleme.

Sie ist jedoch nicht ratsam für Menschen mit Diabetes und Übersäuerung. Patienten mit Gicht-Symptomen sollten auch besser darauf verzichten, da dies ihre Symptome verschlimmern könnte.

Bei dieser Diät geht man auf eine Flüssigkeitsdiät, die auf eine Darmspülung oder einen Einlauf folgt. Die Flüssigkeitsdiät beinhaltet ausschließlich Zitronensaft mit Honig, Kokusnusswasser und frische Buttermilch. Während der gesamten Dauer der Flüssigkeitsdität nimmt man morgens immer einen Einlauf.

Die Diät wird so viele Tage wie notwendig fortgesetzt, wobei die ganze Zeit über sehr darauf geachtet wird, ob sich deutliche Zeichen zeigen wie echter Hunger, die Rückkehr des Geschmacksempfindens, vollständiger Rückgang des Zungenbelags (auf natürliche Weise), klarer Urin, Schweiß, der nicht riecht, usw. Man sollte sich energiegeladen, gelassen und frisch am Ende dieser Diät fühlen.

Die Nahrungsaufnahme beschränkt sich danach 2-3 Tage lang auf dünne Suppen zweimal täglich und gesüßten Zitronensaft, 2-3 Gläser täglich.

Die nächsten beiden Tage geht man auf eine eintägige Obst-Diät, gefolgt von einer Zufügung von Rohkost. Gedämpfte oder gekochte Gemüse werden dann ein bis zwei Tage lang gereicht. Die nächsten 3-4 Tage erhält der Patient nach und nach wieder dünne Breie aus Hülsenfrüchten, bevor er zu seiner normalen Kost zurückkehrt.

Extra-intensive Reinigungs-Diät

Während dieser besonders intensiven Reinigungsdiät sollte man wenigstens 10-12 Gläser Wasser trinken – zusätzlich zu anderen Flüssigkeiten. Außerdem als Teil des Reinigungsprozesses:

- Schlammpackungen werden zweimal täglich auf die Augenlider und auf den Unterbauch appliziert. Das entfernt die überschüssige Hitze aus dem System, verbessert die Verdauung und beschleunigt die Entgiftung.
- Hydrotherapie wie Hüft- oder Wirbelsäulenbäder werden täglich genommen, wodurch das Verdauungssystem gereinigt und der Geist und die Nerven beruhigt werden.
- Einfache Yogaübungen einschließlich Pranayama und Meditation werden praktiziert.

- Walking in moderatem Tempo wird empfohlen.
- Keine anstregenden Körperübungen und Aktivitäten während einer Fastenkur. Die Energie wird für den tiefgreifenden Reinigungsprozess benötigt.
- Nur Menschen, die nicht unter Diabetes, Übersäuerung, Gicht, Nierenerkrankungen usw. leiden und die nicht regelmäßig Medikamente einnehmen, sollten die Extra-intensive Reinigungsdiät durchführen.
- Menschen, die unter einer Unterfunktion der Schilddrüse, unter Hypercholesteramie, Bluthochdruck (erster Ordnung), Übergewicht, Arthritis, Verdauungserkrankungen, Asthma, Hauterkrankungen usw. leiden, profitieren am meisten von dieser Diät.

Hydrotherapie

Hydrotherapie setzt Wasser, Dampf und Eis ein, sowohl innerlich als auch äußerlich, um das Körpersystem zu reinigen, zu rehydrieren und die Gesundheit wiederherzustellen. Hüft- und Wirbelsäulenbäder, Dampf und therapeutische Packungen werden eingesetzt, um Schmerzen zu lindern und die Vitalität zu verbessern.

Was Sie von einer solchen Diät erwarten können:

- Eine vollständige Entgiftung des Körpers und des Geistes
- Klarheit der Gedanken und Vorstellungen
- Ein verbessertes Gedächtnis und bessere Konzentration
- Besseres Funktionieren der Sinnesorgane
- Ein besseres Hautbild, Verbesserung der Pigmentierung
- Gesundes Haar
- Einen besseren Stoffwechsel
- Eine bessere Hautstruktur
- Bessere Leberwerte
- Bessere Befeuchtung und Beweglichkeit der Gelenke
- Gewichtsverlust
- Öffnung der Ausscheidungskanäle und -organe
- Ein besseres Funktionieren des Kreislaufs-, Atmungs- und Verdauungssystems
- Eine bessere Immunfunktion
- Mehr Energie
- Mehr Jugendlichkeit

Entgiftung – Wichtige Punkte für Ihre Merkliste

- Die Akkumulation von Giftstoffen im Körper geschieht aufgrund von Ernährungsgewohnheiten, Veränderungen im Lifestyle und aufgrund von Vorkommnissen in unserer Umwelt.
- Veränderungen in der Ernährung, Bewegung und Behandlungen helfen, diese Giftstoffe aus dem System zu entfernen.
- Die Arbeitsbelastung des Körpersystems sollte regelmäßig vermindert werden, damit es eine Ruhepause bekommt, dies geschieht durch eine Reinigungsdiät.
- Die Reinigungsdiät sollte immer eine Ausscheidungsphase, eine Beruhigungsphase und eine Aufbauphase umfassen.
- Unterschiedliche Arten von Reinigungsdiät sind die Basisdiät, die Intensivdiät und die Extra-intensive Diät, die je nach den Gesundheitszuständen des Patienten verschrieben werden. Das Ergebnis sollte in jedem Fall eine Verbesserung des Gesundheitszustands, des Hautbildes, des Immunsystems und der Jugendlichkeit sein, um nur einige zu nennen.

Siddha

Das Siddha-System der Medizin beschäftigt sich mit der Behandlung und Vorbeugung von Krankheiten im menschlichen Körper, wie die meisten anderen medizinischen Systeme auch. Aber das Siddha-System ist das einzige, das der traditionellen Überzeugung zufolge Unsterblichkeit verleihen kann.

In Indien unter der Bezeichnung Siddha Vaidya bekannt, ist es das älteste und gleichzeitig fortschrittlichste System der Welt. Der Legende zufolge hatte der Gott Shiva sein medizinisches Wissen an seine Frau Parvati weitergegeben. Sie wiederum gab es an Nandi weiter, und schließlich wurde es an die Träger der Siddhas weitergegeben.

Diese Siddhars waren spirituelle Wissenschaftler und Wahrheitssuchende. Das Wort „siddhu" bedeutet Wissen oder Weisheit und „siddhi" bedeutet das Erreichen der Vollkommenheit. Jemand, der die Vollkommenheit im Leben erreicht hat, wird ein Siddhar genannt. Die Siddhars glaubten daran, dass eine gesunde Seele sich nur in einem gesunden Körper entwickeln kann. Die Siddhars übten darum intensive Yogahaltungen, darunter jahrelanges Fasten und Meditation. Man sprach ihnen übersinnliche Kräfte zu und meinte, sie hätten die höchste Weisheit durch den Aufstieg der Kundalini (der Schlangenkraft) erlangt, die schlafend an der Basis der Wirbelsäule im Bereich des Sakralplexus liegt. Sie hatten die körperlichen und chemischen Eigenschaften aller Arten von Pflanzen, Mineralien und Metalle studiert und waren Experten der Alchemie, des Yoga, der Wissenschaft des Elixiers sowie der Literatur, der Philosophie, der Astrologie usw.

Sie nutzten ihr Wissen von der Chemie zur Bereitung von Medikamenten sowie zur Umwandlung von Grundmetallen in Gold. Auf der Grundlage dieses Wissens schrieben sie Schriften über alle möglichen Aspekte des Lebens, angefangen von den Künsten bis zur Wissenschaft, und von der Wahrheit des Lebens bis zu Wunderkuren zur Heilung von Krankheiten. Sie betonten, dass der Körper das einzige Instrument ist, mit dem man Erfolg bei der spirituellen Evolution erlangen kann und dass man ihn dadurch auch von Krankheiten, Verfall und Tod befreien kann.

Prinzipien der Siddha-Medizin

Siddha wird im *Tholkappiyam* erwähnt, einem alten Text über die Grammatik des Tamilischen, in verschiedenen Werken der Sangam-Literatur sowie im Thirukkural. Es wird dort behauptet, dass die Siddha-Medizin Kräuter, Pflanzen, Metalle und Mineralien in ihren nicht-toxischen Formen einsetzt.

Agasthiyar oder auch Agastya wird als der Vater dieses Medizinsystems und ebenso der Sprache der Tamilen bezeichnet. Er nimmt in Indien dieselbe Position ein wie Hippokrates in der modernen westlichen Medizin. Dhanwanthri ist einer der 18 Siddhars.

Die Siddhars schrieben ihr Wissen auf Palmblattmanuskripte, von denen Fragmente in verschiedenen Teilen Südindiens wieder aufgetaucht sind. Aus diesen Manuskripten entwickelte sich das Siddha-System zu einem Teil der indischen medizinischen Wissenschaft.

Nach der Siddha-Medizin besteht alles, was in der Welt und im Universum existiert, aus den fünf Basiselementen Erde, Wasser, Feuer, Luft und Raum. Wenn diese fünf Elemente, Bhootas genannt, in verschiedenen Anteilen miteinander kombiniert werden, dann entstehen daraus unterschiedliche Substanzen. Alle diese Elemente arbeiten in Verbindung miteinander, und kein einziges Element ist unabhängig wirksam. Diese Elemente, die den menschlichen Körper und andere weltliche Substanzen ausmachen, nennt man den Gegenseitigen Inneneinschluss oder das Panchikarana.

Die Udal Thatus, die Konstituenten des menschlichen Körpers, sind danach:

- Saram (Plasma): verantwortlich für Wachstum, Entwicklung und Ernährung
- Senneer (Blut): verantwortich für die Ernährung der Muskeln, die Herstellung der Farben und die Verbesserung des Denkvermögens
- on (Muskeln): verantwortlich für die Körperform
- Kozhuppu (Fett): verantwortlich für die Ölbalance und für die Geschmeidigkeit der Gelenke
- Enbu (Knochen): verantwortlich für die Knochendichte, die Haltung und die Bewegung
- Moolai (Knochenmark): verantwortlich für die Stärke
- Sukkilam oder Suronitham (Sperma und Ei): verantwortlich für die Fortpflanzung.

Die Siddhamedizin glaubt ebenso wie Ayurveda, dass die körperlichen Einheiten des menschlichen Körpers Vata, Pitta und Kapha sind. Sie werden ebenso von den fünf Elementen gebildet:

- Vata (Luft + Raum), ist die kreative Kraft.
- Pitta (Feuer), ist die Kraft der Erhaltung.
- Kapha (Erde + Wasser), ist die Zerstörungskraft.

Wenn diese drei Zustände im Verhältnis von 4:2:1 zueinander stehen, im Gleichgewicht oder im gesunden Zustand, dann werden sie Lebenskräfte genannt. Wenn ihr Gleichgewicht gestört ist, dann zeigt der Körper Anzeichen einer Erkrankung oder Krankheit. Krankheit ist danach ein Zustand, in dem es zu einer Störung im Gleichgewicht der fünf Elemente kommt, was die drei Zustände verändert und sich auch in den sieben Konstituenten spiegelt, nämlich im Blut, im Plasma, in den Muskeln, im Fettgewebe, in den Knochen, den Nerven und bei den männlichen und weiblichen Hormonen.

Nach dem Siddhasystem spielen die Ernährungsform und der Lifestyle eine Schlüsselrolle nicht nur für die Gesundheit, sondern auch auch bei der Heilung von Krankheiten. Der Zustand des menschlichen Körpers, in dem die Ernährungsgewohnheiten, die täglichen Aktivitäten und der Einfluss der Umwelt die drei Zustände im Gleichgewicht halten, wird als gesundes Leben bezeichnet.

Die Diagnose in diesem System basiert auf einer Untersuchung von acht Bestandteilen, die als „astasthana-pariksa" oder die acht Werkzeuge der Diagnose bezeichnet werden. Dieses System hat einen reichen und einzigartigen Wissensschatz über die Wirkung von Medikamenten klassifiziert und aufgezeichnet. Die Medikamente, die von den Siddhars benutzt wurden, fallen unter drei Kategorien:

1. Thavaram (Medikamente aus Kräutern)
2. Thatau (Medikamente aus Metallen und Mineralien)
3. Medikamente aus Tieren
4. Im Fall von Geisteskrankheiten wird „peranda bhasma parpam" eingesetzt, bei dem es sich um Medikamente handelt, die aus menschlichen Schädelknochen und den Schädeln von Hunden hergestellt werden.

Die Medikamente werden auf Grundlage von fünf Eigenschaften klassifiziert:

- Geschmack (Suvai),
- Charakter (Gunam),
- Potenz (Veerya),
- Klasse (Pirivu) und
- Handlung (Mahimai).

Das Siddha-System ist so in der Lage, alle Arten von Krankheiten außer Notfällen zu behandeln. Es ist besonders wirksam bei der Behandlung von Hautproblemen wie Psoriasis, aber auch bei Infektionen der Harnwege, Krankheiten der Leber und des Magen-Darm-Traktes, allgemeiner Schwäche, nachgeburtlicher Anämie, Durchfall, rheumatischen Problemen, Prostata-Vergrößerung, Krebs, Unfruchtbarkeit, blutenden Hämorrhoiden und Magengeschwüren, allgemeinen Fieberanfällen, zusätzlich zur Behandlung von Arthritis und bei allergischen Störungen. Manche Medikamente sind sehr wirksam bei der Behandung von Infektionskrankheiten einschließlich Geschlechtskrankheiten.

Manche Behandler haben behauptet, dass die Siddha-Medizin sehr wirksam ist, wenn es sich um Schwächezustände handelt, wie sie sich in Patienten mit HIV/AIDS zeigen.

Siddha und Ayurveda

Die Grundkonzepte der Siddhamedizin sind ähnlich wie die des Ayurveda. Siddha betont im Ansatz, dass man eine einzige Medizin einsetzen soll, um unterschiedliche Krankheiten zu behandeln, indem man ihr eine Vielzahl von unterschiedlichen Hilfsmitteln und Botenstoffen beifügt. Man glaubt, dass Ayurveda in seinem Frühstadium lediglich über Wissen über die Kräuterzubereitungen verfügte, da es in den Werken von Chark und Susruta keine Bezugnahme auf metallische Zubereitungen gibt. Das Wissen um die medizinischen Eigenschaften der Metalle jedoch wurde von dem Siddha Nagarjuna erworben, der ein bedeutender Alchemist des Buddhasystems war. Siddha betont die Anwendung von Reinigungsmethoden von Metallen und Giftstoffen, wobei jedes Kraut und jedes Gewürz eine bestimmte Wirkung besitzt – wie im Ayurveda.

Der einzige wirkliche Unterschied scheint darin zu bestehen, dass die Siddha-Medizin die Vorherrschaft von Vata, Pitta und Kapha in der Kindheit, dem Erwachsenenalter und dem Alter anerkennt, während dies im Ayurveda anders ist: Dort ist Kapha vorherrschend in der Kindheit, Vata im Alter und Pitta in Erwachsenen.

UNANI

Das Wort Unani leitet sich von *unan* ab, dem arabischen Wort für Griechenland, aus dem diese medizinische Richtung stammt. Unani mag vielleicht heute in Griechenland nicht mehr praktiziert werden, aber es ist ein verbreitetes und wohlbekanntes Heilsystem in Indien, das von arabischen Händlern in unser Land gebracht wurde. Es wurde seither ohne Unterbrechung an den Höfen der Khiljis, der Zughlaqs und der Mogulherrscher praktiziert und gefördert.

Zwischem dem 13. und dem 17. Jahrhundert blühte dieses Medizinsystem auf, und zwar vor allem durch die Bemühungen von Abu Bakr bin Ali Usman Ksahani, Sadruddin Damashqui, Ali Geelani, Akbal Arzani und Mohammad Hashim Alvi Khan.

Die Briten, die die allopathische Medizin bevorzugten, legten dieser Medizinrichtung strenge Einschränkungen auf und entzogen volksnahen Behandlungsformen ihre Unterstützung. Dennoch überlebte Unani dies und wurde weiter praktiziert, vor allem dank der Bemühungen von hingebungsvollen Ärzten wie Ajmal Khan.

Unani folgt im Groben den gleichen Grundsätzen wie die Methode von Hippokrates (460-377 v. Chr.). Hippokrates legte den Grundstein für die klinische Medizin, nachdem er umfangreiche Studien und einen Vergleich der Symptome auf der Basis von Ernährungskontrolle und ausreichender Ruhe betrieben hatte. Wie die meisten alternativen Medizinsysteme glaubt Unani auch daran, dass die vorrangige Aufgabe eines Arztes darin besteht, dazu beizutragen, die dem Körper innewohnende Kraft zu stimulieren, eine Krankheit zu bekämpfen.

Unani folgt auch der Vier-Säftelehre. Danach gibt es im Körper vier Säfte: Blut (*dam*), Schleim (*balgham*), gelbe Galle (*safra*) und schwarze Galle (*sauda*), die mit Kapha, Vata und Pitta übereinstimmen — den drei Doshas, die auch in den meisten anderen alternativmedizinischen Systemen erwähnt werden. Nach Unani besteht der Körper aus folgenden Teilen: den Elementen Erde, Wasser, Luft und Feuer, die äußerlich sind, während das Temperament (*mizaj*), die Säfte (*akhlat*), Organe (*aza*), das Leben, der Geist oder der Vitalatem (*arwah*), Energie (*quwa*) und Handlung (*af'al*) innerlich sind. Unani glaubt, dass bei der Geburt jeder Mensch mit einer einzigartigen und gesunden Konstitution ausgestattet ist. Der Körper besitzt zudem eine angeborene Kraft der Selbsterhaltung und ist in der Lage, das Gleichgewicht wiederherzustellen, das aufgrund von verschiedenen Faktoren gestört worden ist.

Der Arzt hilft lediglich dem Körper dabei, dieses Gleichgewicht wiederzufinden. Das Temperament eines Menschen oder einer Substanz wird durch den Prozentsatz seiner verschiedenen Anteile bestimmt. Es könne *mizaj-e-mutadil* (balanciert) sein oder *mizaj-e-ghair- mutadil* (unbalanciert). Unterschiedliche Typen und Schattierungen unbalancierter Temperamente werden in Unani beschrieben.

Um eine Diagnose zu erstellen, führt ein Unani-Behandler zunächst eine sorgfältige Pulsuntersuchung durch. Dies ist ein starker Indikator dafür, welcher der Säfte zu diesem Zeitpunkt dominant ist. Diese Untersuchung wird gefolgt von einer Untersuchung des Urins und des Stuhls. Manche Behandler benutzen auch ein Stethoskop und messen den Blutdruck, was die Diagnose unterstützt.

Unani hat sich als äußerst wirkungsvoll in der Behandlung chronischer Erkrankungen wie Arthritis und Asthma erwiesen. Patienten mit Erkrankungen des Geistes, des Herzens, der Verdauung und der Sexualität sowie mit Harnwegsinfektionen und sexuell übertragbaren Krankheiten haben alle von dieser Behandlungsmethode profitiert. Ebenso Menschen mit Malaria, Hepatitis B, Pigmentstörungen und anderen Hauterkrankungen. Unani wird auch nachgesagt, dass es das Immunsystem bei HIV-Patienten verbessern kann. Eine gute Erfolgsquote gibt es auch bei der Behandlung zerebraler Kinderlähmung.

Die hindustanischen Dawakhana, die Hamdard Dawakhana und die Niamath Laboratorien sind bekannt für ihre Unani-Medikamente, von denen einige unter ihren volkstümlichen Bezeichnungen wie Safi, Sharbat-e-Rooh Afza, Cinkara, Kolikmittel oder Joshina bekannt sind.

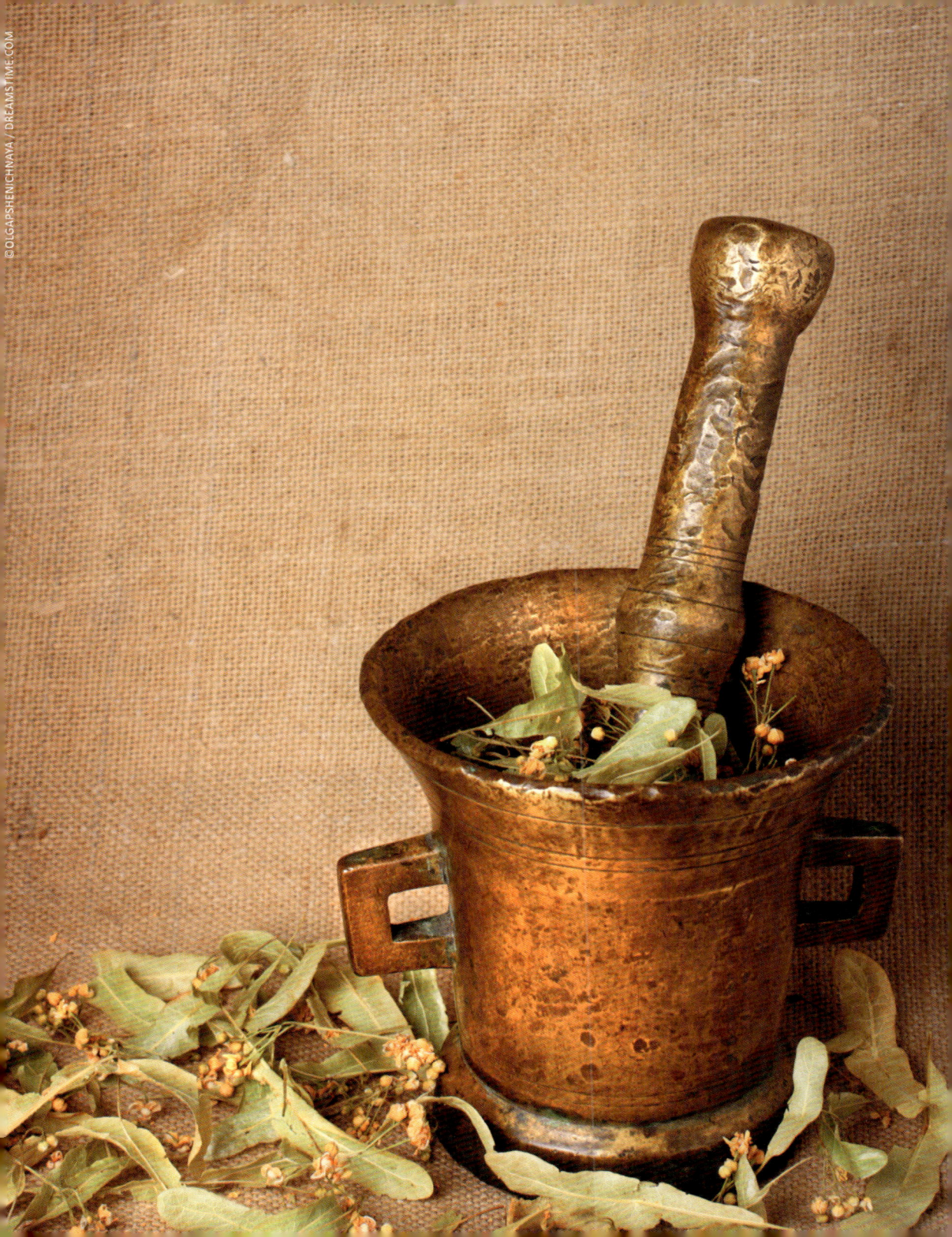

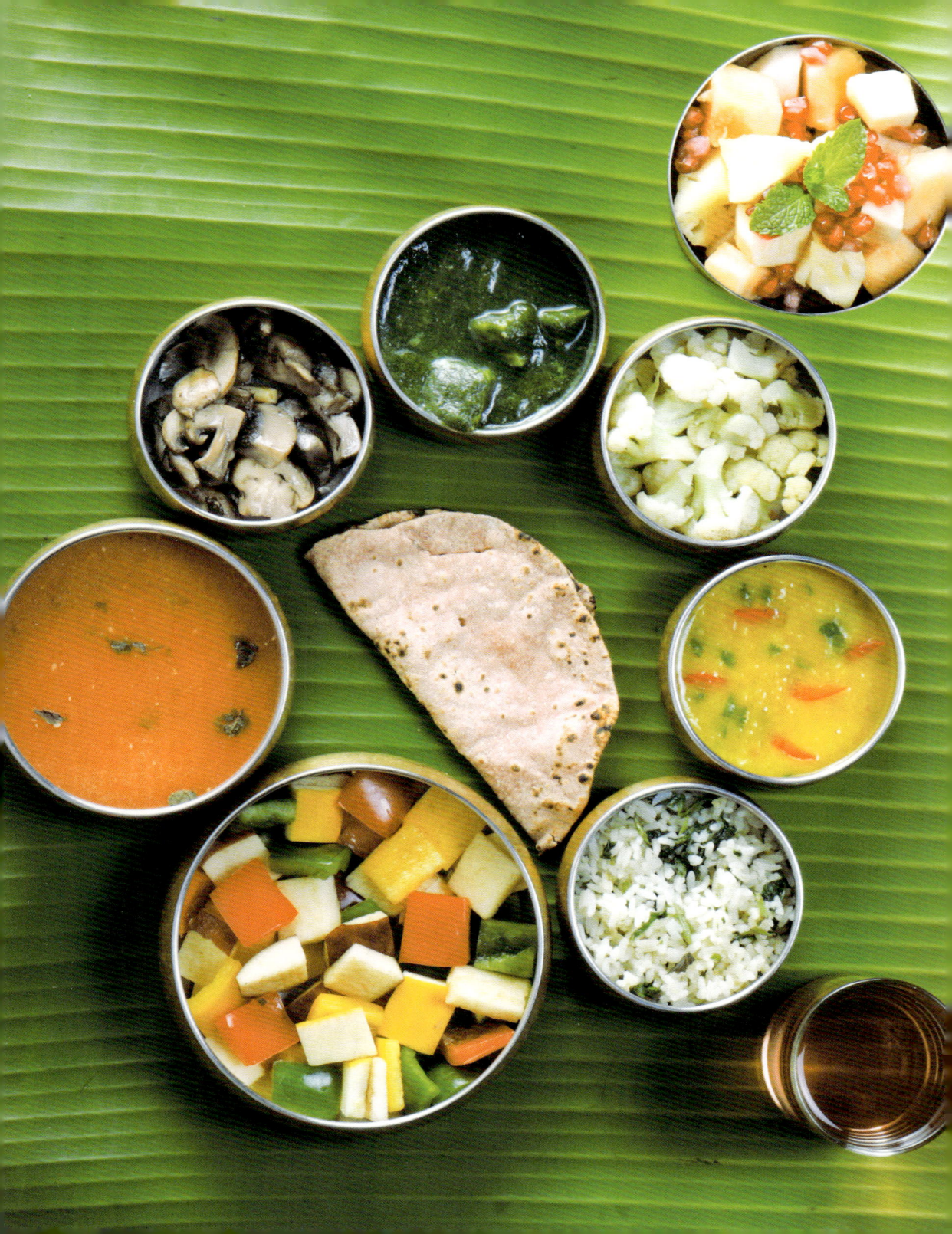

Der Eid des Hippokrates:

Ich schwöre bei Apollon, dem Arzt, und Asklepios und Hygieia und Panakeia und allen Göttern und Göttinnen, indem ich sie zu Zeugen rufe, dass ich nach meinem Vermögen und Urteil diesen Eid und diese Vereinbarung erfüllen werde:

Den, der mich diese Kunst gelehrt hat, gleichzuachten meinen Eltern und ihm an dem Lebensunterhalt Gemeinschaft zu geben und ihn Anteil nehmen zu lassen an dem Lebensnotwendigen, wenn er dessen bedarf, und das Geschlecht, das von ihm stammt, meinen männlichen Geschwistern gleichzustellen und sie diese Kunst zu lehren, wenn es ihr Wunsch ist, sie zu erlernen ohne Entgelt und Vereinbarung und an Rat und Vortrag und jeder sonstigen Belehrung teilnehmen zu lassen meine und meines Lehrers Söhne sowie diejenigen Schüler, die durch Vereinbarung gebunden und vereidigt sind nach ärztlichem Brauch, jedoch keinen anderen.

Die Verordnungen werde ich treffen zum Nutzen der Kranken nach meinem Vermögen und Urteil, mich davon fernhalten, Verordnungen zu treffen zu verderblichem Schaden und Unrecht. Ich werde niemandem, auch auf eine Bitte nicht, ein tödlich wirkendes Gift geben und auch keinen Rat dazu erteilen; gleicherweise werde ich keiner Frau ein fruchtabtreibens Zäpfchen geben: Heilig und fromm werde ich mein Leben bewahren und meine Kunst.

Ich werde niemals Kranke schneiden, die an Blasenstein leiden, sondern dies den Männern überlassen, die dies Gewerbe versehen.

In welches Haus immer ich eintrete, eintreten werde ich zum Nutzen des Kranken, frei von jedem willkürlichen Unrecht und jeder Schädigung und den Werken der Lust an den Leibern von Frauen und Männern, Freien und Sklaven.

Was immer ich sehe und höre, bei der Behandlung oder außerhalb der Behandlung, im Leben der Menschen, so werde ich von dem, was niemals nach draußen ausgeplaudert werden soll, schweigen, indem ich alles Derartige als solches betrachte, das nicht ausgesprochen werden darf.

Wenn ich nun diesen Eid erfülle und nicht breche, so möge mir im Leben und in der Kunst Erfolg beschieden sein, dazu Ruhm unter allen Menschen für alle Zeit; wenn ich ihn übertrete und meineidig werde, dessen Gegenteil.

LEKTIONEN IM GANZHEITLICHEN HEILEN

9

Wenn man den Eid des Hippokrates genau liest, der 400 v. Chr. geschrieben wurde, ist man erstaunt, wie umfangreich der Verhaltenskodex für Ärzte war und wie wichtig er auch noch heute ist. Wenn wir als Ärzte in der Lage sind, uns auf ihn sowohl dem Buchstaben als auch dem Geist nach zu beziehen, dann können wir nichts anderes als gute Ärzte sein.

Während ich nicht sagen kann, dass ich bewusst mein Verhalten nach jedem Satz des hippokratischen Eides ausgerichtet habe, kann ich ehrlich sagen, dass die Prinzipien, die er vertrat, mir schon durch meine Familie eingeprägt wurden, durch die Werte, die sie hochhielten, und die Beispiele, die sie mir gaben. Sie wurden zu meinen Lehrern und Führern, die die Integrität verkörpern, die in der Ausübung dieses Berufes notwendig ist, und zu meinem innersten Glauben und zum Bedürfnis, zu jeder Zeit das Richtige zu tun.

Das Lernen endet nie

Im Jahr 1988 fuhr ich zu einem Sechs-Monats-Programm nach China, um Chinesische Akupunktur am Institut für Traditionelle Chinesische Medizin der Weltgesundheitsorganisation in Nanjing zu lernen. Aber schon bald bemerkte ich, dass dieses Feld viel zu weit war, als dass ich es in nur sechs Monaten oder auch nur in sechs Jahren erlernen konnte. Ich wusste dann, dass es ein ganzes Leben dauern würde, irgendein System, eine Therapie oder Technik wirklich zu meistern.

Deshalb entschloss ich mich, mich auf die Grundsätze zu konzentrieren und ein allgemeines Verständnis von der Akupunktur und der Traditionellen Chinesischen Medizin zu bekommen. Ich beobachtete also die verschiedenen Einsatzmöglichkeiten der Akupunktur, einschließlich ihrer Wirksamkeit als Ersatz für reguläre Betäubungsmittel bei Kaiserschnitten. Ich lernte auch die Pulsdiagnose, eine Methode, bei der der Behandler den Zustand des Körpers oder der Krankheit, die er aufweist, einfach dadurch bestimmen kann, dass er den Puls fühlt. Es war eine Technik, die leicht zu lernen ist, und man konnte viel Fachkenntnis dabei erwerben, wenn man sie regelmäßig übte. Zur selben Zeit hatte ich auch die Gelegenheit, medizinische Hypnose zu erlernen, aber ich erkannte, dass ich nicht über die Möglichkeiten verfügte, sie in der Tiefe und vollständig zu lernen. Mein Glaube an die Nützlichkeit der ganzheitlichen Philosophie und Heilung wurde durch diese verschiedenen Erfahrungen noch stärker.

Meine Mentoren und Gefährten

Ich verstand deutlich und auf sehr eindeutige Weise, dass es wichtig für mich war, ein einziges Medizinsystem wirklich zu meistern, um ein erfolgreicher ganzheitlicher Heiler zu sein, dass es aber gleichzeitig wichtig war, ein gutes Allgemeinwissen über die anderen existierenden Syteme zu besitzen, sodass ich in der Lage sein würde, die verschiedenen Systeme, Techniken und Therapien zu integrieren und ein Team fähiger und erfahrener Experten zu leiten, um die Selbstheilungskräfte des Patienten anzuregen, damit sein Körper wieder zu der optimalen Gesundheit und zu einem Leben in Balance zurückfinden konnte.

Ein weiterer wichtiger Punkt, den ich aus meinen Erfahrungen in London lernte, war, dass ich in der Lage war, die Haltung der Ärzte im Westen ihren Patienten gegenüber mit der zwangloseren Haltung zu vergleichen, die wir zu Hause in Indien haben. Von der Zeit an, in der wir Studenten sind, die lernen, Ärzte zu werden, und später als Ärzte haben wir mit so viel Leid zu tun und sehen regelmäßig so viele Fälle, dass wir oft dazu tendieren, den Patienten als eine Krankheit zu betrachten, die behandelt werden muss. Schauen Sie sich einmal in einem irgendeinem Wartezimmer eines Arztes im Land um — es wird immer von Menschen überfüllt sein. Die Arbeitszeiten eines Arztes sind so lang, weil es Menschen gibt, um die er sich kümmern muss.

In der Klinik in London, wie auch in den Kliniken in den meisten westlichen Ländern, ist der Ansatz ein vollkommen anderer. Ein Patient wird als jemand gesehen, der mit Respekt behandelt und zunächst als Mensch gesehen werden muss. Ist es darum ein Wunder, dass Ärzte in Indien nach und nach Gefahr laufen, dem Schmerz und dem Leid gegenüber abzustumpfen und Opfer des Helfer-Burnouts zu werden?

Meine Partnerin bei dieser Reise, meine Reisegefährtin bei meinem vergangenen, gegenwärtigen und zukünftigen Erfolg, ist

> Ich habe die Fähigkeit zum Vergeben, die so ausschlaggebend für einen Heiler ist, von Bischof Tutu gelernt.

Suja. Sie ist einerseits Ernährungsberaterin und gleichzeitig geschäftsführende Direktorin des Soukya. Sie hat ebenso hart gearbeitet wie ich und hat immer hinter mir gestanden, um meinen Traum Wirklichkeit werden zu lassen. Mit ihren erstaunlichen zwischenmenschlichen Fähigkeiten hat sie eine hervorragende Beziehung zu jedem im Zentrum, und sie kennt jeden beim Namen. Ich habe ihr vorgeschlagen, sich mehr auf die planerischen und beraterischen Funktionen zurückzuziehen und Verantwortung an andere abzugeben, die inzwischen auch gut ausgebildet sind. Das würde uns mehr Zeit füreinander geben. Unsere Kinder wachsen inzwischen zu – so hoffe ich – verantwortungsbewussten Jugendlichen heran, die unseren Glauben und unsere Philosophie des ganzheitlichen Lebens und der Heilung teilen. Sie wollen unsere Vision erweitern und sie zu ihrer eigenen machen.

Bisher ist unsere Unternehmung ein Abenteuer gewesen, das Bedürfnisse erfüllt. In dem Moment aber, in dem sie von Gier gelenkt wird, wird dies der Anfang vom Ende sein.

Ich habe die Fähigkeit zum Vergeben, die so ausschlaggebend für einen Heiler ist, von Bischof Tutu gelernt. In den meisten Fällen, die mir begegnet sind, glaube ich, dass der Mensch schlechte Erinnerungen oder Gefühle oder Gedanken an Menschen, Situationen, Gegebenheiten in sich trägt, die er/sie nicht bereit ist, zu vergessen und zu vergeben. Wenn diese Erinnerungen sich über einen langen Zeitraum aufstauen, dann zeigen sie sich als Schmerz oder Unbehagen im physischen Körper und bringen ihn dazu, krank zu werden und zusammenzubrechen. Es ist sehr interessant, dass, als die Apartheid aufgehoben wurde, Desmond Tutu und andere eine Wahrheits- und Versöhnungskommission einrichteten. Die Mission der Kommission bestand darin, Menschen vergeben zu helfen, sodass ihr Geist, ihr Körper und ihre Seele von all den schwächenden und destruktiven Emotionen, Gefühlen und Gedanken des Hasses, der Wut, der Furcht und der Traurigkeit geheilt werden konnten.

Mutter Teresa traf ich zum ersten Mal im Jahr 1996/97, als ich ihr Zentrum in Kalkutta besuchte. Ihre Schlichtheit und Demut waren so fühlbar, ebenso wie die bedingungslose Liebe, die sie für andere hatte und die ihre Art der Heilung war. Ich war davon zutiefst berührt. Sie tat alles aus ihrer „Liebe zu Jesus" heraus. Das gab ihr Mitgefühl. Sie konnte einen Leprakranken aufheben, ihn in ihre Arme schließen und ihn trösten. Ich war sehr überrascht, als sie selbst in ihr Zimmer ging, um mir ein kleines Erinnerungsgeschenk zu geben, als ich wegfuhr. Sie entschied sich nämlich, die Bestätigung für meine Spende selbst zu schreiben, obwohl dort andere Schwestern waren, die dies zweifellos für sie erledigt hätten, während sie weiter mit mir sprach. Offensichtlich glaubte Mutter Teresa daran, dass es wichtig sei, ihre Arbeit selbst zu tun, ganz gleich, wie unbedeutend sie war.

Das Treffen mit dem Dalai Lama vermittelte mir die Erkenntnis, wie einfach all diese großen Menschen sind und wie demütig. Die Fähigkeit, bedingungslose Liebe zu schenken, hat er mit Mutter Teresa gemeinsam. Er war voll Mitgefühl und Demut, und das trotz seines Status und seiner Position in der Welt. Als er zum Weltkongress nach Bangalore kam, hatte ich die Gelegenheit, viel Zeit mit ihm zu verbringen. Er sagte, dass es nicht nur das Wissen und die Fähigkeiten seien, die einem Arzt helfen könnten, seine Patienten zu heilen,

sondern vor allem das Mitgefühl, mit dem er seine Patienten behandele. Das unterscheide einen Arzt von einem guten Arzt.

Dr. Sharmas Fähigkeit, seine Patienten intuitiv zu erkennen und zu heilen, war phänomenal. Ich spürte, dass ich während der Zeit, die ich mit ihm verbrachte – abgesehen von dem, was er mir bewusst beibrachte – so vieles einfach aufnahm, nur dadurch, dass ich mit ihm zusammen war. Als Folge seiner großen Erfahrung war allein das Beobachten seiner Arbeit und seines Umgangs mit Patienten sowie seiner Behandlung der Krankheiten, mit denen sie gekommen waren, das beste Training-on-the-job, das man bekommen konnte. Selbst heute erinnere ich mich noch manchmal daran, wie er seine Patienten behandelt hat und mit ihren Erkrankungen umgegangen ist, wenn ich bei der Arbeit mit schwierigen Situationen konfrontiert bin. Dr. Sharma wandte verschiedene Methoden an, um wirkungsvoll zu arbeiten: Er brüllte auch mal einen Patienten an, sagte unfreundliche Dinge zu ihnen, sodass sie zusammenbrachen, oder er beriet sie auf sehr ruhige und freundliche Weise. Er tat, was notwendig war, damit der Patient sich mit seiner oder ihrer körperlichen Situation auseinanderzusetzen begann und die dahinterstehenden emotionalen oder geistigen Hintergründe sichtbar wurden.

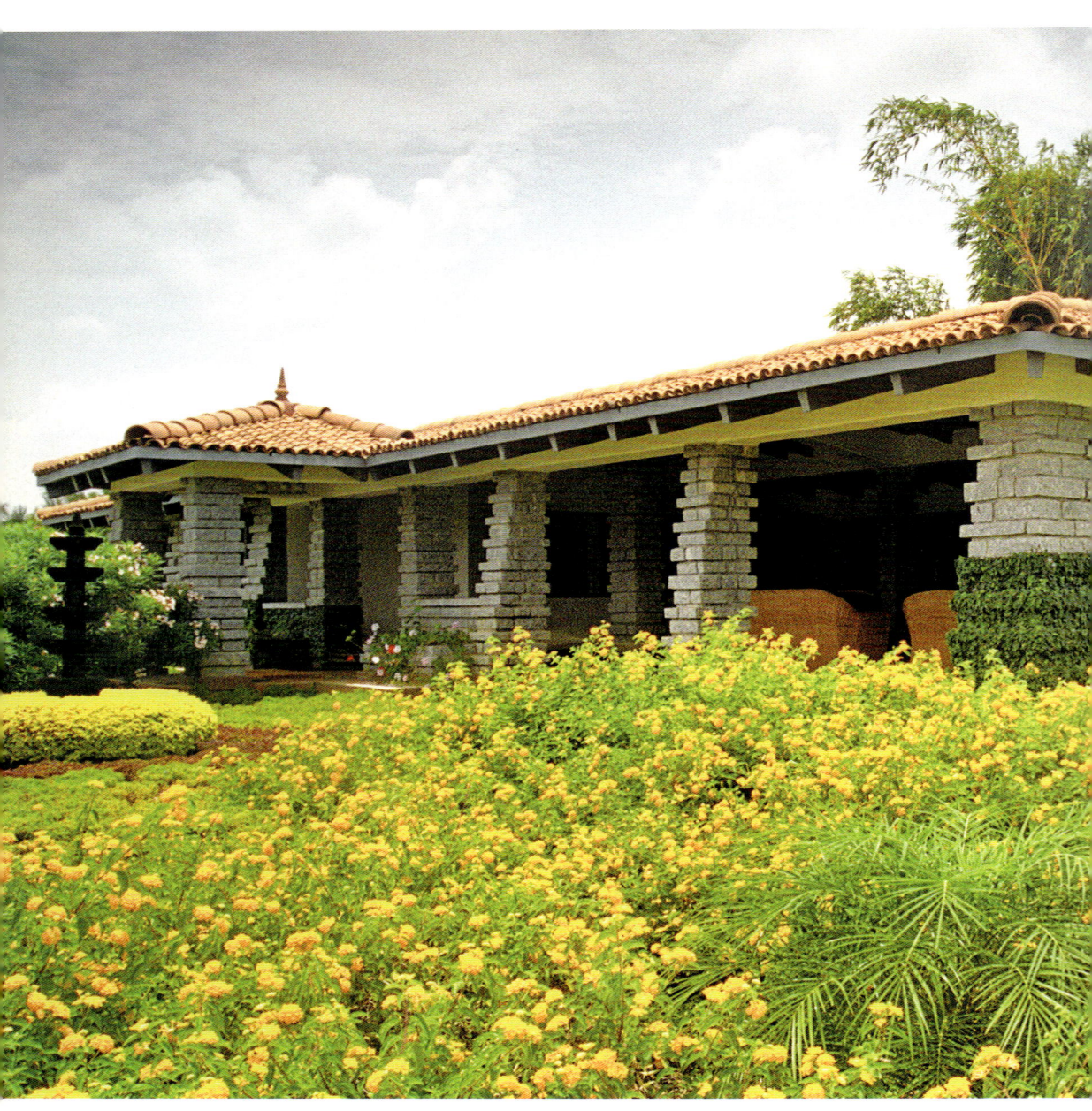

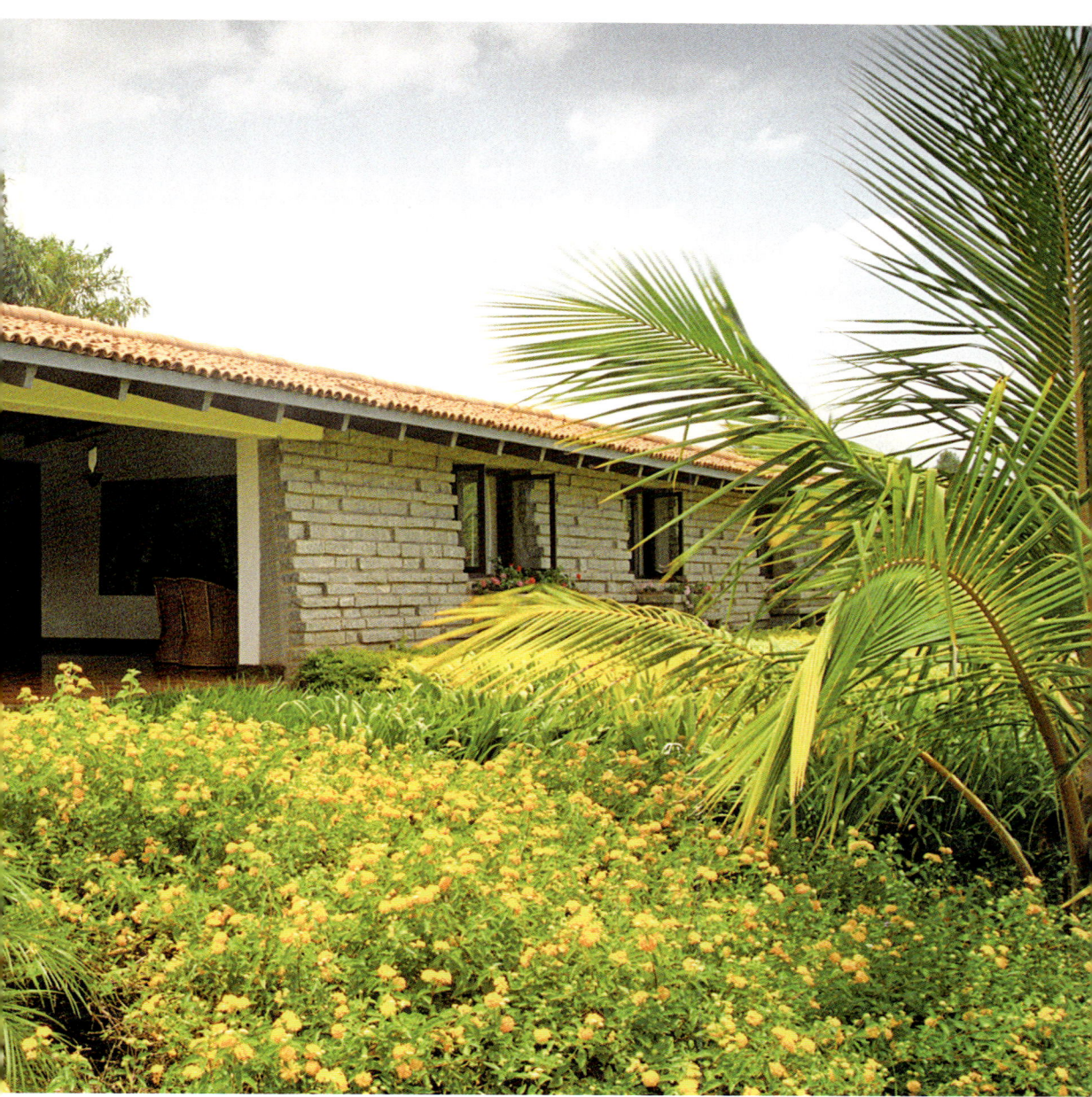

Ich erinnere mich beispielsweise sehr gut an einen Zwischenfall, bei dem ein Patient, der in medizinischen Fragen sehr gebildet war, in seine Sprechstunde kam. Um den Patienten dahin zu bringen, die Methode ganzheitlicher Behandlung, die er vorschlug, wirklich anzuhören und auszuprobieren, lehnte Dr. Sharma alles ab, was der „gebildete und informierte" Patient ihm vortrug. Dann machte er ihm einen für ihn schwierig zu akzeptierenden Vorschlag, der im Gegensatz zur Meinung des Patienten stand. Nach einigen solcher Kämpfe war die „Ich-weiß-alles"-Haltung des Patienten zerbrochen. Und als er endlich nicht mehr darauf bestand, dass es so lief, wie er es sich vorstellte, fing er an, sich dem Behandlungsvorschlag von Dr. Sharma wirklich anzunähern.

Die wichtige Lektion, die ich durch Dr. Sharma empfing, bestand darin, sich nicht von denjenigen einschüchtern zu lassen, die daran gewöhnt sind, dass alles nach ihren Vorstellungen läuft. „Kümmere dich nicht darum, wer der Patient ist oder welche Position er hat", sagte er mir. „Sei dir nur bewusst, dass du mit einem Menschenwesen mit einer bestimmten inneren Haltung und einem Muster umgehst, die verändert werden müssen, damit seine Heilung ihn wirklich stark macht. Zeig ihm, wie er mit seinem wahren Selbst in Kontakt kommen kann." Diese weisen Worte begleiten mich bis heute.

Satya Sai Baba sagte einmal zu mir: „In uns sind drei Arten Menschen. Einer ist das, was wir sind. Zweitens sind wir das, als das wir von anderen wahrgenommen werden wollen. Und drittens sind wir das, wie die anderen uns wahrnehmen". In unserer Anstrengung, der „ideale Mensch" zu sein, geben wir vor, das zu sein, was wir nicht sind. Wir können nicht wirklich kontrollieren oder vorhersagen, wie andere uns sehen. Manchen nehmen uns vielleicht so wahr, wie wir uns selbst darstellen, aber es ist sehr wahrscheinlich, dass andere durch diese Fassade hindurchsehen und die Masken durchschauen, die wir tragen. Wir verbringen so viel Zeit und Mühe damit, Masken für uns zu erschaffen, und wenn dann die Maske fällt, kommen all unsere Unsicherheiten und Verletzlichkeiten an die Oberfläche und wir verlieren das Gleichgewicht, das so ausschlaggebend für unser Wohlbefinden ist.

Und das bringt mich zu der letzten und wirklich sehr bedeutsamen Lektion für uns alle: Sei dir selbst treu! Dann wirst du auch deiner Arbeit, den Menschen um dich herum und Gott treu sein.

Von Dr. Annamma Mathai, meiner Mutter, lernte ich Mitgefühl und Geduld und

> Da wir alle Religionen, Traditionen, Gebräuche und Konventionen in unserem Zentrum respektieren, fühlen sich Patienten aus allen Teilen der Welt bei uns wohl.

die Fähigkeit, zuzuhören und zu beraten, zu verstehen, sich einzufühlen und nicht zu urteilen, Menschen zu helfen, mit ihren Schwierigkeiten umzugehen, ob sie nun mit ihren finanziellen Umständen zu tun haben, mit ihren emotionalen Tumulten, ihrem Glauben oder anderen Arten nicht-medizinischer Krisen.

Der Rat meines Vaters am Esstisch: „Sei immer der Beste deines Fachs" ist, war und wird für immer mein Lebensmotto bleiben. Es ist tatsächlich auch das Motto eines jeden, der in unserem Zentrum arbeitet. Obwohl mein Vater im Dienst der Kirche stand, machte er ganz klar, dass eine spirituelle Praxis eine Art zu leben ist und nicht nur bedeutet, eine Religion zu haben. Dies gab mir und meinen Geschwistern ein größeres Verständnis dafür, was Glauben, Religion und Spiritualität für verschiedene Menschen bedeuten kann, und zeigte mir die Bedeutung von Spiritualität für unser geistiges und körperliches Wohlbefinden. Da wir alle Religionen, Traditionen, Gebräuche und Konventionen in unserem Zentrum respektieren, fühlen sich Patienten aus allen Teilen der Welt bei uns wohl.

Wir haben im Soukya einen offenen Geist und sind immer bereit, das Beste von allen anzunehmen. Das zeigt sich auch in der Art und Weise, wie wir Medizin und Heilung praktizieren.

Als außergewöhnlicher Theologe und inspirierender Denker und einflussreicher Schriftsteller anerkannt, war Bischof Gregorius zwei Jahrzehnte lang der erste Bischof der Diözese Delhi. Unter den vielen wichtigen Positionen, die er innehatte, war die des Präsidenten des Weltkirchenrats in Genf. Bischof Gregorius ließ sich von der Tatsache, wie einfach er sein Leben begonnen hatte, niemals davon abhalten, die Höhen der akademischen Erfolge zu erklimmen, da er einen unendlichen Glauben an die Macht des Schöpfers hatte. Er war verantwortlich dafür, wie mein Denken und meine innere Ausrichtung sich formten. Ich lernte von ihm, dass man – wenn man einmal Gott jenseits seines religiösen, spirituellen Backgrounds verstanden hat – mit Gott in einer vollkommen anderen Weise umgeht und dabei sozusagen weltlich wird. Alle religiösen Rituale und Traditionen müssen dazu dienen, dass man Gott findet, und nicht dazu, dass man sich von ihm entfernt oder ihn nicht mehr erkennt.

Es war sein Interesse an der ganzheitlichen Heilkunde und Medizin, das mich dazu brachte, ihn anzusprechen, als wir die Globale Konferenz für Ganzheitliche Medizin in Bangalore im Jahr 2002 veranstalteten. Er hatte unmittelbar nach unserer Einladung zugesagt und uns all seine Unterstützung versprochen, und tatsächlich waren es seine Einladung und seine Überzeugungskraft, die sicherstellten, dass auch der Dalai Lama an unserer Konferenz teilnahm.

Ich war zutiefst berührt von der Höflichkeit, die Bischof Gregorius mir erwies, denn er war daran gewöhnt, mit den Führungspersönlichkeiten der Welt umzugehen, und hier war ich – ein zu der Zeit einfacher, 29 Jahre alter Arzt! Nachdem wir uns einige Male getroffen hatten, spürte er genug Vertrauen zu meinen Fähigkeiten, dass er mich auch als Arzt konsultierte. Ich fühlte mich geehrt, dass ich ihm raten durfte. Wir verbrachten Stunden damit, über das Modell zu diskutieren, das wir für das Soukya erarbeitet hatten, und er gab mir äußerst wertvolle Ratschläge zum Thema der Bedeutung der Spiritualität für die Heilung. Er gab mir auch Ausrichtung, Unterstützung und Leitung sowie tiefe Erkenntnisse darüber, wie man mit Menschen umgehen sollte.

Wenn man den ungewöhnlichen Weg betrachtet, den sein Leben genommen hatte – von seinem Beginn als Kind eingeborener Eltern zum Protegé und späteren Berater des äthiopischen Kaisers Haile Selassi, der seine Ausbildung in den USA ermöglichte, bis zu seiner Ordinierung als Bischof – dann glaubte er fest daran, dass sein Leben von dem Prinzip der Synchronizität gekennzeichnet war. Dieses Prinzip ist dasjenige, dem ich mich auch verschrieben habe, und es hat sich auch in meinem Leben immer wieder bewahrheitet.

Sein Buch „A Light too bright" (1992) – eines der vielen, die er geschrieben hat – hat mich immer wieder inspiriert. Er sagt darin: „Während des Tages ist die Sonne so hell, dass man die vielen anderen, sogar noch größeren Sonnen und Sterne nicht sieht. Da die kleine Sonne ihr Licht in unsere Augen schickt, wird man vollkommen geblendet davon und glaubt, sie sei die einzige, die hellste und die größte Lichtquelle, die es gibt. Aber wir müssen danach Ausschau halten, was wir nicht sehen können. Versucht das zu erreichen, was jenseits dessen liegt, was ihr schon wisst. Dort begegnet ihr der Wahrheit".

Ich kann den Möglichkeiten, die ich bekam, mit solch herausragenden Menschen zu tun zu haben, nicht genug dankbar sein.

Sie haben einen unauslöschlichen Eindruck auf mich gemacht, und in meiner eigenen geringen Art und Weise versuche ich, ihre Glaubensanschauungen, ihre Werte und Prinzipien in mein Leben aufzunehmen, sodass ihr Vermächtnis in mir fortlebt.

Nachdem ich alles gesagt und getan habe, frage ich mich: Ist es Schicksal? Mehr Glück als Verstand? Vorbestimmung? War diese durchschnittliche akademische Karriere Grund genug für einen solchen Aufstieg? In meinem Fall scheint es so zu sein. Hätte ich mehr außergewöhnliche akademische Begabung gezeigt, hätte mein Vater mich bestimmt gedrängt, Polizeioffizier oder Wirtschaftsprüfer wie meine Brüder zu werden. Da ich aber einfacher Durchschnitt war, schien es ihm nur möglich, vorzuschlagen, dass ich Homöopathie studieren sollte, da dies „ganz einfach" sei. Außerdem bräuchte ich mich dann nicht einmal nach einem Job irgendwo „draußen" umzusehen. Ich würde einfach nach Hause kommen und die Praxis meiner Mutter übernehmen können.

Und ich weiß: Ich machte niemals Pläne. Ich ließ einfach fließen und folgte diesem Fluss. Das ist auch der Grund, weshalb ich so sehr an Synchronizität glaube – was immer mir an Gutem geschah, passierte, weil ich mit dem Fluss ging, denn immer dann, wenn ich mein Gehirn einsetzte, um etwas zu entscheiden, mein Denken und mein logisches Denkvermögen, dann war das „Ich" zu sehr an mein Handeln gebunden und ausnahmslos ging alles schief! Das ist wirklich wahr: Alles geschah einfach so! Was ich tatsächlich tat, war, meinen Traum zu träumen. Ich war beinahe besessen davon, dachte ohne Unterbrechung daran und glaubte fest, dass er sich auch verwirklichen würde. Ich wusste schon aus meiner praktischen Erfahrung und aufgrund dessen, was mir beigebracht worden war, dass ich diesen Traum nicht an Bedingungen knüpfen durfte, dass ich nicht willentlich Ergebnisse erwarten durfte. Letztlich ist alles von unseren Absichten abhängig, nicht von unseren Handlungen. Wenn unsere Absichten rein sind, dann werden wir positive Ergebnisse erzielen.

Es ist wirklich ein Geschenk Gottes, dass ich in der Lage war, das zu tun, was mir wirklich Spaß machte. Ich kann mir nicht vorstellen, etwas zu tun, das mich nicht glücklich machen würde, etwas, für das ich nicht brenne, selbst wenn es spektakulärer wäre, beeindruckender oder auch lukrativer. Anders als viele andere Menschen, die erfolgreich sind, viel Geld und Macht und Einfluss haben, aber unzufrieden sind, muss ich ehrlich zugeben, dass meine Arbeit und die Art und Weise, wie ich lebe, mir unglaubliche Freude macht und mir wirklich Zufriedenheit schenkt.

Ja, das ist wirklich eine „erstaunliche Gnade".

Einmal in der Woche gehen wir mit den Kindern ins Kino und am Wochenende essen wir in einem Restaurant (sodass ich dann an diesem Tag nicht meditiere). Sonntag ist mein Sabbat. Ich wache dann spät auf. Ich fasse nichts an, was mit der Arbeit zu tun hat. Ich mache keinen Sport.

Etwas, für das ich gern mehr Zeit hätte, ist Lesen. Ich hoffe, dass ich irgendwann samstagnachmittags dafür Zeit finde, indem ich immer daran denke und hoffe, dass es sich so irgendwann verwirklicht. Ich weiß ja aus meiner praktischen Erfahrung und von dem, was mir beigebracht wurde, dass ich diesen Traum bedingungslos träumen sollte, ohne Resultate zu erwarten. Letztlich geschieht alles aufgrund unserer Absichten, nicht aufgrund unserer Handlungen. Wenn unsere Absichten rein sind, dann werden wir positive Ergebnisse erzielen.

\multicolumn{2}{c}{**Ein Tag im Leben des Dr. Issac Mathai**}	
ZEIT	**TÄTIGKEIT**
6:00 - 6:15	Aufwachen, eine Tasse zuckerfreien Tee trinken.
6:15 - 6:30	Sonnenbad: Eine natürliche Energiequelle für den Körper (kann auch bei Sonnenuntergang genommen werden)
6:30 - 7:00	Sport: 3-4-mal pro Woche Yoga, 2-3 mal pro Woche entweder Walken oder Radfahren auf dem Heimtrainer.
7:00 - 7:15	Bei den Kindern am Frühstückstisch sitzen, sie für die Schule vorbereiten
7:15 - 8:00	Zeitung lesen oder mit Suja über Familiendinge sprechen
8:00 - 9:00	Frühstücken, Arbeitsvorbereitung
9:00 - 9:30	Gebet mit den Kollegen im Soukya; Themen diskutieren, Ankündigungen, Feiern
9:30 - 11:00	E-mails, Telefonberatung mit Patienten; Meetings mit dem Ärzteteam; Koordination der verschiedenen Termine
11:00 - 13:30	Telefonberatung mit Dr. Sudha über internationale Patienten; Krankenberichte über Patienten lesen, Visite und Beratung von Patienten im Haus
11:30	Vormittagssnack (lesen Sie weiter... Sie werden die Details über meine Ernährung am Tagesende finden)
13:30 - 15:00	Mittagessen Zeitung lesen, Mittagsruhe
15:00 - 18:30	Wieder bei der Arbeit – Patientenvisite, E-mails und Anrufe beantworten, mit Mitarbeitern sprechen usw. Nachmittagssnack
18:30 - 19:30	Meditation, Atemübungen (4-5-mal die Woche)
19:30 - 20:30	Private Anrufe und Familienzeit
20:30 - 21:00	Familiengebet und Abendessen
21:00 - 23:00	Lesen, Gespräche mit Suja
23:00 - 6:00	Schlafen

Was ich esse

Frühstück	Ragi Dosa (Hirsepfannkuchen) oder Ragi Idli (Hiseküchlein) oder Upma (Porridge) oder Haferflocken oder Getreidebrei, Obst und Fruchtsaft jeden Tag
Vormittagssnack	Schüssel Haferflocken oder Früchte Schwarzer Tee oder Kräutertee
Mittagessen	Fischcurry, Reis und Früchte
Nachmittagssnack	Vegetarisches Sandwich oder Schüssel mit Obst oder Roti (Fladenbrot) mit vegetarischer Füllung Schwarzer Tee oder Kräutertee
Abendessen	Fleisch, Gemüse, Chapati, Obst
Getränke	Schwarzer Tee ohne Zucker, 1,5 bis 2 Liter Wasser mit verschiedenen Kräutern

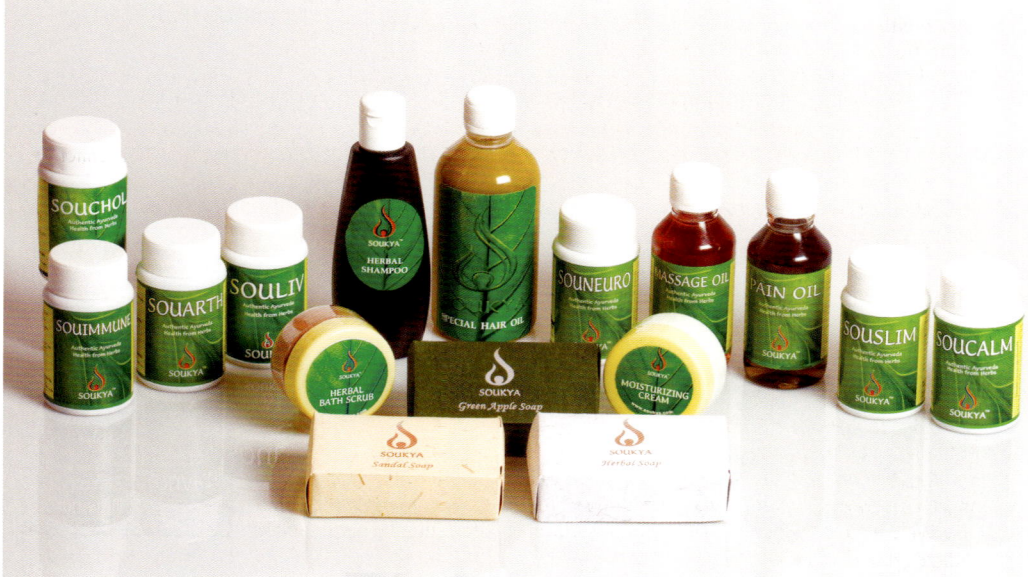

Weitere Bücher aus dem Verlag Via Nova:

Ayurveda und Yoga
Harmonisierung, Heilung, Therapie
A.G. Mohan

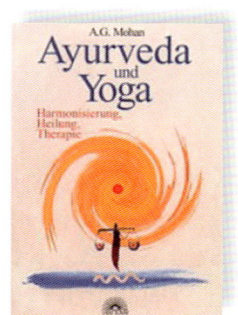

Hardcover, 232 Seiten, 22 Graphiken, 220 Zeichnungen, ISBN 978-3-936486-18-6

Welche Auswirkung hat unsere Ernährung auf unseren Geist? Kann Körperarbeit einen anderen Geisteszustand herbeiführen? Wie wirkt sich die Umwelt auf Körper und Geist aus? All diesen Fragen geht der Verfasser im vorliegenden Buch nach. Er macht deutlich, dass eine wirklich gesunde Lebensweise sich nicht auf einzelne Techniken konzentrieren darf, wie es bei vielen der heute angebotenen Fitness- und Ernährungsprogramme der Fall ist, sondern dass sie auf dem Gleichgewicht der Kräfte beruht und sowohl die inneren Systeme als auch die äußere Umwelt des Menschen berücksichtigen muss. Sie muss „holistisch", also ganzheitlich sein. Die alten vedischen Wissenschaften von Yoga und Ayurveda tragen diesem Anspruch auch in der heutigen Zeit Rechnung. Auf anschauliche und einfühlsame Weise bringt A.G. Mohan dem Leser die Prinzipien von Yoga und Ayurveda nahe und erklärt, wie diese Lehren durch ihre Weisheit und beeindruckende Wirkungsweise äußerst aktuell sind.

Das große Ayurveda–Kinder–Gesundheitsbuch
bessere Gesundheit, mehr Lebensfreude, höhere Intelligenz
Dr. med. Detlef Grunert

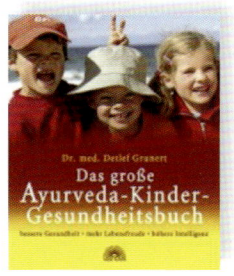

Hardcover, 240 Seiten, 140 Fotos, Großformat, ISBN 978-3-86616-074-3

In diesem Buch hat der Arzt, Ayurveda-Therapeut und Ausdauersportler Dr. D. Grunert alle Themen berücksichtigt, die für eine optimale Förderung und Erziehung der Kinder und Jugendlichen notwendig sind. Gesunde Ernährung, Bewegungsförderung und Sport, ganzheitliche Behandlung von Erkrankungen im Kindes- und Jugendalter und wirklich ganzheitliche Prophylaxe sind zentrale Themen des Buches. Ayurveda liefert die Konzepte für eine individuelle Förderung der Kinder. Ayurveda für Erwachsene ist bereits hochaktuell (siehe Presse etc.). Jedes Lebewesen hat individuelle Eigenschaften! Diese Unterschiede werden im Ayurveda durch die Konstitiution beschrieben. Wenn Sie die Konstitution Ihres Kindes kennen, wissen Sie auch, welche Ernährung, welcher Sport, welche Bewegung, welche Umgebung etc. ideal wäre, um die Gesundheit zu erhalten. Das Buch ist auch für Laien verständlich geschrieben. Die Ratschläge und Tipps sind tatsächlich umsetzbar. Das Konzept und der Inhalt des Buches sind sicher auch für alle interessant, die professionell mit Kindern und Jugendlichen zu tun haben, für Lehrer, Erzieher, aber auch Allgemein- und Kinderärzte und natürlich für alle Ayurveda-Interessierten.

Heilgeheimnisse aus Tibet
Verborgene Kraftpotenziale mobilisieren
Dr. med. Ingfried Hobert

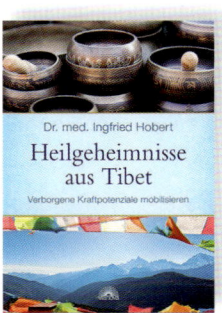

Paperback, 248 Seiten, ISBN 978-3-86616-289-1

Wie wir das alte Heilwissen aus Tibet für unser heutiges Leben nutzbar machen und ungeahnte innere Potenziale mobilisieren können, das zeigt uns fachkundig, spannend, mit tiefem Wissen und großem Überblick auf eindrucksvolle Weise dieses Buch. Denn alles kann sich verändern, wenn es uns gelingt, den Blick zu verändern, mit dem wir auf uns und die Welt schauen, wenn wir Unbewusstes durchleuchten und die darin verborgenen Schätze erkunden und uns verfügbar machen. Lebendiges altes Wissen will immer wieder neu entdeckt werden und zeigt uns, wie wir kraft unseres Bewusstseins Heilung erlangen können und zu einem freien, selbstbestimmten Leben gelangen.

Das Heilwissen der Hl. Hildegard von Bingen
Ernährungsheilkunde, Heilmittel, Anwendung bei verschiedenen
Krankheiten, Heilfasten
Peter Pukownik

2. Auflage

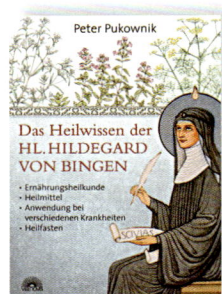

Hardcover, 288 Seiten, ISBN 978-3-86616-205-1

Die Lehren der heiligen Hildegard von Bingen sind heute noch genauso aktuell wie vor
1000 Jahren. Dabei zählt die richtige Ernährung zu dem größten Heilmittel – und auch
die Art und Weise, wie die Nahrung dem Körper zugeführt wird. Die Basis der Hildegard-
Heilkunde besteht vor allem aus Dinkel, Fenchel und den Gewürzen Galgant, Quendel
und Bertram. Zusammen mit der geistigen Einstellung zu sich selbst, seiner Umwelt und
dem Weltenschöpfer sowie dem richtigen Maß – der Diskretio – kann Gesundheit erlangt
und aufrechterhalten werden. Wichtig ist zudem die Reinigung von Körper und Geist,
durch Heilfasten, Aderlass und Schröpfen, durch Meditation, Gebet und Entspannung.

Naturheilkunde für jeden
Ein Wegweiser für eine bessere Gesundheit
Dr. med. Jürgen Freiherr von Rosen

4. Auflage

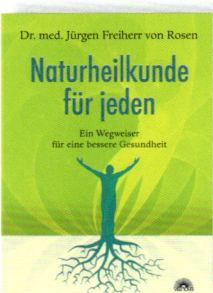

Hardcover, 128 Seiten, ISBN 978-3-86616-166-5

Ein praktischer und auch für den Laien gut verständlicher Leitfaden über die Vorteile
und Anwendungsmöglichkeiten der Naturheilkunde mit vielen Tipps zur Gesundheitsvorsorge. Dem Thema Krebs ist ein eigenes Kapitel gewidmet. Im Register der häufigsten
Krankheiten werden typische Symptome beschrieben und – soweit möglich – Empfehlungen für naturheilkundliche Therapien ausgesprochen. Das Buch zeigt auf, dass jeder
ganz einfach Gesundheitsvorsorge betreiben kann - durch eine Lebensführung im Einklang mit der Natur. Ein aufschlussreicher Ratgeber für alle, die auf natürliche Weise
gesund bleiben oder werden wollen!

Heilung beginnt im Herzen
Die inneren Kräfte wecken, um Körper und Seele zu heilen
Chuck Spezzano

3. Auflage

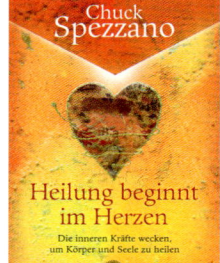

Hardcover, 240 Seiten, ISBN 978-3-86616-140-5

Das neue Buch des bekannten Lebenslehrers Dr. Chuck Spezzano gibt dem Leser grundlegende Prinzipien und Methoden an die Hand, um sich von allen Formen von Krankheit
und Schmerz zu befreien. Es ergründet nicht nur die Wurzeln dessen, was Krankheiten
und Schmerzen erzeugt, sondern zeigt darüber hinaus praktische Wege, wie man die
dem eigenen Herzen und Geist innewohnende Kraft nutzen kann, um Krankheiten zu
heilen und Schmerz aufzulösen.

Heilgebärden
**Verbindung mit dem heilenden Feld durch Bewegung
und Meditation – Vorwort von Chuck Spezzano
Barbara Schenkbier**

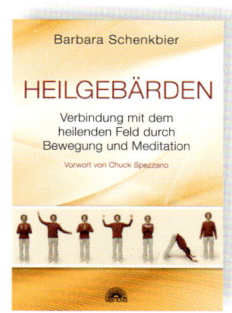

Hardcover, 160 Seiten, 42 mehrfarbige Fotos, ISBN 978-3-86616-175-7

Die Heilgebärden sind im Rahmen der Ausbildung für spirituelle Heilung inspirativ von der Autorin Barbara Schenkbier empfangen und ausgestaltet worden. Sie sind für jeden leicht durchzuführen. Achtsame Gebärden und Haltungen öffnen den Übenden für den Strom der Heilenergie aus dem heilenden Feld. Dynamische Bewegungen und Energiemassage aktivieren die Lebensenergie, so dass der Körper und die Feinstoffebenen durchströmt und geheilt werden. In der wachen Vergegenwärtigung der strömenden Heilkraft und in den Meditationen werden auch Geist und Seele angesprochen und wichtige spirituelle Grundhaltungen wie Achtsamkeit, Hingabe und Demut entfaltet.

Sein Bewusstsein auf eine höhere Seinsebene bringen
**Geführte Meditationen
Werner Vogel**

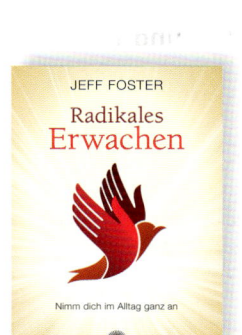

CD, Laufzeit: 70 Minuten, ISBN 978-3-86616-123-8

Die Grundübung aller spirituellen Wege ist die Meditation. Das Ziel der Meditation in allen spirituellen Traditionen ist die Erfahrung eines nicht-dualistischen Bewusstseinszustands. Um in den Zustand des Geistes in der bewussten Erfahrung des „ewigen Hier und Jetzt" zu kommen, bedarf es einer stufenweise aufgebauten Übungspraxis. Geführte Meditationen können helfen, den zerstreuten Geist zu sammeln und auszurichten. Dadurch kommt der Übende zur Ruhe und zur Erfahrung der inneren Stille. Der Geist beruhigt sich und wird klar wie die Oberfläche eines aufgewühlten Sees, auf dessen Grund man sehen kann. Schließlich tritt der Zustand der gesammelten inhaltslosen Wachheit im Geist ein und der Übende wird offen und frei für ein höheres Bewusstsein. In der CD werden 3 Meditationsübungen angeboten, teilweise unterlegt mit meditativer Musik.

Radikales Erwachen
**Nimm dich im Alltag ganz an
Jeff Foster**

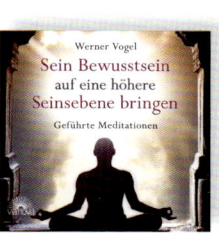

Hardcover, 256 Seiten, ISBN 978-3-86616-282-2

Jeder spirituell Suchende sehnt sich nach Einssein, Freiheit und bedingungsloser Liebe, „anzukommen" und im Hier und Jetzt vollständig aufzuwachen. Wer es liest, begegnet keinem neuen spirituellen Konzept, keiner Theorie, sondern der Einfachheit, Schönheit und Tiefe einer überwältigenden Erfahrung. Lebensnah, humorvoll, berührend und im besten Sinne radikal in seiner Direktheit zeigt Jeff Foster, wie die vollkommene Akzeptanz des Lebens und der Gefühle zur Freiheit führen und alles verwandeln kann. In jeder Zeile ist spürbar, dass er aus der eigenen lebendigen Erfahrung schöpft, und so geraten wir schon beim Lesen in den erfrischenden Sog der Freiheit.

Hochsensibel – Was tun?
Der innere Kompass zu Wohlbefinden und Glück
Mit grundlegenden Infos und zahlreichen Übungen
Sylvia Harke

3. Auflage

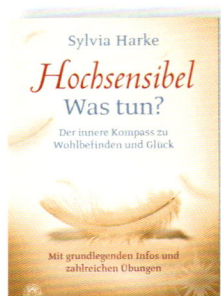

Paperback, 352 Seiten, ISBN 978-3-86616-281-5

Fühlen Sie sich auch manchmal wie von einem anderen Stern? Einfach nicht gemacht für diese Welt? Dann gehören Sie vielleicht auch zu der Gruppe der hochsensiblen Menschen, und dieses Buch kann für Sie zu einer wahren Offenbarung werden. Autorin und Therapeutin Sylvia Harke – selbst einer so genannte „HSP" (Highly Sensitive Person) – hat dieses Phänomen sehr einfühlsam und tiefgründig erforscht und gibt ganz praktische, konkrete Hilfen für den Alltag. Untermauert mit zahlreichen eindrucksvollen Interviews und Fallbeispielen kann dieses Buch für jeden hochsensiblen Menschen zu einer wertvollen Lebenshilfe werden und gänzlich neue Perspektiven für die eigene Lebensgestaltung eröffnen.

Medizin die JEDEN angeht
Schulmedizin und alternative Heilverfahren als Partner
Dr. med. Richard Harslem

Paperback, 208 Seiten, ISBN 978-3-86616-204-4

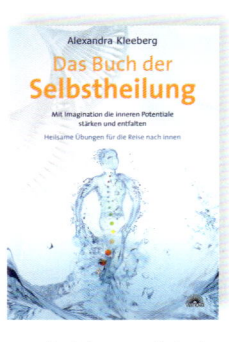

Auf der Grundlage neuester wissenschaftlicher Erkenntnisse der Physik, der Hirn- und Placeboforschung zeigt dieses Buch anhand einfacher Alltagsbeispiele den gemeinsamen Nenner aller Heilmethoden sowohl der Schulmedizin als auch alternativer Heilverfahren auf: Der Patient muss im Mittelpunkt stehen, eine optimale Kommunikation zwischen ihm und dem behandelnden Arzt/Heiler wird die beste Heilmethode finden. Dieses dargestellte „menschenwürdige" Medizinverständnis und die zahlreichen, praktisch umsetzbaren Informationen sind für alle, die mit dem Gesundheitswesen und der Gesundheitserziehung zu tun haben, von großer Bedeutung, interessant und lesenswert, aber auch für alle, die gesund werden wollen! So können die Heilungschancen der einzelnen Patienten erhöht werden. Die Erkenntnisse des Autors wollen einer besseren Volksgesundheit dienen und Kosten senken.

Das Buch der Selbstheilung
Mit Imagination die inneren Potentiale stärken und entfalten
Heilsame Übungen für die Reise nach innen
Alexandra Kleeberg

Paperback, 352 Seiten, ISBN 978-3-86616-244-0

Die Autorin komponiert Selbstheilungstechniken aus verschiedenen Kulturen und Zeiten in einen für uns heutige Menschen entwickelten Kanon der Heilung: Wo die Energie den heilenden Vorstellungen, den inneren Bildern folgt, verwirklicht sich Gesundheit im Körper. Auf spielerisch leichten und tiefgründig weisen Pfaden werden die Leser Innen durch das Kraftfeld der Imagination geführt. Sie können eintauchen in das Meer unendlicher Möglichkeiten und Heilung erlangen. Mit Exkursen in die Welt der Forschung und der Einbeziehung der Archetypen von C.G. Jung, mit einer begeisterten Beschreibung der wichtigsten gesundheitsfördernden Grundeinstellungen, mit bunten Imaginationen und vielen praktischen Übungen werden Verstand, Seele und Körper ganzheitlich aktiviert, damit sich Selbstheilung vollzieht. Schon beim Lesen kann Heilung beginnen.